Kohlhammer

Hans Hopf

Träume von Kindern und Jugendlichen

Diagnostik und Psychotherapie

Verlag W. Kohlhammer

Dieses Werk einschließlich aller seiner Teile ist urheberrechtlich geschützt. Jede Verwendung außerhalb der engen Grenzen des Urheberrechts ist ohne Zustimmung des Verlags unzulässig und strafbar. Das gilt insbesondere für Vervielfältigungen, Übersetzungen, Mikroverfilmungen und für die Einspeicherung und Verarbeitung in elektronischen Systemen.

1. Auflage 2007

Alle Rechte vorbehalten
© 2007 W. Kohlhammer GmbH Stuttgart
Umschlag: Gestaltungskonzept Peter Horlacher
Gesamtherstellung:
W. Kohlhammer Druckerei GmbH + Co. KG, Stuttgart

ISBN 978-3-17-019663-6

Ich widme dieses Buch meiner Großmutter Pauline Silbermann,
die noch Goethes letzter Liebe, Ulrike von Levetzow, begegnet ist.
Meine Liebe zu Träumen habe ich ihr zu verdanken.

Inhalt

Vorwort 11

1 Rückblick 13

1.1 Kinderträume in Biographien, Literatur und Märchen 13
1.2 Kindertraum und Psychoanalyse 18
1.2.1 Der Kindertraum und die topographische Theorie
      der Psychoanalyse 18
1.2.2 Weiterentwicklung der psychoanalytischen Auffassung
      vom Traum unter dem Einfluss der Strukturtheorie und
      der Ich-Psychologie 20
1.2.3 Der manifeste Traum – nur eine „nutzlose Nussschale"? 22
1.2.4 Der Kindertraum und Freuds Traumdeutung 23
1.2.5 Die Bedeutung des Traumes in der Frühzeit der Kinderanalyse . 24
1.2.6 Die Arbeit mit Träumen in der Frühzeit der
      Kinderpsychoanalyse 25
1.2.7 Kann in Analysen von Kindern auch ohne deren
      Assoziationen mit dem manifesten Traum gearbeitet werden? . 28

1.3 Der Kindertraum bei C. G. Jung 29
1.3.1 Erste Auseinandersetzungen mit dem Kindertraum 29
1.3.2 Die Kindertraum-Seminare und Jungs theoretisches
      Verständnis vom Traum 30
1.3.3 Ein Traumbeispiel aus einem Kindertraumseminar 32

1.4 Die Bedeutung von Kinderträumen innerhalb der
     verschiedenen Richtungen und Strömungen 34
1.4.1 Anna Freud und die ich-psychologische Behandlungstechnik .. 34
1.4.2 Melanie Klein, Wilfrid R. Bion und Donald Meltzer 35
1.4.3 Donald W. Winnicott 38

2 Struktur 41

2.1 Die Funktionen des Traumes 41
2.1.1 Die Funktion des Traumes in der Psychoanalyse und anderen
      tiefenpsychologischen Schulen 41
2.1.2 Einige Funktionen des Traumes innerhalb der physiologischen
      und neurobiologischen Schlafforschung 46

2.1.3	Psychoanalytische Auffassung von Traum und psychophysiologische Schlafforschung – ein Fazit	48
2.2	Die Anfänge des Träumens und die Bedeutung der Sprache	50
2.3	Die kognitive Strukturierung des Kindertraumes – Träumen als kognitive Leistung	53
2.3.1	Die Stadien des Traumverständnisses beim Kind	53
2.3.2	Inhaltsanalytische Untersuchungen von Kinderträumen	54
2.4	Erinnerte Träume als Abbilder spezifischer Konflikte während kindlicher Entwicklungsphasen	58
2.4.1	Traumbeispiel zum Abhängigkeits-Autonomie-Konflikt (Michael, 3;2 Jahre)	59
2.4.2	Mädchen oder Junge – Geschlechtsidentität (Eva, 4;6 Jahre)	61
2.4.3	Eine Wunscherfüllung im Angsttraum – oder Angst vor Liebesverlust (Stefanie, 5;6 Jahre)	63
2.4.4	Trennungsängste und Übergangsobjekte (Benjamin, 5;11 Jahre)	65
2.4.5	Die Veränderungen der Träume während der Adoleszenz	67
2.5	Die Strukturierung der Träume von Kindern und Jugendlichen – höher- und niederstrukturierte Träume	72
2.5.1	Symbolische Gleichsetzung und reifes Symbolisieren	76
2.5.2	Das Tier als Indikator für Symbolisierungsprozesse in den Träumen von Kindern und Jugendlichen	77

3 Diagnostik 80

3.1	Ein Arbeitsbündnis wird hergestellt	80
3.2	Der Traum in der Diagnostik	83
3.2.1	Traum eines Jugendlichen unter verschiedenen Deutungsaspekten	83
3.3	Kindertraum und Fokusbildung	89
3.4	Konflikte in Träumen, die psychische Symptome und Störungen verursachen	91
3.4.1	Klinefelter-Syndrom	91
3.4.2	Konflikte der Migration	92
3.4.3	Mutter-Sohn-Beziehung und psychosexuelle Entwicklung	94
3.4.4	Waschzwang	97
3.4.5	Binge Eating Disorder (eine Essstörung mit Episoden von Fressanfällen) mit latent inzestuöser Beziehung zum Vater	98
3.4.6	Schulphobie mit Aggressionshemmung	98
3.4.7	Depression, symbiotisch gebunden	99
3.4.8	Depression bei psychotischer Familie	100
3.5	Gegenübertragungsträume als diagnostisches Instrumentarium	100
3.5.1	Der Gegenübertragungstraum dient der Klärung einer aktuellen Konfliktsituation zwischen Analytiker und Patient	101

3.5.2	Der Gegenübertragungstraum und die prospektive Funktion ..	101
3.5.3	Der Gegenübertragungstraum dient der eigenen Psychohygiene	102
3.5.4	Bearbeitung von Schuld; Versuch der Wiedergutmachung in einem Gegenübertragungstraum	103

4 Psychotherapie 105

4.1 Träume in der psychotherapeutischen Behandlung von Kindern und Jugendlichen 105
- 4.1.1 Einleitung 105
- 4.1.2 Initialträume 106
- 4.1.3 Ein Gespräch über Träume während einer stationären Psychotherapie 109
- 4.1.4 Träumen und Malen – Traumserie eines Kindes 111
- 4.1.5 Kindertraum und Märchen (Amplifikation) 115
- 4.1.6 Traum eines Jungen nach einer ausgefallenen Stunde 117
- 4.1.7 Ich-stärkende Arbeit mit einem niederstrukturierten Traum ... 118
- 4.1.8 Traum und Szene zum Abschluss einer Therapie 120
- 4.1.9 Traumserien von Jugendlichen 121

4.2 Übertragung im Traum 128
- 4.2.1 Zwischen Grandiosität und Ängsten vor Nähe und Überwältigung 128
- 4.2.2 Eine Patientin träumt vom Therapeuten 130

5 Traumtypen 133

5.1 Alpträume, Angstträume, Katastrophenträume 133

5.2 Traumatische Träume 134
- 5.2.1 Ängste und Träume nach traumatischen Ereignissen 134
- 5.2.2 Ein generalisiertes Angstsyndrom 136
- 5.2.3 Misshandlungen und Missbrauch in Träumen 137

5.3 Falltraum und Flugtraum – ein Kontinuum? 143
- 5.3.1 Der Falltraum 143
- 5.3.2 Der Flugtraum 146

5.4 Geschlechtsunterschiede in Träumen von Kindern und Jugendlichen 149
- 5.4.1 Untersuchungen über Geschlechtsunterschiede in den Träumen 149
- 5.4.2 Eine eigene Untersuchung 152

5.5 Epilog 156
- 5.5.1 Erwachsene erinnern sich an Träume ihrer Kindheit 156
- 5.5.2 Ilses Traum 157

Literatur 159

Stichwortverzeichnis 169

Vorwort

Ein Buch über Kinderträume zu schreiben, bedeutet auch, in die eigene Vergangenheit mit allen sinnlichen Eindrücken, Phantasien und Träumen zurückzublicken. Während der Nachkriegswirren lebte ich bei meiner Großmutter, die mich wiederholt morgens fragte, was ich denn geträumt hätte. Dann erzählte sie mir, dass nachts meine Seele den Körper verließe und alles wirklich erlebte, was ich träumen würde. Im Jahre 2006 teilte mir Klaus E. Müller, Professor für Ethnologie, in einem Traumseminar mit, dass dieser Schamanenglaube ziemlich genau 50 000 Jahre alt und über Höhlenmalereien dokumentiert wäre. „Die sogenannte ‚Freiseele' vermochte sich jederzeit vom Körper des Menschen zu lösen. Allnächtlich im Schlaf zum Beispiel trat sie aus und bewegte sich in der Umgebung des Schläfers, unter Umständen aber auch weiter fort bis selbst ins Jenseits hinein. Was sie dabei sah und erlebte, bildete den Inhalt der Traumgesichte" (Müller, 2001, S. 12). Ich erinnere noch heute, wie ich die damalige Aussage meiner Großmutter wohlig gruselnd, aber auch voller Stolz ob meiner grandiosen nächtlichen Abenteuer hinnahm. Sie hat mit ihrer Äußerung – die vielleicht ein wenig konkretistisch formuliert war – in gewisser Weise recht gehabt und mein Interesse an Träumen geweckt.

In meiner ersten Therapie bei einem Jung'schen Psychotherapeuten bin ich über meine Träume in die Kindheit mit all ihren Eindrücken zurückgekehrt, später in meiner Lehranalyse, auf der Couch liegend, nochmals. Dabei habe ich manche Träume, die ich bereits als Kind und Jugendlicher geträumt hatte, erinnert. Träume gewähren einen wunderbaren Einblick ins Unbewusste, sind sie doch die „via regia" dorthin. Ich gehe davon aus, dass mein damaliges Erleben dazu geführt hat, dass mich bis heute kindliches Staunen begleitet, gepaart mit einem Glücksgefühl, durch ein Schlüsselloch ins Unbewusste schauen und etwas vom Seelenleben begreifen zu dürfen.

1978 habe ich für den Südwestfunk eine Sendung über Kinderträume geschrieben. Der Lektor, Dr. Horst Speichert, hat mich damals angeregt, hieraus ein Taschenbuch bei *rororo* zu schreiben, das 1980 erschienen ist und das ich 1992 neu verfasst habe. 1990 habe ich mit einer Dissertation über Kinderträume an der Universität Ulm promoviert. Seither habe ich eine Vielzahl von Kindertraumseminaren u.a. während der Psychotherapiewochen in Lindau durchgeführt, 1984 und 1989 auch anlässlich von Tagungen der VAKJP gemeinsam mit meiner geschätzten Kollegin Christiane Lutz aus Jung'scher und psychoanalytischer Sicht.

Ich danke in erster Linie allen Kindern und Jugendlichen, die mich mit ihren Träumen beschenkt haben, auch meinen eigenen Kindern Stefanie, Michael und Florian. Ich bedanke mich bei den Teilnehmern meiner Seminare für viele anregende Einfälle und Diskussionen. Ein großer Dank gilt meinen Kolleginnen und meinen Kollegen, die mir Träume aus ihren Supervisionen überlassen haben: Frau Andrea Baur, Frau Ulrike Hadrich, Frau Gabriele Häußler, meine langjährige Freundin, sowie den Herren Andreas Bopp, John Rosenlund und Helmut Schäberle. Vor allem meiner Kollegin Irmgard Giepen bin ich zu besonderem Dank verpflichtet, die mir Träume ihrer eigenen Kinder Thomas, Matthias und Eva zur Verfügung gestellt hat.

Danken möchte ich an dieser Stelle der Lektorin des W. Kohlhammer Verlags, Frau Alina Piasny, für die immer angenehme Zusammenarbeit. Sie hat die Gestaltung und Drucklegung des Buches sorgfältig und kompetent begleitet und aus dem Manuskript dieses Buch geschaffen.

Mit besonderer Dankbarkeit denke ich jedoch an meinen Freund Volker Tschuschke, heute Professor für Medizinische Psychologie an der Universität Köln. Während vieler Stunden hat er mit mir an der Forschungsstelle für Psychotherapie in Stuttgart innerhalb seiner Freizeit Traumtexte untersucht, geratet und codiert. Dabei hat er mich Statistik gelehrt und mich bereits 1986 in der Arbeit am Computer unterwiesen. Er hat mich in die empirische Psychotherapieforschung eingeführt – an diesem Buch hat er indirekt mitgewirkt.

Mundelsheim, im Herbst 2007   Hans Hopf

1 Rückblick

1.1 Kinderträume in Biographien, Literatur und Märchen

Eine „Aura des Unheimlichen" hat den Traum zu allen Zeiten umgeben, und auf diese Weise hat er seine gleich bleibende, geheimnisvolle Anziehungskraft auf den Menschen ausgeübt. Jenes „Unheimliche" deutet gemäß Freud immer darauf hin, dass infantile Konflikte durch einen Eindruck wiederbelebt werden (Freud, 1919). Gelegentlich wird die Bedeutung des Traumes geleugnet („Träume sind Schäume"), manchmal wurde seine Funktion auch überschätzt, etwa als Mitteilung Gottes, welche in die Zukunft sehen lässt. In der Antike galten Träume tatsächlich als Botschaften (Offenbarungsträume) einer manifesten Götterwelt (vgl. Hamburger, 2006). Die aufklärerische Entmythologisierung des Mittelalters verbannte den Traum schließlich in die Rumpelkammern des Volks- und Aberglaubens, wo er aber über Traumbücher und mystifizierenden Erklärungen recht lebendig erhalten blieb. Siebenthal (1953) hat gemeint, dass solche „Traumdeutebücher" dem Ansehen der Wissenschaft „nicht gerade zuträglich" waren (S. 8). Fröhliche Urstände feiert der Volksglaube heute wieder bei der Esoterik.

Die Dichter haben seit jeher, schon vor Freud, den bedeutsamen Rang des Traumes erkannt. So schrieb Jean Paul: „Der Schein muss dem Menschen oft das Sein zeigen, der Traum den Tag." Hermann Hesse lässt sein Gedicht „Adagio" mit folgender Zeile beginnen: „Traum gibt, was Tag verschloss ...". Und ein Aborigine von Australien sagte einst: „Ein Traum ist der Schatten von etwas Wirklichem."

Es existiert eine Fülle von Träumen in der antiken Literatur, in der Bibel, in Biographien und in der Literatur von der Klassik bis heute. Aber es sind nur wenige Kinderträume zu finden, was sicherlich verschiedene Gründe hat. So werden beispielsweise in der Bibel mehrere Träume erzählt, angefangen von Jakobs Traum von der Himmelsleiter über die Träume des Nebukadnezars bis zum Traum der Frau des Pilatus und Josephs Traum mit dem göttlichen Auftrag Gottes, nach Ägypten zu fliehen. Ein einziger jugendlicher Träumer ist darunter, der Joseph, Sohn des Jakob, mit seinem eindrücklichen Traum von den Garben der Brüder, die sich vor seiner verneigen. Sein Traum wurde mehrfach interpretiert, unter anderem von Thomas Mann in den Joseph-Romanen sowie von Simon

1 Rückblick

(1972), Seybold (1984), Harnisch (1995) und Mertens (1999). Mit Recht hat Näf (2004) festgestellt, dass sich mit jenen Träumen nicht mehr konstruieren lässt, **was** geträumt worden ist, weil es sich bei Träumen aus Antike und Historie bereits um Deutungen handle (S. 10). In seinem Buch „Traum und Traumdeutung im Altertum" werden Kinderträume lediglich an zwei Stellen erwähnt. Aristoteles hat bereits festgestellt, dass der Traum eine notwendige Begleiterscheinung des Schlafes von mit Sinneswahrnehmungen und Vorstellungsvermögen ausgestatteten Lebewesen sei, nur kleine Kinder würden nicht träumen (S. 61). Plinius der Ältere hingegen hat das Folgende über das erste Auftreten der Träume geschrieben: „Nach seiner Geburt schläft der Mensch einige Monate, dann (erst) wird das Wachsein von Tag zu Tag länger. Schon in diesem Säuglingsalter träumt er; denn er wacht erschreckt auf und ahmt das Saugen nach" (zit. n. Näf, 2004, S. 99).

Auch innerhalb der Literatur besitzen Kinder offensichtlich nur einen geringen Stellenwert, auch hier wird kaum von ihren Träumen berichtet. Dies hängt wohl damit zusammen, dass die Kinderseele erst im 20. Jahrhundert als Gegenstand der Psychologie entdeckt wurde. Vorher ging es wohl vorrangig darum, wie sie pädagogisch geformt werden könnte, damit ein rechtschaffener Mensch heranwachse. Ein wenig anders war das mit den Biographien von Dichtern und Malern. Aber auch hier werden natürlich keine authentischen Kinderträume berichtet, sondern Erinnerungen im Erwachsenenalter. Ich will einige Kinderträume zitieren, die Dichter als Kind oder Jugendlicher hatten und ich will sie im Wesentlichen unkommentiert stehen lassen. Auf einige charakteristische Traumbilder werde ich in späteren Kapiteln eingehen. Eines muss allerdings in diesem Zusammenhang erwähnt werden: Von Erwachsenen erinnerte Kinderträume sind oft sehr lang, während es ja gerade eine wesentliche Eigenschaft der von Kindern erzählten Träume ist, dass sie kurz, klar und kohärent sind. Beispielsweise streckt sich der erste Kindheitstraum, den C. G. Jung erinnert und von dem er glaubt, ihn mit drei bis vier Jahren geträumt zu haben, über 37 Buchzeilen und besteht aus etwa 300 Wörtern (Bei Kindern in diesem Alter sind es durchschnittlich maximal zwanzig Wörter.). Woher rührt der Unterschied? Es mag sein, dass sich die Erzähler im Rückblick noch detailliert an das damalige Traumbild erinnern. Aber sie haben es mit der Sprache eines Erwachsenen nachgezeichnet, mit dessen reichhaltigem Wortschatz und seiner reifen Fähigkeit zur Grammatisierung. Damit haben sie die Verdichtung der kindlichen Traumerzählung aufgehoben und einen Erwachsenentraum erzählt. Eine Traumerzählung unterscheidet sich von der Traumerinnerung; sie ist immer eine Leistung des aktuellen Ichs (vgl. S. 21).

Der Gewerkschaftler und spätere Schriftsteller August Winnig (1878–1956) wuchs als eines von zwölf Kindern im Haushalt eines Totengräbers auf. Man kann sich die tägliche Not sowie eine chronisch überforderte Mutter vergegenwärtigen, und vielleicht hatte sein Traum mit jenen frühen Entbehrungen zu tun:

„Ich hatte wieder geträumt, was ich seit meinem fünften Jahre, lange bevor ich einen Globus gesehen hatte, zuweilen träumte. Ich befand mich auf der Erde, die ich als einen kugelähnlichen Körper empfand, und stieg zu hohen Bergen hinauf. Oben erreichte ich einen Grat von bräunlichem Gestein und wanderte auf ihm

1.1 Kinderträume in Biographien, Literatur und Märchen

weiter, blieb hin und wieder stehen und sah rundum und erschauerte vor der Weite des Blickes und vor dem, was er mir offenbarte. Zwar sah ich nicht die ganze Erde, aber ich sah genug, um sie als etwas Kugelähnliches zu empfinden, sah in furchtbare Tiefen und in gewaltige Weiten und stand auf meinem Grat in entsetzlicher Einsamkeit. Ich war der einzige Mensch auf der Erde" (Kießig, 1976, S. 181) (siehe auch S. 148).

Es folgt ein Kindheitstraum des Dichters Friedrich de la Motte-Fouqué (1777–1843). Friedrich de la Motte-Fouqué zählte mit E. T. A. Hoffmann und Heinrich von Kleist zu den bedeutendsten Dichtern der deutschen Romantik. Von ihm stammt unter anderem das Märchen „Undine", das E. T. A. Hoffmann und Lortzing als Libretto für gleichnamige Opern verwendeten. 1788, als der Junge 11 Jahre alt war, zog die Familie von Potsdam auf das neuerworbene Gut Lentzke bei Fehrbellin. Am 28.11. des gleichen Jahres starb die Mutter Marie Luise, geb. von Schlegell, ein Trauma, welches den Jungen zutiefst erschütterte und zu einem grauenvollen Wiederholungstraum führte:

„Dreimal in drei aufeinander unmittelbar folgenden Nächten kam dieser aus sehnsüchtiger Liebe und kaltem Grauen zusammengewobene Traum wieder, und das noch schrecklichere Erwachen damit zu Gewissensbissen ... Nach dem dritten Walten jenes Traumes brach des ohnehin durch all das Weh angegriffenen Knaben Gesundheit völlig zusammen."

„*Ihm träumte nämlich, ... er schleiche sich in tiefster Dunkelheit einsam nach dem Sterbelager der Mutter hin. Und dann richte sich die Leiche auf, und fasse nach ihm mit langen, kalten Armen, und erfasse ihn, und ziehe ihn grau'nvoll gewaltsam an ihre kalte Brust. Im Sträuben sich frei zu ringen, warf er dann etwas, das ihm in die Hand kam, nach dem plötzlich unheimlich gewordenen, spukhaft verschleierten Wesen. Und was war es, das er geworfen hatte? Ein überaus zierliches buntbemaltes Döschen, ihm vor wenigen Wochen von der Mutter geschenkt, ob seines ganz absonderlichen Wohlgefallens daran, als er es einst unerwartet unter ihren Schmucksächlein fand. Und nun hatte er es nach der lieben Leiche geschleudert voll wahnsinnigen Entsetzens und erwachte darüber, und zwar unter den furchtbarsten Schauern der Selbstanklage"* (Kießig, 1976, S. 33).

Im Traum bildet sich eine ambivalente, sehr bedrohliche und destruktive Beziehung ab. Erkennbar hat der 11½-jährige Junge den Tod der Mutter und die damit verbundenen heftigen Affekte nicht verarbeiten können, so dass sie sich in traumatischen Wiederholungsträumen entluden. Im Anschluss an diese Träume traten schwere psychische Symptome auf, wie der Dichter später berichtete (Diegmann-Hornig, 1999, S. 17).

Der schlesische Dichter Hermann Stehr (1864–1940) wurde als Sohn eines armen Sattlers geboren, arbeitete zunächst als Volksschullehrer und wurde schließlich mit Werken wie „Der Heiligenhof" bekannt. Seine Kindheitserinnerung ist ebenfalls eindrücklich: „*Ich wusste, das ich im Bett liege und Furcht überfiel mich, weil es Nacht war und meine größere Schwester noch nicht ihr Lager neben mir aufgesucht hatte. Ich hörte sie in der Kammer nebenan herumgehen, vorsichtig an Gegenständen rücken und leise dazu singen. Ich bemühte mich, nach ihr zu schreien, brachte aber keinen Laut heraus. In diesem Bangen hörte ich, dass drunten an der Haustür unwirsch und polternd gerüttelt wurde. Irgend jemand wollte ins Haus, aber die Tür widerstand ihm. Endlich gab sie nach. Sie ging mit einem tiefen Brummlaut in den Angeln und jemand trat so schweren, langen Schrittes in den Flur, dass ich diesen plumpen, gefährlich-groben Lauten das Bild eines riesigen, furchtbaren Mannes vor mir sah. So bewegte er sich über den Flur und begann, langsam die steinerne Stiege zu uns heraufzusteigen. Doch schon nach wenigen Stufen stand er still, und ich hörte ihn auf den Steinen ein metallisches Wetzen vollführen.*

Ich wusste, dass er sein großes Messer auf dem Stein schärfte und hatte eine schreckliche Angst um meine Schwester, die noch immer in der Kammer nebenan vorsichtig an Gegenständen rückte und leise dazu sang. Um mich war mir gar nicht bange, denn ich lag ja im Bett, und die Tür war zu. Langsam und schwer kamen jetzt die furchtbaren Schritte über die Stiege herauf, tappten auf unser Zimmer zu, dass mir das Herz schlug, gingen aber an der Tür vorüber und näherten sich der Bodenkammer. Da überfiel mich eine solche schreckliche Angst um meine Schwester, dass, ich wusste nicht, von dem baumgroßen furchtbaren Unmenschen, der zu springen angefangen hatte, oder dem Laufen und entsetzten Schreien meiner Schwester, ein ungeheurer Lärm entstand, mit dem der Traum abbrach" (s. a. Träume während der Adoleszenz, S. 69 f.).

Es existieren nur wenige Märchen, in denen Träume von Kindern vorkommen, die meisten hiervon sind zudem Kunstmärchen. Auch davon will ich einige Beispiele anführen. In Hans Christian Andersens Märchen „Das Mädchen mit den Schwefelhölzern" (Andersen, o. D.) träumt das kleine Mädchen zunächst von einem wärmenden Feuer, dann von einem festlich gedeckten Tisch mit üppigen Speisen, schließlich von einem Weihnachtsbaum. Im letzten Traum begegnet es der alten Großmutter, die sie von Kälte, Hunger und Angst erlöst und mit zu Gott nimmt. Es sind Träume mit eindeutigem Wunscherfüllungscharakter, die kompensatorisch die reale Situation des Mangels und Leidens zu bewältigen suchen.

In Wilhelm Hauffs Märchen (Hauff, o. D.) „Der kleine Muck" träumt dieser das Folgende: „*Im Traum erschien ihm das Hundlein, welches ihm im Hause der Frau Ahavzi zu den Pantoffeln verholfen hatte, und sprach zu ihm: ‚Lieber Muck, du verstehst den Gebrauch der Pantoffeln noch nicht recht; wisse, dass wenn du dich in ihnen dreimal um den Absatz herumdrehst, so kannst du hinfliegen, wohin du nur willst und mit dem Stöcklein kannst du Schätze finden, denn wo Gold vergraben ist, wird es dreimal auf die Erde schlagen, bei Silber aber zweimal'.*" Dieser Traum gehört zur Gruppe der Flugträume, wo dem Träumer Allmacht und Größe verliehen werden (s. S. 146). Das Stöcklein als Symbol für phallisch-männliche Potenz kommt in vielerlei Märchen vor, unter anderem in Grimms Märchen „Hänsel und Gretel" dort in Gestalt eines Knochens (s. S. 117).

Im Grimm'schen Märchen „Jorinde und Joringel" (von der Leyen, 1969) träumt Joringel, „*er fände eine blutrote Blume, in deren Mitte eine schöne große Perle war. Die Blume brach er ab, ging damit zum Schlosse: alles, was er mit der Blume berührte, ward von der Zauberei frei: auch träumte er, er hätte seine Jorinde wiederbekommen.*" Die Blume verkörpert das weibliche Prinzip in Gestalt des

1.1 Kinderträume in Biographien, Literatur und Märchen

empfangenden Gefäßes, des Kelches. Sie symbolisiert auch Zerbrechliches, die rote Blume zudem den Aufbruch, die Morgenstimmung. Es ist also zutreffend, diesen Traum während des Übergangs von der Adoleszenz zum Erwachsenenalter anzusiedeln und ihn als Reifungs- oder Wandlungstraum zu begreifen.

Warum ist das Ergebnis letztendlich bescheiden? Zum einen war das Interesse an der Kindheit in der Literatur der Vergangenheit nicht sehr groß und schon gar nicht an Träumen, trotz aller Bemühungen der Pädagogen des 19. Jahrhunderts. Märchen sind schon Traumbilder des kollektiven Unbewussten. Und Träume sind kleine Märchen. Insofern wären darin enthaltene Träume Traum im Traum. Auf die Möglichkeit, Träume von Kindern amplifizierend mit Märchen zu erweitern, wird in einem späteren Kapitel (s. S. 115) eingegangen. Es kann festgestellt werden, dass die Beschäftigung mit dem Traum vor Freud bereits eine lange Geschichte hat, Träume der Kinder und Jugendlichen wurden allerdings kaum beachtet. Erst die Entdeckung der Psychoanalyse hat angeregt, sich auch mit ihnen zu befassen und sie als eigenständige Produkte von Kindern zu begreifen.

Ich möchte an dieser Stelle auf einige Autoren verweisen, die in den vergangenen Jahren Fachbücher, Sachbücher, pädagogische Bücher, auch Elternratgeber über Kinderträume verfasst haben.

Bücher in deutscher Sprache zum Kindertraum

Blaich, B. (1995): Wie deuten wir Kinderträume? Ein Ratgeber für Eltern. Gütersloher Verlagshaus, Gütersloh

Endtinger-Stückmann, S. (2006): Traumwelt von Kindern und Jugendlichen. Entwicklung- Verständnis – therapeutischer Umgang. Karger Verlag, Basel

Ennulat, G. (1998): Du, ich will dir einen Traum erzählen. Mit Kindern über ihre Träume sprechen. Walter Verlag, Zürich und Düsseldorf

Eschenbach, U. (1995): Kinderträume, und was sie bedeuten. Ullstein Taschenbuch, Frankfurt a. M., Berlin, Wien

Fink, G. (1993): Kinderträume. Ein Ratgeber für Eltern. Falken-Verlag, Niedernhausen

Hamburger, A. (1987): Der Kindertraum und die Psychoanalyse. Ein Beitrag zur Metapsychologie des Traums. S. Roderer Verlag, Regensburg

Harnisch, G. (1995): Was Kinderträume sagen. Traumbilder verstehen, deuten, gestalten. Herder Verlag, Freiburg, Basel, Wien

Hopf, H.: (1980): Kinderträume. Traumbilder verstehen und auf sie eingehen. rororo Taschenbuch, Reinbek bei Hamburg

Hopf, H. (1992): Kinderträume verstehen. rororo Taschenbuch, Reinbek bei Hamburg

Hopf, H. (2005) (Hrsg.): Traum, Aggression und heilende Beziehung. Edition Déjà-vu – Verlagsabteilung der Sigmund-Freud-Buchhandlung, Frankfurt a. M. (enthält u.a. empirische Arbeiten zum Kindertraum)

Kardorf, U. (1982): Wünsche in der Nacht. Junge Menschen zwischen 4 und 18 Jahren erzählen ihre Träume. Herder Verlag, Freiburg

Siegel, A., Bulkeley, K. (1999): Kinderträume und ihre Bedeutung. Eine Reise in die kindliche Seele. Econ & List Taschenbuch Verlag, München

Sommer, R. (1997): Der Baum steht mitten im Fluss. Was Kinderträume sagen können. Walter Verlag, Zürich und Düsseldorf

1.2 Kindertraum und Psychoanalyse

1.2.1 Der Kindertraum und die topographische Theorie der Psychoanalyse

In den folgenden Abschnitten werde ich psychoanalytische Theorien vom Traum nicht ausführlich diskutieren, sondern vor allem jene Bereiche, die zum Verständnis des Kindertraums notwendig sind. Ich verweise auf die Literatur u.a. von Ermann (2005), Mertens (1999), Thomä & Kächele (2006), die aktuelle Einführungen zu Traum und Träumen veröffentlicht haben.

Kein Mensch kennt die Träume eines anderen wirklich, sondern jeder nur die eigenen bruchstückhaft aus der Erinnerung. Diese Problematik gilt es ständig zu vergegenwärtigen, weil sie erhebliche Konsequenzen für die wissenschaftliche Untersuchung von Träumen mit sich bringt. Siebenthal (1953) betonte beispielsweise, dass es lediglich „sprachliche Formulierungen von Erinnerungen an den Traum" seien, welche das Material für die Traumlehre lieferten (vgl. S. 141).

Doch sprachliche Formulierungen von Erinnerungen sind nur unscharfe Abbilder des Phänomens Traum, und Kemper (1955) ging sogar davon aus, dass sich der Traumtext zum erlebten Traum wie unter dem Mikroskop betrachtete Gefrierschnitte eines zu anatomischen Präparaten verarbeiteten Organgewebes zum einst lebendigen Organ verhalten würde (S. 41). Blum (1976) begriff darum – zu Recht – den Traumbericht bereits als Ich-Leistung, abhängig von den verschiedenen Persönlichkeitsvariablen und Abwehrmechanismen des Träumers.

Auch Zeppelin & Moser (1987) sahen als Kernproblem jeder Traumforschung, dass der eigentliche Traumvorgang nicht zugänglich ist, sondern nur über das Protokoll einer Traumerinnerung erschlossen werden kann, so dass mit einer „Verzerrungs-Konsistenz-Hypothese" gearbeitet werden muss: „Diese enthält die Annahme, dass durch den Erinnerungsprozess Lücken und Verzerrungen entstanden sein können, die grundsätzliche Struktur und Dynamik des geträumten Traums hingegen erhalten bleibt" (S. 144). Der Traum bleibt somit ein Konstrukt, „ein zu rekonstruierendes Narrativ, dessen ursprüngliche Gestalt nicht mehr zu haben ist" (Mertens, 1999, S. 112). Diese Tatsache gilt es ganz besonders bei den Träumen der Kinder zu berücksichtigen, Übergänge zwischen Traumbericht, Tagtraum und Phantasie sind bei ihnen immer fließend. Unter „Traum" verstehe ich darum gemäß einer Definition von Strauch (1981) alle jenen „kognitiven und emotionalen Phänomene, an die sich jemand nach dem Aufwecken erinnert und diese dem vorangegangenen Schlafzustand zuordnet" (S. 23).

Dass der eigentliche Traumvorgang unzugänglich bleibt, hat bereits Freud (1900) als Problem gesehen. Er hat sich jedoch einer Auseinandersetzung mit dieser Problematik geschickt entzogen, indem er in seiner Theorie nicht vom geträumten Traum ausging, sondern vom sog. „manifesten Trauminhalt" und indem er Traum, Traumtext und manifesten Trauminhalt gleichsetzte (Freud, 1933, S. 453). Der manifeste Trauminhalt umfasst entsprechend „alle Aspekte dessen, woran der Träumer sich nach dem Erwachen bewusst erinnert und das ihm in je-

1.2 Kindertraum und Psychoanalyse

der beliebigen Form im Gedächtnis haften bleibt, in Form von Bildern, widersinnigen Situationen, gegensätzlichen Gefühlen usw." (Nagera, 1974, S. 277).

Hinter dem manifesten Trauminhalt verbirgt sich allerdings nach der Theorie von Freud erst die eigentliche Aussage des Traums, wofür er den Begriff „latenter Trauminhalt" (oder „Traumgedanken") prägte. So stellte Freud (1900) fest: „Traumgedanken und Trauminhalt liegen vor uns wie zwei Darstellungen desselben Inhaltes in zwei verschiedenen Sprachen, oder besser gesagt, der Trauminhalt erscheint uns als eine Übertragung der Traumgedanken in eine andere Ausdrucksweise, deren Zeichen und Fügungsgesetze wir durch die Vergleichung von Original und Übersetzung kennen lernen sollen" (S. 280).

Die psychische Tätigkeit, welche den latenten Trauminhalt in den manifesten Inhalt verwandelt, bezeichnete Freud als die Traumarbeit. Auf eine ausführliche Darstellung ihrer Mechanismen (Verdichtung des Materials, Verschiebung, Umsetzung in sinnliche Bilder und dramatische Situationen, Verwendung von Symbolen und die sekundäre Bearbeitung) wird in diesem Buch, das sich speziell dem Kindertraum widmet, verzichtet.

In **Abbildung 1.1** wird Freuds Theorie zur Traumarbeit kurz zusammengefasst.

Freud (1900) definierte den Traum insgesamt als eine „(verkleidete) Erfüllung eines (unterdrückten, verdrängten) Wunsches" (S. 175). Der latente Trauminhalt enthielt für ihn also immer eine maskierte Wunscherfüllung. Um an diesem einheitlichen Erklärungsprinzip festhalten zu können, bedurfte es jedoch einiger Anstrengungen, und Freud sprach daher später (1925) einschränkend nur noch vom „Versuch einer Wunscherfüllung".

Die latenten Traumgedanken entstammen, gemäß seiner damaligen topographischen Theorie vom Traum, dem Vorbewussten. Sie werden dann zum latenten Trauminhalt, wenn sie durch unbewusste Wünsche, die von der Zensur daran gehindert werden, im Wachleben ins Bewusstsein oder auch nur ins Vorbewusste zu gelangen, verstärkt werden und so den Drang nach Ausdruck gewinnen. Jene drängenden Wünsche waren für Freud allerdings immer Triebwünsche aus den frühesten Kindheitsstadien, ein gedanklicher Schritt, den Thomä & Kächele (1985) sehr zu Recht als einen seiner kühnsten bezeichneten. Freud hatte dies bereits 1900 apodiktisch so formuliert: „Der Wunsch, welcher sich im Traum darstellt, muss ein infantiler sein" (S. 528). Ergänzend dazu: „Die aus dem bewussten Wachleben erübrigten Wunschregungen lasse ich also für die Traumbildung in den Hintergrund treten" (S. 528). Träumen bedeutete für Freud somit nichts weniger, als ein Wiederbeleben der Kindheit des Träumers, Regression zu den damaligen Triebregungen und natürlich auch zu den frühen Ausdrucksweisen, was eine – nicht nur für die damalige Zeit – extreme Position darstellte.

Freud unterschied dabei eine dreifache Art der Regression, eine topische, eine zeitliche und eine formale. Bei der formalen ersetzen primitive Ausdrucksweisen und Darstellungsweisen die gewohnten, bei der zeitlichen wird auf ältere psychische Bildungen zurückgegriffen, unter dem topischen versteht Freud die Regression vom System Vbw (dem Vorbewussten) zum System Ubw (dem Unbewussten). Dies bedeutet gleichzeitig, dass während des Träumens der Sekundärprozess von der älteren Arbeitsweise des seelischen Apparates, dem Primärprozess, abgelöst wird. Die infantile Struktur des Traumes wurde somit innerhalb der to-

1 Rückblick

Wie aus infantilen Wünschen und Kindheitserinnerungen manifeste Traumberichte werden

manifester Trauminhalt
umfasst alles, woran sich der Träumer nach dem Erwachen erinnert: Es ist der erinnerte und mitgeteilte Traum.
⇑
sekundäre Bearbeitung
Der Traum verliert durch sie den Anschein der Absurdität und Zusammenhanglosigkeit und nähert sich einem verständlichen Erlebnis an. So entsteht eine nahezu logische Geschichte.
⇑
Traumarbeit
ist die Umwandlungsarbeit der Traumzensur

- *Verdichtung*

Ein Motiv erhält mehrere Bedeutungen; vergleichbar einer Fotografie mit übereinander gelegten Negativen.

- *Verschiebung*

Wichtige Gefühle können auf andere Personen oder Sachverhalte verschoben werden.

- *Verkehrung ins Gegenteil*

- *Symbolisierung*

⇑
Widerstand gegen das Bewusstwerden
⇑
Tagesreste ⇒ latenter Traumgedanke
Sinnesreize ⇒ unbewusste Regung, die den Anlass zum Träumen gibt
⇑
verdrängte infantile Triebwünsche + Lebensgeschichte

Abb. 1.1: Freuds Theorie zur Traumarbeit (vgl. Ermann, 2005; Mertens, 1999)

pographischen Theorie auf eine einheitliche und vollständige Regression vom System Vbw zum System Ubw zurückgeführt.

1.2.2 Weiterentwicklung der psychoanalytischen Auffassung vom Traum unter dem Einfluss der Strukturtheorie und der Ich-Psychologie

Weil sich verschiedene Konflikte mit der topographischen Theorie nicht schlüssig erklären ließen, vollzog Freud (1923) bekanntlich einen Wandel seiner Konzeption vom topographischen Modell (bewusst, vorbewusst, unbewusst) zum Strukturmodell (Ich, Es, Über-Ich). Es sind dies zwei Theorien, die sich zwar in vieler Hinsicht gleichen, jedoch letztlich nicht miteinander vereinbaren lassen (vgl. Arlow & Brenner, 1964). Seither ist es darum notwendig, zwischen zwei psychoanalytischen Theorien des psychischen Apparates zu unterscheiden: Die topographische Theorie teilt den Apparat in Systeme, welche durch das Kriterium der Zugänglichkeit bzw. Unzugänglichkeit für das Bewusstsein bestimmt sind. Die Strukturtheorie teilt den Apparat so ein, dass eine Innenwelt – in Form von sich manifestierenden Triebregungen – einer Außenwelt gegenübersteht. Zwar sprach Freud von einer „Beteiligung des Ichs bei der Traumarbeit" und hatte bereits 1930 die Entstehung der Strafträume mit einer Wunscherfüllung des Über-Ich erklärt.[1] Er konnte sich jedoch nicht entschließen, seine Lehre vom Traum im Hinblick auf die Strukturtheorie insgesamt zu revidieren, und so blieb der topographische Gesichtspunkt vorherrschend.

Vereinzelte Arbeiten suchten die neuen Auffassungen vom Ich in Freuds Traumlehre einzuarbeiten. A. Freud (1936) sprach beispielsweise davon, dass die Traumdeutung auch der Erforschung der Ich-Instanzen und ihrer Abwehrtätigkeit diene. Federn (1933) stellte erstmals fest, dass das Traum-Ich nur einen Bruchteil des Umfangs und Inhaltes des wachen Ich habe, seine Ich-Grenze nur nach Bedarf der jeweiligen Traumszene besetzt sei und ihm ganze Funktionen fehlten (Selektive Regression von Ich-Funktionen).

Erst Arlow & Brenner (1964) versuchten konsequent, Entstehung und Funktion des Traumes im Rahmen der Strukturtheorie zu erklären, behielten jedoch dabei Freuds ursprüngliche Konzeption vom Traum bei. Sie erklärten die Traumarbeit als ein Ineinandergreifen verschiedener Tendenzen des Es, Ich und Über-Ich, „Tendenzen, die sich gegenseitig verstärken können, die zusammenarbeiten, sich aber gegenseitig Widerstand leisten können" (S. 107). Im Schlafzustand kommt es somit nach Arlow & Brenner zu einer regressiven Veränderung vieler Ich-Funktionen, wie Realitätsprüfung, Denken, Sprache, Abwehrmechanismen, integrative Fähigkeiten, Sinneswahrnehmung und motorische Steuerungsfähigkeiten.

Gleichzeitig verändern sich in ähnlicher Weise die Über-Ich-Funktionen, und darum spielen vom Es stammende Triebansprüche und Phantasievorstellungen in den Träumen eine größere Rolle, als dies im seelischen Geschehen des Wachzustandes eines Erwachsenen meistens der Fall ist (vgl. S. 101). Aufgrund dieses erweiterten Verständnisses wurde es möglich, über dem Studium der Träume nicht mehr allein die infantilen Wünsche, sondern das gesamte innerseelische Konfliktgeschehen des Träumers zu verstehen. Die zuvor erwähnte Regression von Ich-Funktionen kann auch nur selektiv erfolgen und innerhalb einer Traumperiode schwanken, – weshalb im gleichen Traum vorsprachliches, visuelles Denken und verbalisiertes Denken (als Kennzeichen einer reifen Ich-Leistung) nebeneinander gefunden werden können (vgl. auch Schepank, 1987, S. 16).

Mit Hilfe der Strukturtheorie konnten somit einige Widersprüche des topographischen Modells aufgelöst werden: etwa die Überzeugung des Träumenden, dass

---

[1] Fußnote zur Traumdeutung, Studienausgabe Bd. II, S. 459

der Traum Wirklichkeit wäre, die Entstehung von Bestrafungsträumen, Zensur und sekundäre Bearbeitung und die Schwankungen der Regression während des Träumens (vgl. Arlow & Brenner, 1964, S. 108 f.).

1.2.3 Der manifeste Traum – nur eine „nutzlose Nussschale"?

Freuds Postulate über die alleinige Bedeutung des latenten Trauminhaltes und über den Traum als „via regia" zum Unbewussten hatten lange erschwert, den manifesten Trauminhalt und seine Bedeutung als Ich-Manifestation entsprechend zu würdigen – dies, obwohl das Ich längst in den Mittelpunkt des psychoanalytischen Interesses gerückt war. So wies beispielsweise noch Fenichel (1936) in seiner Kritik der „Quantitativen Dream Studies" von Alexander & Wilson darauf hin, dass eine von den Autoren erstellte Triebdiagnose der Träume nach ihrem manifesten Inhalt bedenklich wäre, weshalb auch Freud vor statistischer Verarbeitung von Träumen gewarnt hätte (S. 419 f.).

Erst Erikson (1955) kritisierte die einseitige dogmatische Fixierung auf den latenten Trauminhalt, indem er schrieb: „Offiziell aber sind wir bei jedem Traum, vor den wir gestellt sind, sehr schnell damit bei der Hand, seine manifeste Gestalt aufzuknacken wie eine nutzlose Nussschale, die wir eilends wegwerfen, um zu dem scheinbar so wertvolleren Kern zu gelangen" (S. 31). Mit dem Wort „offiziell" hatte Erikson angedeutet, dass man sich mit einem solchen Vorgehen dem Freud'schen Dogma von der alleinigen Bedeutung des latenten Trauminhaltes gebeugt hatte. Zwar akzeptierte auch er, dass der latente infantile Wunsch die Energie für den wiedererwachten Konflikt und damit den Traum liefern würde, allerdings in eine manifeste Traumstruktur eingebettet, die auf jeder Ebene bezeichnende Züge der Gesamtsituation des Träumers widerspiegeln würde (S. 72).

Aus den manifesten Ich-Konfigurationen des Traumes, also den Variablen der Ich-Leistungen, schloss Erikson auf Fähigkeiten und Unfähigkeiten der Ich-Funktionen des Träumers. Die jeweiligen Mängel führte er auf neurotisierende, aber auch soziokulturelle Einflüsse zurück. Diese neue Betrachtungsweise rückte den manifesten Trauminhalt wieder mehr in den Mittelpunkt für diagnostische Überlegungen, und seine späte Einbeziehung in die psychoanalytische Behandlung wurde quasi legitimiert, indem Erikson schrieb: „Bei näherem Hinsehen löst sich also die radikale Unterscheidung zwischen manifestem und latentem Traum, so nötig sie als Mittel der Lokalisation dessen ist, was am latentesten ist, in ein kompliziertes Kontinuum von stärker manifesten und stärker latenten Zügen auf, die manchmal durch sorgfältige Nachzeichnung der manifesten Konfiguration aufgefunden werden können" (S. 50).

Tatsächlich wirkte Eriksons Arbeit bahnbrechend für eine späte Rehabilitierung des manifesten Trauminhaltes, so wie es erst mit Hilfe der Strukturtheorie gelungen war, verschiedene Phänomene des Träumens schlüssig zu erklären und einige Widersprüche der topographischen Theorie zu vermeiden.

1.2.4 Der Kindertraum und Freuds Traumdeutung

Die Geschichte des Kindertraums beginnt bekanntlich bei Freud mit einer Reihe von Träumen, zum Teil von seinen eigenen Kindern, die infantile Wunscherfüllungen enthalten. Das jüngste Kind unter den kleinen Träumerinnen und Träumern war die 19-monatige Anna. Sie hatte im Jahr 1896 eines Nachts energisch jene Nahrung eingefordert, die ihr tagsüber von der Kinderfrau verweigert worden war, weil sie morgens erbrochen hatte: *„Anna F.eud, Er(d)beer, Hochbeer, Eier(s)peis, Papp"* (Freud, 1900, S. 148), vielleicht zu fokussieren in: „Ich will essen, was ich will und niemand soll mich daran hindern." Freud betrachtete diese Sorte von Träumen als simple, unverkleidete Wunscherfüllungen, die er im Gegensatz zu den Träumen Erwachsener gar nicht interessant fand (S. 145).

Die ersten Kinderträume, die in einer psychoanalytischen Behandlung interpretiert wurden, sind jene drei Träume des Herbert Graf (1903–1973), der als „Kleiner Hans" in die Geschichte der Psychoanalyse eingegangen ist. Den ersten Traum hatte er bereits mit 3¼ Jahren erzählt, dem dritten folgte mit 4¾ Jahren der Ausbruch der Pferdephobie. Dieser Traum, dessen Wünsche ebenfalls nur wenig verkleidet waren, lautete: *„Wie ich geschlafen hab', hab' ich gedacht, du bist fort und ich hab' keine Mammi zum Schmeicheln."* (Freud, 1909a, S. 26). Mit den Traumtexten des kleinen Hans sah Freud bestätigt, was er in der Traumdeutung und in der Sexualtheorie festgestellt hatte: „Er ist wirklich ein kleiner Ödipus, der den Vater ‚weg' beseitigt haben möchte, um mit der schönen Mutter allein zu sein, bei ihr zu schlafen" (S. 96). In weiteren Fallgeschichten hat sich Freud detailliert mit Träumen von Kindern und Jugendlichen befasst, wie etwa im Fall Dora (eigentlich Ida Bauer, 1882–1945) („Bruchstück einer Hysterieanalyse"), in welchem er bereits den Zusammenhang zwischen Traumerzählung und szenischem Handeln beschrieb („Wessen Lippen schweigen, der schwätzt mit den Fingerspitzen ...") (1905). Am ausführlichsten hat sich Freud mit jenem Traum auseinander gesetzt, den 1891 ein knapp vierjähriger Junge geträumt hatte. Dieser Traum wurde erst zwanzig Jahre später erzählt, und wegen seines Inhaltes bekam der Träumer das Pseudonym „Wolfsmann" (mit wirklichem Namen Sergej Pankejeff, 1887–1979) verliehen („Aus der Geschichte einer infantilen Neurose"). Die Deutungen des Wolfstraums dienten wiederum dem Nachweis für die infantile Sexualität (1918).

Nichtsdestotrotz charakterisierte Sigmund Freud (1916/1917) die Träume der Kinder bis etwa zum fünften Lebensjahr als kurz, klar, kohärent, leicht zu verstehen und unzweideutig. Er verstand die Kinderträume als einfache, meist an ein Vortagesereignis anknüpfende unverhüllte Wunscherfüllungen und erwähnte auch, dass bis zum fünften Lebensjahr manifester und latenter Trauminhalt zusammenfielen, erst dann setze in der Regel die Traumentstellung ein und die Träume würden komplizierter. Insofern waren die Träume der kleinen Kinder für Freud auch nicht interessant, als dass sie eben für das Studium der Träume der Erwachsenen von Nutzen sein könnten: „Die allereinfachsten Formen von Träumen darf man wohl bei Kindern erwarten, deren psychische Leistungen sicherlich minder kompliziert sind als die Erwachsener. Die Kinderpsychologie ist nach meiner Meinung dazu berufen, für die Psychologie der Erwachsenen ähnliche Dinge zu leisten wie die Untersuchungen des Baues oder der Entwicklung niederer Tiere für die Erforschung der Struktur der höchsten Tierklassen. Es sind bis jetzt wenig zielbewusste Schritte geschehen, die Psychologie der Kinder zu solchem Zwecke auszunützen" (Freud, 1900, S. 145). Dieses Zitat verdeutlicht sicherlich Freuds ernsthafte Bemühungen, über den Kindertraum zu einem tieferen Verständnis des Traumes zu gelangen. Die herangezogenen Bilder – etwa der Vergleich von Kindern mit niederen Tieren – verraten jedoch auch ein zum damaligen Zeitpunkt ambivalentes Verhältnis zum Kind und seinen Besonderheiten.

1.2.5 Die Bedeutung des Traumes in der Frühzeit der Kinderanalyse

Natürlich beschäftigten sich auch die Pionierinnen und Pioniere der Kinderpsychoanalyse mit den Träumen von Kindern, wie Anna Freud (1927, 1957, 1965), Melanie Klein (1926) sowie Hans Zulliger (1972), und verwendeten ähnliche Definitionskriterien wie Freud. Klein hat bereits 1926 darauf hingewiesen, dass das Kind die fehlenden Assoziationen zu einem Traum über sein nachfolgendes Spiel liefert (S. 204 f.). Hug-Hellmuth (1913) erklärte die mit dem Alter fortschreitende Entstellung der kindlichen Träume aus der schrittweise einsetzenden Traumzensur aufgrund der Wirkungsweise von Erziehungseinflüssen (S. 164). Auch Morgenstern (1937) betonte, dass die Zensur in den Träumen der Kinder zunächst weniger streng wäre und die Konflikte darum einen deutlicheren Ausdruck fänden. Hug-Hellmuth hat sich darum auch deutlich für die Verwendung von Träumen in der Kinderanalyse ausgesprochen, auch wenn sie die Problematik, welche aus den Erfahrungen der Kinder rührte, deutlich sah: „Natürlich kommt den Träumen auch in der Kinderanalyse ihre Rolle zu und man hat nicht mehr als beim Erwachsenen zu befürchten, dass der Widerstand ein gehäuftes oder erdichtetes Traumleben bedinge. Der angebliche Nachtraum bedeutet ja nur eine Tagphantasie, die das Kind als solche vielleicht nie ausspräche. Ich möchte an dieser Stelle hervorheben, wie schwierig es ist, manches Kind zur kritiklosen Mitteilung jedes Einfalles zu bringen, weil es von der Nutzanwendung der guten Lehre seiner täglichen Umgebung, ‚keinen Unsinn zu reden' usw., nicht loskommt" (1920, S. 21). Allerdings konnte der Kindertraum auch später nie jene zentrale Bedeutung für die Kinderanalyse gewinnen, wie sie die Träume der Erwachsenen in der Psychoanalyse einnahmen. Nach Despert (1949) und Ablon & Mack (1980) rührte das vor allem daher, dass Kinder ungern Träume berichten würden.

Eine andere Ursache sahen manche Autoren darin, dass Kinder, wie beispielsweise Zierl (1973) schrieb, in der Wiedergabe ihrer Träume ungenau und unzuverlässig seien: „Erinnerungsfälschungen, Umdichtungen nach Maßgabe des Wachbewusstseins, konfabulatorische Ausschmückungen und Elemente des Wunschdenkens können den Traumtext bis zur Unkenntlichkeit modifizieren" (S. 415).

Tatsächlich sind die Übergänge zwischen Traumbericht, Tagtraum und Phantasien fließend, und daher ist es bei Kinderträumen oft nicht möglich, den Unterschied zwischen eigentlichem Traumbericht und im Nachhinein produzierten Phantasien und Ausschmückungen auszumachen. Innerhalb der Kinderpsychoanalyse wiegt diese Tatsache letztlich gering; denn nach psychoanalytischem Verständnis gelten auch Phantasien und Tagträume als mehr oder weniger verkleidete Wunscherfüllungen, als Ersatz für Versagungen in der Realität und besitzen darum die gleiche Funktion wie nächtliches Träumen, um psychische Spannungen abzureagieren (vgl. A. Freud, 1978, S. 2 834).

Ein entscheidender Grund für die stiefmütterliche Behandlung des Traumes in der Psychoanalyse des Kindes resultiert aus einer anderen Entdeckung: Da sich nach psychoanalytischer Auffassung Triebabkömmlinge, Impulse und Wünsche auch im freien Spiel, in bewussten Phantasien und in Tagträumen ausleben, erübrigt sich in den meisten Fällen eine konsequente Traumanalyse.

Es war darum weniger die Weigerung von Kindern, Träume zu berichten, noch ihre Neigung zur konfabulatorischen Ausschmückung, sondern es war der Ausfall der freien Assoziation, der die Psychoanalyse auf konsequente Nutzung des Kindertraumes verzichten ließ: Kinder verweigern die analytische Grundregel, ihre Träume kritiklos mitzuteilen. Wenn sie gelegentlich Träume in die psychoanalytische Behandlung bringen, liefern sie im Gegensatz zu Erwachsenen selten und weniger Einfälle zu den einzelnen Traumelementen. Anna Freud (1965) beschrieb dies in folgender Weise: „Sie teilen ihre Erlebnisse mit dem Analytiker, vorausgesetzt, dass ein Vertrauensverhältnis innerhalb der Analyse hergestellt ist; aber ohne das Mittel der freien Assoziation können ihre Mitteilungen nicht über den Rahmen des Bewusstsein hinausgehen" (S. 2 149 f.).

Anna Freud führt diesen Ausfall der freien Assoziation zum einen darauf zurück, dass die Position des Erwachsenen als Autoritäts- und Über-Ich-Figur eine uneingeschränkte Aufrichtigkeit des Kindes verhindere. Zum anderen misstraue das kindliche und unreife Ich der eigenen Widerstandskraft dem Triebleben gegenüber: Eine Ausschaltung von Kritik und Zensur bedeute somit eine größere Gefahr für das Kind als für den Erwachsenen. Eine sehr sorgfältige Darstellung des Kindertraums und der Psychoanalyse in Vergangenheit und Gegenwart findet sich bei Hamburger (1987).

1.2.6 Die Arbeit mit Träumen in der Frühzeit der Kinderpsychoanalyse

Es existiert ein ausführlicher Fallbericht, der den Umgang mit Träumen in der Frühzeit der Kinderanalyse dokumentiert: Peter, nicht ganz zehn Jahre alt, leidet an Pavor nocturnus und treibt sich mit Vorliebe auf öffentlichen Toiletten herum. Die Ehe der Eltern ist quasi zerbrochen, sie wollen sich demnächst trennen. Peter ist in kinderpsychoanalytischer Behandlung und erzählt seiner Analytikerin den folgenden Traum:

„Mein Vater hat mich weggegeben zu jemandem anderen. Dort ist die Lydia. Ich spiel' und flirt' so mit ihr. Dieser andere sagt plötzlich, er will seine Kinder erschießen. Denn es ist Krieg und da ist es besser, er erschießt sie gleich. Er erschießt alle seine eigenen Kinder. Dann kommt die Reihe an mich. Er lässt mir die

Wahl, ob ich betteln gehen will oder erschossen werden. Ich laufe weg und überlege, dann komme ich zurück und sage, erschossen. Er fragt womit. Ich sage, mit einer Pistole. Er nimmt eine Pistole, zielt auf mich, es macht einen Krach – und plötzlich sitzen wir alle friedlich um den Frühstückstisch. Dann kommt mein Vater und holt mich wieder ab" (zit. n. Bittner.& Heller, 1983, S. 39).

Die Fülle der von dem noch nicht ganz 10-jährigen Jungen berichteten Träume hat mich überrascht, auch seine vielfältigen Assoziationen, sind wir doch gewöhnt, dass in Kinderanalysen Träume eher sparsam berichtet werden und die Patienten kaum assoziieren mögen.

Die Analytikerin notiert darauf die folgenden Deutungen: „Er hat Sehnsucht nach dem Spiel mit kleinen Mädchen ... ebenso nach Spiel mit der Mutter, an der er immer dieselben Dinge vornehmen will. Fühlt sich für diese Wünsche vom Vater mit dem Tode bedroht. Muss entweder sterben oder betteln gehen, d.h. auf die öffentlichen Klosetts, sich mit dem Vater an Stärke und Potenz vergleichen. Angst, dem Vater zu unterliegen, tröstet sich selbst mit der Idee, das sei nur Spaß, nicht wirklich. Lenkt die ganze Angstsituation vom Vater ab" (Bittner & Heller, 1983, S. 40).

Das war damals alles. Nichts von der düsteren Gestimmtheit des Traumes und nichts in Bezug zum familiären Hintergrund, dass sich die Eltern trennen möchten, und nichts von den Verlassenheitsängsten des Jungen. Nichts von seinem bedrohten Ich, und es werden auch keine Übertragungsangebote aufgegriffen. Es ist Oktober im Jahr 1929, und die Analytikerin ist die 34-jährige Anna Freud, der kleine Patient ist Peter Heller, aus dessen Fallgeschichte ich zitiert habe. Sie steht so in dem von Günter Bittner und Peter Heller herausgegebenen Buch „Eine Kinderanalyse bei Anna Freud". Die Behandlung des kleinen Peter Heller folgte dem ersten psychoanalytischen Orientierungsrahmen, im Wesentlichen der Lehre vom Ödipuskomplex und der frühkindlichen Sexualität. Darum wurden auch bei der Traumdeutung mittels der Assoziationen des kleinen Träumers konsequent die latenten Triebwünsche entschlüsselt. Wir können allerdings vermuten, dass Krieg für den kleinen Peter damals anderes bedeutete, als Krieg mit dem Vater um den größeren Penis: vielleicht den Zerfall der heilen Kinderwelt, das Auseinanderbrechen der Familie, das Ende von Geborgenheit und Lebensmöglichkeiten.

Melanie Klein war wie Anna Freud der Meinung, dass ein Kind weder in der Lage noch bereit ist, wie ein Erwachsener zu assoziieren, so dass auf rein verbaler Grundlage nicht genügend Material zusammengetragen werden könnte. Wie Anna Freud hielt sie das Spiel, Zeichnungen, Tagträume für bestens geeignet, diesen Mangel wettzumachen. In der Behandlung von Kindern käme es vor allem darauf an, „ihre Phantasie freizusetzen und sie zum Phantasieren anzuregen" (Klein, 1926, S. 225).

Melanie Klein machte von Anfang an deutlich, dass sie das Spiel wie einen Traum erfassen würde. Wenn das Kind Spiel, Phantasien, Wünsche und Erlebnisse in symbolischer Weise zur Darstellung brächte, bediente es sich der gleichen Sprache, der archaischen, phylogenetisch erworbenen Ausdrucksweise, die vom Traum bekannt ist. „Wir können sie nur verstehen, wenn wir uns ihr in der Weise nähern, die uns Freud für das Erkennen des Traumes gelehrt hat" (Klein, 1926,

S. 204). Dennoch wurde neben der Spielanalyse auch immer mit Träumen von Kindern gearbeitet, wenn welche erzählt wurden. Für die damalige Arbeit von Melanie Klein mit dem Traum in der Kinderanalyse möchte ich ebenfalls ein Beispiel bringen:

1921 veröffentlichte Melanie Klein ihren Vortrag „Eine Kinderentwicklung", den sie 1919 vor der Ungarischen Psychoanalytischen Gesellschaft gehalten hatte. Darin berichtete sie über den fünfjährigen Fritz, einem Kind aus der Nachbarschaft, dessen Mutter alle Weisungen Melanie Kleins befolgte, so dass diese „weitgehenden Einfluss auf seine Erziehung nehmen konnte" (1921, S. 16). Fritz war in Wirklichkeit Melanie Kleins Sohn Erich, den sie später für die Veröffentlichung umbenannt hatte.

„Als ich wieder Gelegenheit hatte, mich mit ihm zu befassen – allerdings nur gelegentlich – erfuhr ich nun, im Gegensatz zu vorher unter recht starkem Widerstande, von einem Traum, vor dem er sich sehr gefürchtet habe und jetzt noch selbst bei Tage fürchte. *Er hat Papierbogen mit Reitern angeschaut, da haben sich diese Bogen geöffnet und es sind zwei Männer herausgekommen. Er und seine Geschwister haben sich an die Mutter angehalten und wollten fliehen. Sie sind zu einem Haustor gekommen und da hat eine Frau gesagt: Da kann man sich nicht verstecken. Dann haben sie sich aber doch versteckt, dass die Männer sie nicht finden konnten.* Er brachte diesen Traum unter heftigstem Widerstand, der sich beim Einsetzen des Deutens noch erhöhte, so dass ich, um den Widerstand nicht zu sehr zu erregen, nur unvollkommen und wenig deutete. An Einfällen bekam ich wenig, und zwar: Dass die Männer in den Händen Stöcke, Schießgewehre und Bajonette gehabt hätten. Als ich ihm erklärte, dass die das große Wiwi des Papa bedeuten, das er zugleich wünscht und auch fürchtet, entgegnete er mir ‚dass doch diese Waffen hart, das Wiwi aber weich sei'. Er nahm aber, als ich ihm erklärte, dass das Wiwi auch hart wird, gerade dabei, was er zu tun wünscht, die Deutung ohne viel Widerstand an. Dann erzählte er noch, dass es ihm manchmal so vorkommt, als ob der eine Mann in dem andern gesteckt hätte und nur ein Mann wäre!" (Klein, 1921, S. 71)

Ich gehe davon aus, dass eine solch direkte Deutung der Symbolik auf rein psychosexueller Ebene so heute nicht mehr erfolgt. Vielmehr wäre man versucht, den Satz der Frau in dem Traum zu überdenken, die da meint: „Da kann man sich nicht verstecken", was wohl der damaligen Realität des kleinen Jungen entsprochen hat. Eric Clyne, Melanie Kleins Sohn, hat später erinnert, dass sich seine Mutter jeden Abend, bevor er einschlief, eine Stunde Zeit nahm, um ihn zu analysieren. Er meinte dazu, dass er ihr deswegen nicht böse sei, dass er diese Erfahrung jedoch „nicht vergnüglich" gefunden hätte (Großkurth, 1993, S. 100). Fünfzehn Jahre später bat Melanie Klein übrigens Winnicott, ihren Sohn Erich zu analysieren. Dabei äußerte sie den dringenden Wunsch, die Behandlung in Kontrollanalysen zu überwachen (Stork, 1995, S. 81).

Ohne Frage ist es aus heutiger Sicht ungerecht und unstatthaft, das damalige, auf die psychosexuelle Entwicklung begrenzte Verstehen der Pionierinnen der Kinderanalyse, von denen Anna Freud und Melanie Klein zweifellos die größten sind, kritisieren zu wollen. Es stellt sich jedoch eine fundamentale Frage nach der Funktion eines erzählten Traums. Ich gebe Hamburger (1999, S. 41) recht, wenn er meint, dass die Zuschreibung von Sinn die wichtigste, vielleicht sogar die einzige Antwort auf das träumende Gehirn ist. Doch wenn es um Sinnzuschreibungen geht, ist es wichtig, sich stets zu verdeutlichen, dass dogmatische Einengungen nicht hilfreich sein können. Gerade bei Trauminterpretationen erscheint es geboten, die Vielfalt der Psychoanalyse zu nutzen, um in einer Beziehung den „rechten Sinn" zu erfassen und auch geben zu können.

1.2.7 Kann in Analysen von Kindern auch ohne deren Assoziationen mit dem manifesten Traum gearbeitet werden?

Anna Freud hat immer wieder auf das unreife Ich des Kindes hingewiesen. Damit machte sie deutlich, dass ein herkömmliches Deuten von Triebkonflikten aufgrund von Assoziationen des Kindes eher schädlich wäre, was ich auch heute noch so vertreten würde. Darum blieb innerhalb der Kinderpsychoanalyse lange ihre Meinung vorherrschend, dass der Traum innerhalb der analytischen Arbeit neben freiem Spiel und Tagträumen nur eine geringe Bedeutung besäße, weil das Kind nicht frei assoziieren könnte, da das Ich noch nicht zwischen Beobachtungs- und Erfahrungsfunktion unterscheiden könne. Nachdem, wie zuvor gezeigt, sie lange vor einer „nutzlosen Beschäftigung mit der Fassade", also dem manifesten Traum, gewarnt hatte, kam sie (1957) zu der Auffassung, dass zumindest Symbole eine feste Beziehung zwischen Oberfläche und Tiefe darstellten. Stark symbolhafte Träume, aber auch typische manifeste Träume wie Flug- und Nacktheitsträume könnten ihrer Meinung nach auch ohne Assoziationen des Träumers verstanden werden, da sie ihren latenten Inhalt unmittelbar mitteilten (vgl. S. 1705).

Seit Erikson (1955) die Strukturtheorie und ich-psychologische Aspekte in die Traumanalyse eingeführt hatte, war der manifeste Trauminhalt mit einem Mal nicht mehr die „nutzlose Nussschale", welche man wegwirft, um an den „wertvollen latenten Kern" zu gelangen. Vor dem Hintergrund der Entwicklung der psychoanalytischen Theorie von einer Psychologie des Unbewussten zu einer Ich-Psychologie und schließlich zu einer Objektbeziehungspsychologie gewann auch der manifeste Kindertraum für Diagnose und Therapie an Bedeutung, weil der Ausfall der freien Assoziation nicht mehr entscheidend ins Gewicht fiel (vgl. Hopf, 1985). Eine Wende hierzu deutete auch der Panel-Report eines Kongresses von amerikanischen Kinderpsychoanalytikern an, in dem ein vermehrter Gebrauch von Träumen innerhalb der analytischen Arbeit auch bei Kindern für notwendig erklärt wurde (vgl. Blom, 1960). Da mittlerweile die Traumdeutung in der Psychoanalyse von Erwachsenen auch nicht mehr im Zentrum von psychoanalytischen Behandlungen steht wie einst, sondern die Arbeit an der Übertragung im Hier und Jetzt, kann davon ausgegangen werden, dass in Behandlungen von Kindern und Jugendlichen die Bearbeitung von Träumen mittlerweile den gleichen Stellenwert besitzt.

1.3 Der Kindertraum bei C. G. Jung

1.3.1 Erste Auseinandersetzungen mit dem Kindertraum

Auch C. G. Jung befasste sich, angeregt von der Lektüre der Schriften Freuds, schon früh mit den Träumen der Kinder. Freud hatte sein Manuskript über den „kleinen Hans" direkt – noch vor Drucklegung – an Jung gesandt (McGuire & Sauerländer, 1974, S. 184) und wartete gespannt auf dessen Kommentar. Im nachfolgenden Briefwechsel berichtete Jung von Äußerungen seiner Tochter Agathli anlässlich der Geburt eines Brüderchens und in Folge hiervon von acht Träumen des kleinen Mädchens (beim „kleinen Hans" waren es nur drei gewesen). Über den ersten berichtete Jung am 24.1.1909 wie folgt: „Mein Agathli hat geträumt, sie sei in der Arche Noah gefahren, unten konnte man den Boden öffnen, und da fiel etwas heraus" (S. 223). Jung fügte noch hinzu, dass die Tochter damit wohl die Deutung der Mutter bestätigte, welche dieser ihr einige Tage zuvor über die Geburt gegeben hatte.

Für das „Jahrbuch für psychoanalytische und psychopathologische Forschung" verfasste Jung hierüber einen Bericht, der 1910 erschien. Er beginnt darin mit dem Hinweis auf den „kleinen Hans" und berichtet, dass er von einem der Psychoanalyse kundigen Vater eine Reihe von Beobachtungen über dessen damals vierjähriges Töchterchen erhalten habe. Sie enthielten „so viel Verwandtes und Ergänzendes zu den Mitteilungen Freuds über den kleinen Hans, dass ich es mir nicht versagen konnte, dieses Material auch einem weiteren Publikum zugänglich zu machen" (S. 19). Anna, wie Jung Agathli in seiner Veröffentlichung nunmehr nennt, erzählte beim Mittagessen: *„Ich habe heute Nacht die Arche Noah geträumt."* Der Vater hätte sie danach gefragt, was sie denn geträumt habe, worauf Anna „lauter Unsinn" geantwortet hätte. In solchen Fällen müsse man einfach warten und aufpassen, so Jung. Nach einigen Minuten hätte sie das Gleiche wiederholt und erzählte mit dem dritten Anlauf schließlich den gesamten Traum:

„*Ich habe heute nacht die Arche Noah geträumt, und da waren viele Tierchen darin, und da war unten ein Deckel daran, der ging auf, und die Tierchen fielen alle heraus.*"

Jungs Kommentar hierzu: „Der Kundige versteht die Phantasie. Die Kinder besitzen tatsächlich eine Arche, jedoch ist die Öffnung ein Deckel am Dache und nicht unten. Es wird somit zart angedeutet: Die Geschichte mit der Geburt aus Mund oder Brust stimmt nicht; man ahnt den richtigen Sachverhalt: es geht nämlich unten heraus" (S. 33). Die Parallele zum „kleinen Hans" und dessen Phantasie von der Storchenkiste wird erkennbar. Dennoch meint Hamburger (1987), dass in kleinen unterschiedlichen Haltungen zum Kindertraum entscheidende Differenzen bereits zu erkennen waren. Freud versuchte mit seiner Darstellung der Träume von Hans seine Theorie vom Ödipuskomplex zu stützen, was Jung kein primäres Anliegen war. Vielmehr interessierte ihn die Wirkung von sexueller Aufklärung auf die Kinderseele, wobei er feststellte, dass eine schlimme Wirkung dieses Wissens auf „Moral und Charakter nicht zu bemerken war" (S. 44). Hamburger ist der Meinung, dass der „Kampf der Metapsychologien" zwar noch in aller Diskretion, aber dennoch erkennbar stattfand und bald eskalierte. Ich meine, die Unterschiede werden schon darin deutlich, dass Jungs Tochter von einem alttestamentarischen, vielfältig determinierten Bild, nämlich der Arche erzählte, so dass diesem Traumbild schon eine „archetypische Bedeutung" zukommt. Von „phylogenetischen Reminiszenzen" in den Träumen Agathlis, die keine Individualerinnerungen wären, berichtete Jung in der Tat voll väterlichen Stolzes in einem Brief an Freud (S. 497).

Vielleicht kann auch vermutet werden, dass das kleine Töchterchen eine Traumsequenz berichtete, von der es ahnte, dass sie der Vater gerne, ja begeistert hören wollte. In welcher Familie haben Kinder als Spielzeug eine Arche! Damit hat Jung letztendlich jene Ostereier gefunden, die er vorher selbst über die Familiendynamik versteckt hatte. Es ist von erheblicher Bedeutung, weshalb ein Traum zum jetzigen Zeitpunkt und vor allem **wem** er erzählt wird. Dabei wird ein wichtiger Aspekt kindlicher Traumerzählungen deutlich, nämlich die kommunikative Funktion (s. S. 44). Vor diesem Hintergrund ist es also nicht verwunderlich, wenn Herbert Graf, der „kleine Hans", seinem Vater, einem beflissenen Freud-Schüler, von seinen ödipalen Lüsten berichtete und nicht wie Agathli von möglichen Abkömmlingen eines kollektiven Unbewussten.

1.3.2 Die Kindertraum-Seminare und Jungs theoretisches Verständnis vom Traum

C. G. Jung hat neben Freud wohl den bedeutendsten Beitrag zur Lehre vom Traum geliefert. Das vorliegende Buch soll Hilfen für die praktische Arbeit mit den Träumen der Kinder bereitstellen. Insofern ist eine ausführliche Diskussion von Jungs mannigfaltigen Ideen nur beschränkt möglich, und ich möchte die Darstellung vor allem auf das Verstehen des Kindertraums fokussieren. Für ein intensiveres Studium wird auf Jungs Gesamtwerk verwiesen, auf Jolande Jacobis Einführung in sein Werk sowie auf den bei dtv erschienenen Sammelband seiner Aufsätze zu „Traum und Traumdeutung".

Im Wintersemester 1938/1939 fanden an der Eidgenössischen Technischen Hochschule Zürich mehrere Seminare zum Kindertraum statt, die von Teilnehmerinnen mitstenographiert und anschließend redigiert wurden. Diese Texte waren ausschließlich für die Seminarteilnehmer bestimmt. Mittlerweile sind die Niederschriften – zunächst als Privatdrucke – auch im Walter Verlag veröffentlicht worden. In diesen Seminartexten kann Jungs Arbeitsweise und die Anwendung seiner theoretischen Überlegungen unvermittelt und eindrücklich nachvollzogen werden. Die in diesen Seminaren verwandten Träume wurden allerdings von Erwachsenen aus ihrer Kindheit erinnert, was von Jung auch problematisiert wurde. Andererseits wurde von ihm angemerkt, dass Kinder kaum Träume berichteten und auch kaum assoziieren würden, und er meinte: „Ferner ist es im Wesen des ersten Kindertraums begründet, dass man meistens keine Assoziationen dazu erhält: Es ist ein Auftauchen eines Teiles des Unbewussten, das fremd in der Zeit steht. Gerade diese frühen Träume sind von größter Bedeutung, weil sie aus der Tiefe der Persönlichkeit geträumt werden und deshalb nicht selten eine Vorausschau des Schicksals darstellen (Frey & Schärf, 1938/39). Zu ähnlichen Gedanken zum ersten Traum kam übrigens auch Becker (1972), die feststellte, dass der Initialtraum letztendlich das gesamte unbewusste Therapieprogramm enthielte (s. S. 106).

Des Weiteren machte Jung innerhalb der Seminare einige Anmerkungen zur Methode der Traumdeutung. Ich zitiere darum vorwiegend aus den beiden Bänden, weil sich seine Hinweise ausschließlich auf den Kindertraum beziehen und Jung spontan zu seinen Hörerinnen und Hörern gesprochen hat.

Der Traum ist ein natürliches Phänomen, das keiner Absicht entspringt und mit keiner Psychologie des Bewusstseins erklärt werden kann. Er ist eine „spontane Selbstdarstellung der aktuellen Lage des Selbst in symbolischer Ausdrucksform" (Jung, 1916, S. 115).

Der Traumserie ist gegenüber einem einzelnen Traum der Vorzug zu geben, denn hier sind Träume sinnvoll untereinander verbunden. Bei der Untersuchung von Traumserien findet man in den folgenden Träumen meist Bestätigungen oder Korrekturen für die vorherigen Annahmen. „Es ist, als ob sie von immer wieder verschiedenen Seiten einen zentralen Inhalt auszudrücken suchten" (S. 3). Gemäß Jung ist es sogar wahrscheinlich, dass wir beständig träumen. Aber das Bewusstsein mache einfach „einen solchen Lärm", dass wir den Traum im Wachen nicht mehr hörten.

Dem Traum liegt eine Struktur zugrunde, die dem Schema eines Dramas entspricht. Dabei werden vier Elemente unterschieden: In der Einleitung werden häufig Ort und Zeit sowie die Personen der Traumhandlung angegeben. Darauf folgt die Exposition, die das Problem des Traumes aufrollt. Sie enthält gewissermaßen das Thema oder eventuell die Frage, die vom Unbewussten aufgeworfen wird. Daraus entwickelt sich die Peripetie: Die Traumhandlung führt zu einer Verwicklung, die sich bis zu einem Höhepunkt steigert, um dann – manchmal in Form einer Katastrophe – umzuschlagen. Als Schluss liefert die Lysis (eine Lösung) das Ergebnis des Traumes.

Bei jeder Traumbearbeitung muss gefragt werden, wie ein Traum zustande kommt. Was ist seine Kausalität? Was sind die Vortageserlebnisse? Was ist passiert? Ist eine eindrucksvolle Situation vorhanden? Bei Kinderträumen, die von Erwachsenen erinnert werden, kann allerdings nur ausnahmsweise die Situation festgestellt werden, aus der sie hervorgegangen sind.

Jede Einzelheit des Traumes, die symbolischen Gestalten und die Abfolge der Handlungen, muss aufmerksam betrachtet werden. Zu jeder Vorstellung muss der Kontext aufgenommen werden, worunter Jung das Assoziationsmaterial meint, in welches eine Vorstellung eingebettet ist.

Bei der Analyse führt der Weg ins „Kinderland", d. h. in jene Zeit, wo sich das rationale Gegenwartsbewusstsein noch nicht von der historischen Seele, dem sog. kollektiven Unbewussten getrennt hatte. Jung unterscheidet ein persönliches Unbewusstes von einem kollektiven. Die Inhalte des persönlichen Unbewussten, Vergessenes, Verdrängtes, subliminale Perzeptionen, Gedachtes und Gefühltes jeder Art, können jederzeit ins Bewusstsein gehoben werden. Die Inhalte des kollektiven Unbewussten sind hingegen ererbte Möglichkeiten aus der Hirnstruktur. Sie enthalten typische Reaktionsweisen der Menschheit seit ihren Uranfängen.

1 Rückblick

Der Traum wird erklärt, indem der Bildumfang der einzelnen Elemente erweitert wird. Jung: „Wenn jemand z.B. von einem Fahrrad träumt, so frage ich: ‚Wie würden Sie es beschreiben, wenn ich nie ein Fahrrad gesehen hätte?'" Gerade weil Kinder nicht assoziieren und die wichtigsten Träume oft erst später erzählt werden, so dass der Kontext nicht erfasst werden kann, muss gemäß Jung die „Methode der Amplifikation" eingesetzt werden. Hierunter versteht er eine bewusste Anreicherung: Der persönliche Kontext des Traumes wird mit analogem Material von Bildern, Symbolen, Mythologie, Sagen oder Märchen verknüpft. Hierbei spielen die Archetypen, die Symbole des kollektiven Unbewussten, eine bedeutsame Rolle. Amplifikation heißt also, im Gegensatz zur Freudschen Methode der „reductio in primam figuram", nicht eine nach rückwärts zu verfolgende, zwingend kausal verbundene, lückenlose Kette von Assoziationen, sondern eine Erweiterung und Bereicherung des Trauminhaltes mit allen ähnlichen, möglichen, analogen Bildern. Sie unterscheidet sich ferner von der freien Assoziation dadurch, dass die Assoziationen nicht nur vom Patienten bzw. Träumer, sondern auch vom Analytiker beigesteuert werden (vgl. Jacobi, 1959, S. 128 f.).

1.3.3 Ein Traumbeispiel aus einem Kindertraumseminar

Jungs Arbeitsweise lässt sich sehr schön an einem Beispiel aus einem Kindertraumseminar demonstrieren. Eine Seminarteilnehmerin, später selbst eine bekannte Autorin, berichtete das Folgende:

„Als ich diesen Traum fürs erste Mal träumte, war ich bestimmt nicht älter als 6 Jahre. Er wiederholte sich einige Male, noch als junges Mädchen. Ich habe die Puppe meiner ältesten Schwester ausgezogen und ins Puppenbett gesteckt. Als ich wieder hinaufkam, sitzt die Puppe wieder angezogen in ihrem Stuhl. Ich ziehe die Puppe wieder aus und lege sie aufs Neue ins Bett und gehe hinunter. Einen Augenblick später komme ich wieder hinauf, gespannt, was jetzt geschehen sein würde. Die Puppe ist wieder angezogen. Noch einmal ziehe ich sie aus und gehe die Treppe hinunter. Aber wie ich mich umschaue, sehe ich ein Monstrum, das das getan hat und jetzt auf der Treppe hinter mir hergeht. Das Monstrum hat einen sehr großen Körper, der die Treppe oben vollkommen ausfüllt. Das Monstrum bewegt sich träge und schwerfällig, mit kurzen, fast unsichtbaren Pfoten – fleischig. Ich hatte furchtbare Angst" (Frey & Schärf, 1938/39, S. 42).

C. G. Jung arbeitete gemeinsam mit den Seminarteilnehmern die folgenden Interpretationen heraus. Die älteste Schwester ist Vorbild und Antizipation für die jüngere Schwester. Der Spielgegenstand „Puppe" repräsentiert die spielerische Vorübung für die Zukunft. Das träumende Mädchen fährt sozusagen aus der eigenen Haut und projiziert sich mit allen unbestimmten Zukunftswünschen in seine ältere Schwester hinein. Indem die Puppe ins Bett gelegt wird, wird die antizipierende Tätigkeit der Schwester schlafen gelegt, also außer Aktion gesetzt: Die älteste Schwester wird sozusagen lahm gelegt, damit die Träumerin selbst deren Funktion übernehmen kann. Aber der Streich gelingt nicht, die Puppe besitzt wieder ihren vorherigen Status. Das Mädchen war hinaufgestiegen und auf die Höhe der Schwester gekommen, aber jetzt war sie wieder in einen unbewussten Zustand zurückgesunken. Das geschieht insgesamt dreimal; für Jung ist die „Drei" ein Bild für Dynamik und Rhythmus. An dieser Stelle setzt im Seminar eine ausgedehnte Diskussion über die Bedeutung der Drei ein, bei Hegel und vor allem bei Goethe. Die Drei sollte zur Vier hinführen, zu einem Resultat, zur Vollendung. Aber in diesem Traum kommt es noch zu einer „Katastrophenlösung". Das Kind blickt sich um und erblickt das Monstrum, eine Figur seines kollektiven Unbewussten. An dieser Stelle setzt wiederum eine ausführliche Diskussion über eine ägyptische Muttergottheit, die Tefnut, sowie über Nacken-Amulette zur Bekämpfung des bösen Blicks ein. Mit seinem Blick nach hinten erkennt das kleine Mädchen die Gefahrenzone. Das Monstrum des Traumes ist die negative, verschlingende Mutter, welche Weiterentwicklung hemmt. Was aus der Begegnung mit dem verschlingenden Ungeheuer geschehen wird, bleibt allerdings offen, weil das Kind in Angst erwacht – möglich wären ein Entwicklungsstillstand oder Neubeginn.

Eine Arbeit mit dem Kindertraum nach Jung'schen Kriterien setzt eine umfassende Kenntnis der Symbollehre, Mythologie, Literatur und von Märchen voraus. Im folgenden Schaubild werden die wichtigsten Gedanken Jungs zum Traum nochmals zusammengefasst.

Die wesentlichen Gedanken der Traumlehre von C. G. Jung
- Der Traum ist eine spontane Selbstdarstellung der aktuellen Lage des Selbst in symbolischer Ausdrucksform.
- Dem Traum liegt eine Struktur zugrunde, die dem Schema eines Dramas entspricht. Dabei werden vier Elemente unterschieden: Einleitung, Exposition, Peripetie, Katastrophe oder Lysis (Lösung).
- Träume haben einen vorwegnehmenden oder prognostischen Aspekt.
- Träume verhalten sich kompensatorisch zur jeweiligen Bewusstseinslage. Das Unbewusste gliedert der Bewusstseinslage alle diejenigen Elemente an, die am Vortag unterschwellig geblieben sind, weil sie verdrängt worden waren, unbeachtet blieben oder zu schwach waren, um das Bewusstsein zu erreichen.
- Drei Ebenen der Interpretation von Träumen werden erkannt:
  – Ebene der Objektstufe (die Personen im Traum stehen an Stelle von Personen der Außenwelt),
  – Ebene der Subjektstufe (die Figuren des Traums sind personifizierte Züge der Persönlichkeit des Träumers),
  – die archetypische Stufe (nimmt Bezug auf das kollektive Unbewusste).
- Es soll nicht über eine kausal verbundene Kette von Assoziationen des Träumers ein verborgener Konflikt aufgedeckt werden. Vielmehr wird der Trauminhalt mit möglichen analogen Bildern, Symbolen, Mythologie, Sagen oder Märchen verknüpft, die auch vom Analytiker beigesteuert werden. Diese Methode heißt Amplifikation.

Abb. 1.2: Die Traumlehre C. G. Jungs

Die empirische Traumforschung hat einige von C.G. Jungs Hypothesen kritisch hinterfragt. So schreiben Strauch und Meier (1992): „Ein Traum kann sich wie ein klassisches Drama kontinuierlich und folgerichtig entwickeln mit einer Einleitung, einer Steigerung der Handlung und einer Lösung, er kann aber auch wie ein modernes Theaterstück assoziativ aufgebaut und durch Unbestimmtheit in Ort, Zeit und Personen der Handlung sowie durch Wechsel in den Konstellationen und Perspektiven gekennzeichnet sein" (S. 43).

1.4 Die Bedeutung von Kinderträumen innerhalb der verschiedenen Richtungen und Strömungen

1.4.1 Anna Freud und die ich-psychologische Behandlungstechnik

Nachdem der manifeste Traum rehabilitiert worden war, fiel die Tatsache, dass Kinder kaum assoziieren, nicht mehr entscheidend ins Gewicht. Dennoch befasste sich die Kinderanalyse auch weiterhin nur in geringerem Maße mit den Träumen der Kinder, als dies in der Erwachsenenanalyse geschah. Anna Freud hat in ihren späteren Schriften nur wenig über Träume und ihre Bearbeitung bei Kindern berichtet. Sie hatte immer gefordert, dass die Deutung von Träumen in der Kinderanalyse genauso zu verfahren habe wie in der Erwachsenenanalyse. Dennoch deutete sie vorwiegend die sexuellen Symbole, wie vorher am Beispiel des Traums von Peter Heller erkennbar. Ein bedeutsamer Vertreter der ich-psychologischen Behandlungstechnik und Schüler von Anna Freud, Jacques Berna, hat in seinen Behandlungen überhaupt nicht mit Träumen gearbeitet. Er ging davon aus, dass Kinder keine Träume erzählen würden, weil sie wenig träumten bzw. die Träume nicht behielten (1996, S. 198). Aber auch in dem von Sandler, Kennedy und Tyson herausgegebenen Band „Kinderanalyse – Gespräche mit Anna Freud", der vielleicht die Summe ihrer Aussagen zur Behandlungstechnik enthält, finden sich gerade mal vier randständige Erwähnungen zum Traum. Diese Zurückhaltung gilt auch für das von Elisabeth E. Geleerd herausgegebene Buch „Kinderanalytiker bei der Arbeit", in dem nur in einigen Fallgeschichten Träume referiert werden. Unter anderem stellt Mary Hamm (1972) den Traum ihrer Patientin Anne vor, die damals neun Jahre alt war:

„In der nächsten Sitzung brachte Anne einen Traum von zwei ausgetrockneten Seen an einem Berg mit einem Haus für geschädigte Kinder weiter unten. Nach ihren Einfällen entsprachen die zwei ausgetrockneten Seen den leeren Brüsten ihrer Mutter. Ich verstand die Bedeutung des Traumes im Zusammenhang mit ihrem Gefühl ‚zu spät daran zu sein', so dass Anne sich vorstellte, Vater sei derjenige, der Mutters Brust zuerst erhalten habe" (S. 167).

Bei der Interpretation des Traumes stehen im Vordergrund die oralen Defizite. Es ist davon auszugehen, dass die Therapeutin hierzu Mitteilungen der Mutter über frühe Probleme mit der Entwöhnung, nachfolgender Überversorgung mit Flaschennahrung einbezogen hat etc. Bei ihrer Interpretation stützte sie sich offenkundig auch auf kleinianische Theorien.

Eine Ausnahme stellt offensichtlich Selma Fraiberg dar, die in ihrem Beitrag über die Therapie der zu Beginn achtjährigen Nancy, die an epileptischen Anfällen litt, intensiv mit den Träumen des Mädchens arbeitete. Im Folgenden ein Traumbeispiel des Mädchens:

„Ein Mädchen und ein Junge sind Schlittschuh gefahren und auf dem Eis eingebrochen. Sie sind zwischen dem Wasser und der Eisdecke eingeschlossen und können nicht entkommen. Sie bleiben tagelang dort. Der Junge bekommt jeden Tag eine Stunde Freiheit, und er kann hinaus und tun, was ihm gefällt, solange er zur rechten Zeit zurückkehrt. Dann schien ein Mann diesen Jungen zu verfolgen mit der Absicht, ihn zu töten. Es war, als ob er Puffmais nach ihm schieße. Der Junge entkam in einen Raum, der durch eine Tür geschützt war. Solange er dort blieb, war er sicher. Ein sehr erschreckender Traum" (Fraiberg, 1972, S. 223).

Als ich ihr zu verstehen gab, wie sich der Traum in der Übertragung auswirke, kam alles an seinen richtigen Platz. Die „Stunde der Freiheit" war die „Stunde der Gefangenschaft" – die Analysenstunde. Zuerst war Nancy überrascht, aber dann war sie einverstanden. „Wahrhaftig, dieser Traum hat alles umgedreht. Dann bin ich auch der Junge." Ich stimmte zu und wies darauf hin, dass ich der Mann sei. Nancy: „Ja. Und Fenton (ihr älterer Bruder). Sie erinnern sich an den gestrigen Kampf, und wie ich mich vor ihm fürchte, wenn er zornig ist." Die Analytikerin machte daraufhin Nancy bewusst, wie sie sich als Mädchen im Vergleich zu Fenton furchtsam und schutzlos vorkäme. Das müsste einer der Gründe sein, weshalb sie sich wünschte, ein Junge zu sein. Dann könnte sie sich ebenso stark und mächtig fühlen und zurückschlagen. Selma Fraiberg blieb mit ihren Interventionen nicht mehr nur innerhalb eines psychosexuellen Orientierungsrahmens. Sie erkennt im Traum Übertragungsanteile und greift sie deutend auf, was ein ausgesprochen kühner Schritt ist. Die im Traumbericht stehende Dynamik der Traumerinnerung wird somit zum Schlüssel des Verständnisses der aktuellen Behandlungssituation.

1.4.2 Melanie Klein, Wilfrid R. Bion und Donald Meltzer

Für die Anhänger Melanie Kleins finden die Triebe ihren Niederschlag in unbewussten Phantasien, welche sich auf Objekte richten. Während des Schlafes manifestieren sich diese auch in den Träumen. In den Fallberichten der Klein'schen Schule werden wesentlich häufiger Träume erzählt und innerhalb der Behandlung gedeutet. Ich will hierfür ein Beispiel aus der ausführlich dokumentierten Fallstudie des zehnjährigen Richard bringen, dessen Behandlung 1941 stattfand. Dabei wird das Konzept von Melanie Klein von den Partialobjektbeziehungen offenbar, vor allem der Beziehung zu Brust und Penis, die als die frühesten – geliebten und gehassten – Objekte im Unbewussten eine fundamentale Rolle spielen und das Spiel wie das Denken des Kindes stark beeinflussen (Cycon/Erb, 1995, S. IX).

1 Rückblick

Konsequent werden darum auch keinerlei Deutungen aus der Lebensgeschichte des Kindes hergeleitet.

In der 78. Stunde sagte Richard, dass er vor einigen Tagen einen Traum gehabt hätte und ihn Mrs. K. erzählen wolle, aber er habe Angst, ihre Gefühle zu verletzen. Er begann trotzdem sogleich damit, den Traum zu erzählen: *Er habe die Analyse bei Mrs. K. abgebrochen und sei zu einer anderen Analytikerin gegangen.* (Er sprach nur zögernd, und Mrs. K. musste ihm Fragen stellen.) *Die andere Analytikerin habe ein dunkelblaues Kostüm angehabt und ihn an eine Frau im Hotel erinnert, die einen sehr netten Spaniel hatte. Er habe den Hund gern gemocht, nicht aber seine Besitzerin, sie habe ihn überhaupt nicht interessiert. Der Hund habe James geheißen.*

Mrs. K. fragte ihn, wie die Frau ausgesehen habe. Richard sagte emphatisch: „Oh, sie war nicht so hübsch wie Sie!" Dann sprach er wieder von den wunderschönen Augen von Mrs. K. und versuchte, ihr dabei in die Augen zu sehen. Er bat auch inständig darum, Mrs. K. solle sich nicht verletzt fühlen, und fragte, ob sie sich verletzt fühle. Dann fragte er ernst, ob jemand anderes seine Analyse fortsetzen könnte, vielleicht ein Mann. Mrs. K. kehrte zum Traum zurück und fragte, wo seine zweite Analyse stattgefunden habe, ob es auch im Spielzimmer gewesen sei. Richard sagte nein, seltsamerweise sei das nicht im Spielzimmer gewesen; sie habe anscheinend an der Straßenkurve begonnen. Mrs. K. deutete, er wende sich in seiner Angst vor dem Genitale und dem Inneren der Mama von ihr ab und dem attraktiven Papa-Genitale zu. Die raschen Veränderungen im Flottenspiel in dieser Stunde drückten seine Ungewissheiten darüber aus, wem er sich zuwenden solle: dem Papa oder der Mama. Er sei nicht so sehr an der anderen Analytikerin interessiert, zu der er im Traum gegangen sei, aber sie besitze einen attraktiven Hund – Papas Genitale im Inneren der Mama (die Straßenkurve). Während ihrer Deutung habe er den Zerstörer „Vampir" unter ihren Schlüsselring geschoben, so dass er den Schlüssel berührt habe – etwas, was er vorher noch nie getan habe. Auch darin äußere sich sein Verlangen, das gute männliche Genitale im Inneren von Mrs. K. zu berühren. Dieses Verlangen nach dem guten Penis werde noch verstärkt durch die Angst vor dem bösen Hitler-Genitale im Inneren von Mrs. K. und Mama. Dass er Mrs. K. verlasse, um zu einer anderen Analytikerin zu gehen, bedeute, dass er die gute Brust-Mama aufgebe und sich dem attraktiven Papa-Genitale (dem Hund) zuwende. Daher mache er sich so große Sorge darum, er könnte Mrs. K. verletzen; denn er fühle sich auch schuldig, weil er sie verlassen wolle als Bestrafung dafür, dass sie ihn verlasse. Dies alles sei ihm sehr peinlich. Mrs. K. fügte hinzu, dass er sich vor allem deswegen mit dem Gedanken beschäftige, zu einem anderen Analytiker zu gehen, weil seine Analyse kurz vor dem Abschluss stehe.

In Melanie Kleins direkten und konsequenten Übertragungsdeutungen werden Traumerzählung, Phantasien und spielerische Handlungen in unübertrefflicher Weise verwoben. Ich kann Hamburger (1987) nur Recht geben, der zur Deutungsarbeit von Melanie Klein meint, dass – wie absurd oder hergeholt uns auch, je nach Geschmack und Vorbildung, die Deutungsinhalte erscheinen mögen – hier der Traum als **direkte Mitteilung** verstanden wird (S. 105). Seit den vergangenen 65 Jahren hat sich innerhalb der Klein/Bion'schen Schule allmählich eine Veränderung der Deutungstechnik vollzogen. Cycon und Erb (1995) sahen das wie folgt: „Die Tendenz, sofortige Deutungen in der körperlich formulierten Partialobjektsprache zu geben nahm bei vielen kleinianischen Analytikern mehr und mehr ab. Die Folge war eine Gewichtsverlagerung von der Deutung der anatomischen Struktur (Brust, Penis etc.) zur Deutung der psychischen Funktionen der Partialobjekte (sehen, denken, fühlen, beurteilen, aufnehmen etc.). Diese Funktionen werden nun auch häufig verstanden als Aspekte des Selbst, die durch projektive Identifizierung in das Partialobjekt projiziert worden sind" (S. IX).

Mittlerweile wurde die Klein'sche Schule ganz entscheidend von Wilfred R. Bion beeinflusst und weiterentwickelt. Seine Ideen wurden von Meltzer (1988) auf die Arbeit mit Träumen übertragen. Meltzer hat den Unterschied der beiden Modelle in Bildern verdeutlicht. Nach dem Modell Melanie Kleins würde die Entwicklung der Psyche der Entfaltung einer Blume ähneln, die ausreichend ernährt und frei von Ungeziefer und Schädlingen wäre. Bion hingegen glaubte, die psychische Entwicklung sei in gewissem Sinne autonom; die Seele baue sich Stück für Stück selber auf, indem sie Erfahrungen „verdaue". Der Säugling ist dabei auf das träumerische Ahnungsvermögen der Mutter angewiesen und auf ihre Verfügbarkeit als Objekt zur Internalisierung (S. 46). Der schöpferische Vorgang des Träumens erzeuge notwendigen Sinn, den man auf das Leben und die Beziehungen anwenden könne. Alle äußeren Beziehungen besitzen Übertragungsqualität und bekommen ihren Sinn von dem, was in unserer Innenwelt existiert. Damit ist Traumdeutung aus Sicht der heutigen Klein/Bion'schen Konzepte eine Funktion des Containing. Der Analytiker nimmt die Traumgedanken in sich auf, und er reagiert mit Reverie, also träumerischem Ahnungsvermögen. Er teilt seine Erfahrungen per Haltung und Deutung mit, indem er auf den Patienten eingeht und sich in dessen innere Welt einfühlt (vgl. auch Ermann, S. 50).

2006 hat Angelika Staehle einen Aufsatz zum Umgang mit Träumen in der Behandlung Erwachsener sowie von Kindern verfasst, in dem sie den aktuellen Umgang aus der Sicht von Klein, Bion und Meltzer verdeutlicht (Staehle, 2006). Es handelte sich um die Behandlung eines fünfjährigen Jungen, der im Kindergarten durch ein jähzorniges und aggressives Verhalten abwechselnd mit Rückzugsverhalten aufgefallen war. Die überraschende Schwangerschaft war für beide Eltern eine Katastrophe gewesen; sie lebten in dem winzigen Zimmer eines Wohnheims des Krankenhauses. Sowohl Vater als auch Mutter hatten eine sehr traumatische Kindheit mit schwierigen Ablösungen in der Adoleszenz gehabt; während der Pubertät war die Mutter ein halbes Jahr in der Psychiatrie gewesen. So war der kleine Patient, gemäß Staehle, mit einem „physisch präsenten, jedoch seelisch abwesenden, inneren Objekt" konfrontiert gewesen: Er hatte von seinen Eltern wenig Halt und kaum Begrenzungen vermittelt bekommen und so kein „containendes" Objekt internalisieren können, das ihm ermöglicht hätte, sich und andere zu verstehen (S. 402). Nachdem der Junge immer wieder verfolgende Gefühle in der Behandlerin untergebracht hatte, zeigte sich eine wachsende Fähigkeit, Gefühle zu bemerken und sie der Therapeutin mitzuteilen. Einige Wochen später erzählte er seinen ersten, kurzen Nachttraum:

„Ein Zauberer habe die Praxistüre der Therapeutin in eine Blume verwandelt."

1 Rückblick

Er machte sich dann Gedanken über die verschiedenen Türen in der Praxis der Behandlerin und wohin sie führten und wer noch alles käme. Die Behandlerin könnte ja durch die andere Türe jederzeit in ihre Praxis hereinkommen. Sie sagte ihm, dass er als Zauberer die Macht über die Türen hätte. Sie glaube, er wünsche sich, dass er jederzeit kommen könne, „das sei schön wie eine Blume..." Aber die anderen Kinder sollten nicht kommen, so warf er ein, die sollten draußen bleiben. Staehle: „A. wird nun nicht mehr von einem Drang verfolgt, etwas sofort haben zu müssen, sondern er kann es träumen. Er kann nun beginnen, etwas zu wünschen und auszuhalten, wie die Dinge der äußeren Realität und in seinem eigenen Innern wirklich sind. Er ist nicht mehr überwältigt von einem einzigen Seelenzustand und erlebt nur symbolische Gleichsetzungen (Segal) oder psychische Äquivalenzen (Fonagy).

Die Mentalisierungsfähigkeit des Kindes hatte sich im Traum weiterentwickelt. Die Aufgabe des Analytikers ist es gemäß Staehle, nicht in erster Linie dem Analysanden seine Trauminhalte zu übersetzen, sondern während des Zuhörens einer Traumerzählung quasi einen eigenen Traum dazuzuträumen, von dem er seinem Analysanden jene Aspekte mitteilt, welche den kommunikativen Prozess in der Entfaltung der Übertragungs-Gegenübertragungs-Beziehung zu differenzieren vermögen. Zitat: „**Denn der Prozess der Symbolisierung geht ebenso wie die Erzeugung von neuer Bedeutung aus der Begegnung zwischen Patient und Analytiker heraus**" (S. 403).

Insofern existieren gemäß dieser Auffassung nur niederstrukturierte Träume, die über Reverie auf eine höhere Ebene von Symbolisierung gelangen, so dass es dem Patienten immer besser gelingt, Gefühle in sich zu halten und auszuhalten.

1.4.3 Donald W. Winnicott

In Winnicotts Behandlungen von Kindern hat die Arbeit mit Träumen immer eine große Rolle gespielt. Von all den Einschränkungen, welche die Arbeit mit dem Kindertraum – angeblich – betreffen, ist bei ihm nichts wahrzunehmen. Er bezieht Träume mit größter Selbstverständlichkeit in seine Behandlungen ein. Winnicott hat festgestellt, dass viele Kinder in der Nacht vor Beginn der Behandlung von ihm geträumt hatten, weil sie hofften, dass er ihnen Hilfe brächte. Er ging davon aus, dass er damit die Rolle eines „subjektiven Objektes" übernommen hätte: „Heute habe ich das Gefühl, dass der Arzt in dieser Rolle, die das erste oder die wenigen anfänglichen Gespräche nur selten überdauert, eine einmalige Gelegenheit hat, mit dem Kind Kontakt aufzunehmen" (1973b, S. 6). Damit weist Winnicott darauf hin, wie wichtig es ist, bereits in Erstbegegnungen auf Träume zu achten. Er sieht durchaus das Problem, bei Kindern an Traummaterial heranzukommen. Wenn der Therapeut spüren würde, dass das Material aus den Zeichnungen (er bezieht sich hierbei auf sein Schnörkelspiel) die Traumebene erreiche, könnte er fragen: „Träumst du manchmal?" Tatsächlich hätten die meisten Kinder einen oder mehrere Träume, die vielleicht immer wiederkehren und die sie interessierten; „**wenn man ihnen hilft, einen Traum zu verstehen**, dann berichteten sie häufig auch von anderen Träumen" (Winnicott, 1973b, S. 31). Win-

1.4 Verschiedene Richtungen und Strömungen

nicotts Arbeit mit den Träumen ist wunderbar mit seinen Schnörkelspielereien verwoben, und sie ist eingebettet in eine haltende Beziehung, Wenn im Folgenden ein Traum herausgegriffen wird, so kann damit seine ungemein facettenreiche Arbeit nur bedingt aufgezeigt werden, es ist ratsam, immer wieder seine therapeutische Arbeit mit Kindern zu studieren.

Es folgt eine Sequenz aus der „Beratung" des zehnjährigen Alfred, die insgesamt eine Stunde und zehn Minuten dauerte. Alfred zeigte in dieser Stunde die psychischen Aspekte seines Stotterns. Schon als Alfred ein paar Fragen beantwortete, begann er zu stottern. Winnicott wurde klar, dass er keine direkten Fragen mehr stellen dürfte, und schlug das Schnörkelspiel vor, das sie auch miteinander begannen und weiterführten. Winnicott meint hierzu: „Eines der Ziele des Spiels ist es, das Kind in seiner Phantasie und in seinen Träumen zu erreichen. Das ist aber nur möglich, wenn sich das Kind während des Spiels weitgehend entspannt. **Ein Traum kann in der Therapie genutzt werden, da die Tatsache, dass er *geträumt, erinnert und berichtet wird,* anzeigt, dass sich das Traummaterial und die dazugehörigen Ängste und Erregungen im Bereich der Kapazität des Kindes befinden**" (Winnicott, 1973b, S. 99).

An dieser Stelle fängt Winnicott an, über Träume zu sprechen. Alfred: „Ich träume von Dingen, die ich getan habe. Ich zeichne jetzt einen Schnörkel mit der rechten Hand." Diesen verwandelte Winnicott in eine Hexe. Alfred sagte: „Ja, manchmal habe ich schreckliche Träume. Vor ein paar Jahren hatte ich einen." Das Schnörkelspiel ging weiter. Dann erzählte er Winnicott den Traum, den er vor ein paar Jahren geträumt hatte.

„*Hexen kamen und nahmen mich mit.*"

Winnicott sagte: „Komisch, dass ich eben eine Hexe gemalt habe." Er fürchtete, dass der persönliche Prozess des Jungen dadurch gestört worden war.

Doch Alfred sagte: „Nein, nein, das hat damit nichts zu tun. Ich habe diesen schrecklichen Traum vor ein paar Jahren geträumt und nie mehr vergessen." Seine Darstellung des Traums: *„Die Hexe kommt durch das offene Fenster herein und nimmt ihn mit in ihre Höhle, die aussieht wie ein Kohlenbergwerk."*

Hiervon fertigte Alfred eine Zeichnung. Er sagte, er habe diesen Traum mehrfach geträumt, als er sechseinhalb oder sieben Jahre alt war. Er nannte Winnicott das Jahr; er wusste es, weil es das Jahr war, in dem die Familie aus einer anderen Stadt in die Gegend zog, in der der Vater jetzt arbeitet. Er sagte noch, dass das Leben jetzt ganz angenehm sei, aber dass er traurig gewesen sei, als sie das alte Haus verließen; es habe einen größeren Garten gehabt und sei nicht an Hauptverkehrsstraßen gelegen, so dass ihm dort mehr Freiheit zur Verfügung gestanden habe, die er jetzt vermisse. Winnicott meinte darauf: „Vielleicht hat dich die Hexe in die andere Stadt oder in das alte Haus zurückgebracht." Er versuchte herauszufinden, was in der Zeit, als Alfred sechseinhalb oder sieben Jahre alt war, geschehen ist, aber er konnte es ihm nicht sagen. Über sein Stottern meinte Alfred im Verlauf der Stunde: „Wenn ich mir Mühe gebe, dann stottere ich. Wenn ich mir keine Mühe gebe, ist alles in Ordnung. So wie hier, hier plage ich mich überhaupt nicht und ich stottere auch nicht."

Als Winnicott nach einer Stunde den Kontakt beendete, wusste er, dass es ihm nicht gelungen war, den Schlüssel zu finden, aber er hatte etwas in der Hand, das

ihn zu ihm führen würde, **nämlich den Zustand, in dem sich der Junge befand, als er ungefähr sechseinhalb Jahre alt war und träumte, dass die Hexe ihn fortbrachte.**
Im Anschluss sprach er mit der Mutter:
„Ich bin sicher, dass wir herausfinden müssen, was passiert ist, als der Junge ungefähr sechseinhalb Jahre alt war." Diese sagte: „Hat er ihnen erzählt, dass sein Vater in dieser Zeit einen Nervenzusammenbruch hatte? Die neue Arbeit stellte an ihn sehr hohe Anforderungen, und **er strengte sich ungeheuer an,** um diesen Anforderungen gerecht zu werden."

Winnicott war überzeugt, dass darin der Schlüssel zu Alfreds Krankheit lag. Er hatte noch drei Minuten Zeit für den Jungen. Alfred setzte sich auf einen Stuhl, und Winnicott sagte zu ihm: „Ich habe mit deiner Mutter gesprochen und sie gefragt, was damals los war, als du sechseinhalb Jahre alt warst und diese Albträume hattest. Erinnerst du dich, dass dein Vater damals einen Zusammenbruch hatte und krank war?"

Alfred richtete sich überrascht auf. Er hatte die Krankheit seines Vaters völlig vergessen. Er sah ungemein erleichtert aus. Ich sagte: „Du hast dich die ganze Zeit angestrengt, nicht weil du selbst das Bedürfnis hattest, dich anzustrengen; du hast mir gesagt, dir fielen die Dinge leichter, wenn du dir keine Mühe gibst. Du hast dich wegen deines Vaters angestrengt und du strengst dich immer noch an, um deinen Vater von seinen Sorgen bei seiner Arbeit zu befreien. Das ist auch der Grund; weshalb du stoßweise ausatmest; dieses Drängen und sich Bemühen stört dich bei allem, beim Arbeiten und beim Sprechen, und deshalb stotterst du manchmal." Dann trennte sich Alfred von ihm und ging offenbar ganz glücklich und zufrieden mit seiner Mutter nach Hause (Winnicott, 1973b, S. 104).

Winnicotts Arbeit mit den Träumen ist kontinuierlich in die Stundenverläufe integriert. Er fragt ein Kind erst dann nach Träumen, wenn er spürt, dass sich eine analytische Beziehung etabliert hat, und wenn das Material die Traumebene erreicht, was ein Erinnern weiterer Träume fördert. Sobald es seiner Meinung nach möglich ist, das Material zu beschreiben, hat man die tiefste Tiefe verlassen. „Die Gesellschaft bietet dem Kind Namen, Verbalisierungen, Märchen und Mythen, um mit den namenlosen Ängsten, die zu dem Unbeschreibbaren gehören, fertig zu werden" (Winnicott, 1973b, S. 104). Damit benennt Winnicott implizit auch ein mögliches Amplifizieren von Träumen. In seine Suche nach zentralen Konflikten bezieht er lebensgeschichtliche Ereignisse sowie Eltern-Kind-Beziehungen mit ein, und seine Traumarbeit, das unterscheidet ihn von anderen, ist wohltuend unorthodox. Er will Interpretationen nicht „an sich ziehen", was er wie folgt beschreibt: „Interpretiert wird nur wenig. Eine Interpretation ist nicht in sich therapeutisch, sie fördert lediglich das, was therapeutisch ist, nämlich das erneute Durchleben angsteinflößender Erfahrungen. Mit Hilfe der Ich-Stärkung durch den Therapeuten, kann das Kind diese Schlüssel-Erlebnisse zum erstenmal in die Gesamtpersönlichkeit assimilieren (Winnicott, 1973b, S. 180). Damit ist seine Arbeit mit Träumen vollkommene Kommunikation, schon das kleinste Kind begreift mit seinem Analytiker unbewusste Konflikte, und darum kann Winnicotts brillante Technik, Kinderzeichnung, Squiggle und Traumerzählung miteinander zu verknüpfen, heute noch direkt so umgesetzt werden (vgl. auch Günter, 2003).

2 Struktur

2.1 Die Funktionen des Traumes

2.1.1 Die Funktion des Traumes in der Psychoanalyse und anderen tiefenpsychologischen Schulen

Da Traumerleben und Traumbericht verschiedene Kategorien darstellen und es, wie Rechtschaffen (1967) schrieb, kein empirisches Maß gibt, beide miteinander zu vergleichen, entzieht sich das Phänomen „Traum" letztlich einer wissenschaftlichen Prüfung. Je nach wissenschaftlich-theoretischem Standort und individuellen Vorstellungen erschließen sich den jeweiligen Untersuchern von Traumberichten unterschiedliche Aspekte, die sich teilweise überschneiden, jedoch immer nur einzelne Facetten zum Verständnis des komplexen Phänomens „Traum" darstellen können. Die Bedeutung des unterschiedlichen Standpunktes in der Traumdeutung wurde zum ersten Mal von Bittner (1983) hervorgehoben: Seiner Meinung nach besteht eine sog. synoptische Zusammenschau nicht darin, Analoges oder Ergänzendes zu entdecken, sondern einen Standpunkt zu finden, von dem aus die unterschiedlichen Betrachtungsweisen als sinnvolle Perspektiven einer Problemlösung erscheinen (vgl. S. 408 f.).

Gemäß Hamburger (2006) ist für die Entwicklung von Lebewesen die Zuschreibung von Sinn durch ihre Pflegepersonen das zentrale Entwicklungsthema, weil jedes Gehirn darauf angelegt ist, Sinnzuschreibungen zu internalisieren. „Ohne dass wir ihre Träume für sinnvoll halten, lernen Kinder nicht träumen, und dabei ist es von untergeordneter Bedeutung, ob wir es für einfache Wunscherfüllungen, frühe Affekte oder Selbstnarrative halten, was sie da träumen" (S. 356). Aber ganz gleichgültig ist es auch für Hamburger nicht, weil sich Zuschreibung von Sinn bekanntlich an dem orientiert, was im zeitgenössischen gesellschaftlichen Konsens als sinnvoll gilt.

Im Folgenden beschreibe ich einige Funktionen des Traumes, die von der Psychoanalyse, tiefenpsychologischen Schulen sowie Neurowissenschaften erforscht und beschrieben wurden und die für Träume von Kindern, Jugendlichen und von Erwachsenen Gültigkeit besitzen.

2 Struktur

Die Funktion der Wunscherfüllung

Für Freud (1900) war die Wunscherfüllung das konstante und ubiquitäre Merkmal **jeden** Traumes, sowohl innerhalb seiner topographischen Theorie als auch innerhalb der strukturellen Theorie. Seiner Meinung nach verfolgt das System Ubw als Ziel seiner Arbeit allein die Wunscherfüllung und verfügt auch über keine anderen Kräfte als die der Wunschregung (vgl. S. 541). Ein bewusster Wunsch könnte darum auch nur zum Traumerreger werden, wenn es ihm gelänge, einen gleich lautenden unbewussten zu wecken. Die halluzinierte Befriedigung der Wünsche würde dann zur Aufrechterhaltung des Schlafes führen, eine These, die von der physiologischen Schlafforschung zunächst allgemein angezweifelt wurde.

Freuds stark verallgemeinerndes Dogma von der Wunscherfüllung wurde von Vertretern anderer tiefenpsychologischer Schulen scharf kritisiert und in Frage gestellt (vgl. Jung, 1928; Siebenthal, 1953; Bartels, 1978). Aus Sicht der empirischen Forschung formulierten Fisher & Greenberg (1977) darum, dass es keinen empirischen Hinweis für die Hypothese gäbe, dass der Traum Ergebnis einer Wunscherfüllung sei („There is no empirical backing for this thesis that the dream is a camouflage wrapped around an inner concealed wish", S. 394). Auch innerhalb der Psychoanalyse wird inzwischen angezweifelt, ob ein infantiler verdrängter Wunsch **immer** zur Traumentstehung erforderlich ist, auch wenn es weiterhin durchaus legitim erscheint, Träume als Ausdrucksgeschehen von Wünschen und Bedürfnissen zu betrachten (vgl. Thomä & Kächele, 1984, S. 158). Solms (1999) hat gerade diese Traumfunktion aus neurowissenschaftlicher Sicht nachweisen können. Er stellte fest, dass Schlaf und Affektivität antagonistische Zustände seien. Würde ein Signalaffekt während des Schlafs ausgelöst, so versuche das Ich, den zugrunde liegenden Triebabfuhrprozess in Gestalt eines halluzinatorischen Traumes von den motorischen Spannungen – einschließlich der Affektsysteme – ab- und auf die äußeren Wahrnehmungsoberflächen umzulenken. Misslinge dieser Versuch, so entstünde intensive Angst und der Traumprozess breche zusammen. „Daher dient das Träumen dem Schlaf und steht zur Affektivität ebenfalls in einem antagonistischen Verhältnis" (S. 237).

Bereits 1931 hat Ferenczi der wunscherfüllenden Traumfunktion ein zweites Prinzip gegenübergestellt, die **traumalösende (traumatolytische) Funktion**. In ihr geht es um die Wiederkehr unerledigter, traumatischer, sensibler, oft präverbaler Eindrücke, die nach Erledigung ringen (zit. n. Will, 2003, S. 59).

Die kompensatorische Funktion

Weil ihnen die Wunscherfüllungstheorie als zu eng erschien, betonten vor allem Jung (1928), seine Schüler, aber auch Schultz-Hencke (1949), dass sich Träume **kompensatorisch** zur jeweiligen Bewusstseinslage verhielten. Gegenüber der Vorstellung von halluzinierter Wunschbefriedigung bedeutete diese Sichtweise eine wesentliche Erweiterung. Kompensatorisch bedeutet nach Jung (1928), dass das Unbewusste der Bewusstseinslage alle diejenigen Elemente angliedere, die am Vortag unterschwellig geblieben wären, weil sie verdrängt worden waren, unbeachtet blieben oder zu schwach waren, um das Bewusstsein zu erreichen (vgl. S. 117). Die Frage, ob Träume kompensatorischen (komplementären) Charakter besitzen oder ob sie kontinuierliche Züge tragen, indem sie die Situation des Wachzustandes reflektieren, besaß erhebliche Bedeutung für die empirische Traumforschung und veranlasste diese zu verschiedenen Anläufen, sie zu überprüfen (vgl. Cartwright, 1982).

Die prospektive Funktion

Nach Adler (1936) gibt jeder Traum den unbewussten Lebensstil des Träumers wieder und stellt gleichzeitig den Versuch dar, ein Lebensproblem zu lösen. Schon 1913 hatte er wie folgt definiert: „Im Traum erfolgt die Darstellung aller Durchgangspunkte des Vorausdenken mit den Mitteln der persönlichen Erfahrung" (S. 580). Auch Jung betonte eine prospektive Funktion des Traumes, welche die im Unbewussten auftretende Antizipation zukünftiger bewusster Leistungen aufzeige, so wie ein im Voraus entworfener Plan (vgl. S. 117). Damit wird deutlich, dass die prospektive Funktion gleichzeitig eine problemlösende ist. Schon 1912 hatte Maeder die Ansicht vertreten, dass **jedes Träumen** einen Versuch darstellt, die Lösung aktueller Konflikte und Probleme vorbereitend zu üben und durch Symbole darzustellen. Freud (1914) hatte Maeder dahingehend scharf kritisiert, dass dies wohl keine Funktion des Träumens sei, sondern lediglich des vorbewussten Wachdenkens (vgl. S. 551).

Die Funktion der Selbstdarstellung

Freud hatte bereits 1900 festgestellt, dass die im Traum agierenden Personen, aber auch alle sonstigen Lebewesen **auch** als Persönlichkeitsanteile des Träumers verstanden werden müssen (S. 320). Jung (1928) rückte später die von ihm so benannte „Deutung auf der Subjektstufe" in den Mittelpunkt seines Verständnisses vom Traum: Alle Figuren des Traumes werden auch als personifizierte Züge der Persönlichkeit des Träumers aufgefasst (vgl. S. 129).

Heute stimmen fast alle psychologischen Theorien vom Träumen darin überein, dass das Träumen – wie Fromm (1984) formulierte – eine sinn- und bedeutungsvolle Äußerung jeglicher Seelentätigkeit im Schlafzustand darstellt (vgl. S. 27). Infolgedessen wird auch davon ausgegangen, dass jeder Traum ganz spezifische Merkmale einer Persönlichkeit enthält. Hall (1966) definierte Träume gleichsam als einen Projektionsvorgang. Im ähnlichen Sinn sprach auch Kramer (1969) vom Traum als einem im „höchsten Maße verdichteten und projektiven Produkt eines Patienten" (S. 377).

Träume, die den Zustand des Selbst und das Ausmaß der Integration von Selbstanteilen beschreiben, wurden von Kohut (1971) zur Veranschaulichung von Übertragungen bei narzisstischen Persönlichkeitsstörungen genutzt. Solche „Selbstzustandsträume" wurden auch von anderen Autoren beschrieben, oft im Kontext mit einer Darstellung unterschiedlicher Behandlungstechniken (vgl. Blanck & Blanck, 1974; Grunert, 1977; Eckes-Lapp, 1983; Lüders, 1983). Fiss (1999) hat Kohuts Annahme erweitert, indem er empirisch nachgewiesen hat, dass solche Träume den Zustand des Selbst nicht nur widerspiegeln, sondern dass sie den Zustand des Selbst, seine Entwicklung, Aufrechterhaltung und Wiederherstellung sogar **beeinflussen** können.

Die kommunikative Funktion

Dem Vorgang des Traumberichtens kommt mittlerweile innerhalb der psychoanalytischen Therapie wie in der experimentellen Traumforschung eine ebenso gewichtige Funktion zu, wie dem Vorgang des Träumens selbst (vgl. Kanzer, 1955; Klauber, 1969; Becker, 1972, 1976), was in experimentellen Untersuchungen eindrucksvoll nachgewiesen wurde (vgl. Whitman et al., 1963; Tögel, 1981). Diese kommunikative Funktion des Traumes beschrieb Bach (1983) in der folgenden Weise: „Genauso stehen in der psychoanalytischen Traumlehre der Beobachter, d.h. sowohl der Träumer, der sein ‚Objekt' den Traum erinnert, als auch der Analytiker, der den Traum verstehen will, in einer Wechselbeziehung. Die ‚Subjektivität', also die Beteiligung des Betrachters am Prozess des Betrachtens, ist selber mehr und mehr Gegenstand der wissenschaftlichen Prüfung geworden" (S. 228). Es ist also von höchster Bedeutung, weshalb ein Traum **jetzt** erzählt wird, warum er **mir** erzählt wird, oder warum er bereits ein**er anderen Person** erzählt wurde (vgl. Morgenthaler, S. 79).

Glaube und Selbstverliebtheit von tiefenpsychologischen und psychoanalytischen Schulen, die da meinten, die Richtigkeit ihrer Theorien mit den Träumen ihrer Patienten nachweisen zu können, erfuhren eine empfindliche Kränkung. Tatsächlich hatte Fischer (1981) in einer eindrucksvollen empirischen Untersuchung nachweisen können, dass Patienten ihren Therapeuten solche Trauminhalte liefern, wie diese sie – auch aufgrund ihrer Zugehörigkeit zu einer tiefenpsychologischen Schule – erwarten. Die Patienten beim Psychoanalytiker mit Freudscher Ausrichtung träumten mehr von den Trieben, und sie waren intensiver affektiv gefärbt. Die Patienten der Jung'schen Therapeuten träumten häufiger von Symbolen und Archetypen, die Träume waren mythologischer, märchenhafter. Diese Tatsache ist letztendlich nicht verwunderlich, gehen Therapeuten doch – aufgrund ihres theoretischen Vorverständnisses – unterschiedlich auf bestimmte Konfliktmuster und verdrängte Triebwünsche ein, bevorzugt auf jene, die sie ihrer theoretischen Orientierung nach erwarten. Zum anderen wollen die Patienten bewussten und unbewussten Erwartungen ihrer Therapeuten gern entsprechen, dem Therapeuten zuliebe und weil sich sofort eine Übertragungsbeziehung etabliert (S. 75). Die kommunikative Kraft des Träumens ist nicht in einer universalistischen, angeborenen Traumsprache begründet, sondern in der kulturell geprägten Erwartung der Interaktionspartner, dass die Träume in irgendeiner Form bedeutungsvoll seien – erst in der Interaktion lernt das Kind zu träumen (Hamburger, 2006, S. 354).

Von besonderer Bedeutung ist die kommunikative Funktion beim sog. Initialtraum (in der Regel ist das der erste Traum während einer psychoanalytischen Behandlung). Nach Becker (1972) stellt er den Versuch des Patienten dar, zu einer für ihn spezifischen neuen Form der Kommunikation und Konfliktlösung zu gelangen (vgl. S. 705). Insbesondere dann, wenn Kinder Träume berichten, ist der kommunikative Aspekt immer von großer Wichtigkeit (vgl. Markowitz et al., 1967; Ablon & Mack, 1980), wie an Beispielen noch erläutert werden wird.

Auch Winnicott hat sich mit der kommunikativen Funktion der Träume von Kindern befasst, wenn er schreibt: „Bei kleinen Kindern ist es normal, dass sie Angst- und Schreckensträume haben. Bei solchen Gelegenheiten brauchen die Kinder jemanden, der ihnen hilft, sich an das zu erinnern, was sie geträumt haben. Es ist eine sehr nützliche Erfahrung, wenn der Traum sowohl geträumt, als auch behalten wird, gerade weil das eine Verminderung der Dissoziation bedeutet" (Winnicott, 1997, S. 68).

Die adaptive Funktion

Dass das Träumen auch den Zweck verfolgt, dass sich der Mensch besser an die an ihn gestellten Forderungen anpassen kann, haben sowohl die meisten tiefenpsychologischen Schulen wie auch die Schlafforschung festgestellt (vgl. Strauch, 1981). Bereits jenes Postulat von Freud (1916/17), dass Träume mittels halluzinierter Befriedigung schlafstörende Reize beseitigen, weist auch auf deren adaptive Funktion hin. Jung (1928) erkannte im Traum eine balancierende Funktion des Unbewussten und definierte die Psyche als ein sich selbst regulierendes System. Nach Thomä & Kächele (1985) gewannen in neuerer Zeit jene Ansichten über die Traumfunktion an Gewicht, welche die Bedeutung des Träumens als notwendig für das innerseelische Gleichgewicht des Träumers und für die Aufrechterhaltung seiner psychischen Funktionen unterstrichen (vgl. French, 1952; French & Fromm, 1964; Palombo, 1978). Fosshage (1983) sah in der adaptiven Funktion des Träumens überhaupt die wichtigste von allen. Cartwright (1982) fasste zusammen, dass das Träumen – nach Kenntnis der bisherigen Ergebnisse – eine Art „Reparaturwerkstätte" zur Wiederherstellung unseres Selbstbewusstseins und unserer Realitätsbezogenheit darstellte.

Traum und Reverie

Gemäß kleinianischer Konzepte sind Träume Ausdruck der unbewussten Phantasie sowie eine Abwehr gegen eine bewusste Anerkennung. Bion vertrat die Ansicht, dass Traumgedanken das erste psychische Produkt jeder Erfahrung sind. Der Säugling ist auf das träumerische Ahnungsvermögen (Reverie) seiner Mutter angewiesen und auf ihre Verfügbarkeit als Objekt zur Internalisierung, damit rohe Sinnesdaten zu inneren Bildern gewandelt werden können. Träume bilden gemäß Meltzer den inneren Raum, wo Bedeutung erzeugt wird (Meltzer, 1988; Hinshelwood, 1993). Aufgabe des Analytikers ist es vor dem Hintergrund dieses theoretischen Verständnisses, zum Container der Traumgedanken seiner Patienten zu werden und mit Reverie über die ängstigenden Bilder nachzudenken, damit sie in der Beziehung emotionale Bedeutung erlangen (vgl. Staehle, 2006). Seine Erfahrungen teilt der Analytiker per Haltung und Deutung mit, indem er auf den Patienten eingeht und sich in dessen innere Welt einfühlt.

2.1.2 Einige Funktionen des Traumes innerhalb der physiologischen und neurobiologischen Schlafforschung

Aktivierungs-Synthese-Theorie (McCarley und Hobson)

Träume sind sinnlose zufällige Begleiterscheinungen der autonomen elektrischen Aktivität des schlafenden Zentralnervensystems.

Im Gegensatz zur Psychoanalyse, welche ja die Energie für den Tiefschlaf von Triebwünschen abgeleitet hatte, gingen Hobson & McCarley (1977) davon aus, dass sich die Vorgänge des Träumens durch die Aktivierung der Brückenregion im Hirnstamm selbst in Tätigkeit setzen würde. Dies wurde von McCarley (1979) so formuliert: „Nach unserer Auffassung entstehen Träume nicht in erster Linie aus den launenhaften Ergüssen von Wünschen und Trieben, die von ‚Tagesresten der Lebensschwierigkeiten' hervorgerufen werden. Träumen ist eher eine psychologische Begleiterscheinung von physiologischen Aktivierungszuständen in bestimmten Teilen des Gehirns" (S. 64). Die traumtypischen Erscheinungen sind somit nach Meinung von McCarley an die physiologischen Ereignisse im REM-Schlaf gekoppelt, wobei allerdings zugestanden wird, dass sowohl die Motivierungslage des Träumers, seine Persönlichkeit, seine Wünsche und Erinnerungen in einer endgültigen Synthese zu dem Traum integriert werden (S. 64).

Trotz dieses später gemachten Zugeständnisses an die Traumpsychologie würden nach dieser Aussage die formalen Inhalte des Traumes nur noch den Versuch der höheren Hirnzentren widerspiegeln, die rein zufällige Aktivierung von Nervengruppen zu einer Ereignisabfolge zu integrieren. Tögel (1981) kritisierte darum zu Recht an der Theorie von McCarley & Hobson, dass in ihr der Traum zum „bloßen Abfallprodukt physiologischer Aktivierungszustände" reduziert würde (S. 75). In jedem Fall ginge damit die subjektive Bedeutung des Träumens verloren und die Kenntnisse vom Traum würden sich auf wenige psychophysiologische Messergebnisse beschränken.

Träumen als umgekehrtes Lernen (Crick und Mitchinson)

Es wird geträumt, um überflüssige Informationen loszuwerden.

Nach Meinung von Crick & Mitchinson würde ein halbzufälliger Prozess der Synapsenbildung während der Gehirnentwicklung auch einige parasitäre Aktivations-Modi produzieren. Diese müssten darum „verlernt" werden, was während des Träumens geschehen würde.

Nach dieser Theorie würde somit geträumt, um unerwünschte Erinnerungen auszulöschen, welche das normale Denken im Wachzustand stören könnten. Crick & Mitchinson stellten darum aus ihrer Sicht folgerichtig fest: „Wenn unsere Theorie stimmt, dann sollte man Menschen nicht dazu ermutigen, sich an ihre Träume zu erinnern" (zit. n. Melechnuk, 1984, S. 23).

Damit stellte diese Theorie nach Meinung einiger Autoren nicht nur alle bisherigen Erkenntnisse der Traumpsychologie in Frage, sondern sie definierte überhaupt jede Beschäftigung mit dem Traum als geradezu schädlich und lebensfeindlich. Strunz (1986b) meinte beispielsweise, dass diese Theorie vollends zur theoretischen Liquidierung des Phänomens Traum führen würde, wie von McCarley & Hobson bereits begonnen wurde (vgl. S. 257). Geht man jedoch davon aus, dass zwar nicht die Träume, wohl aber alle Begebenheiten, welche zu ihnen geführt haben, durchgearbeitet werden könnten und sollten, so stellt auch diese Theorie keinen solch absoluten Gegensatz zur Psychoanalyse dar, wie oft befürchtet wurde.

Träumen als Informationsverarbeitung und Gedächtniskonsolidierung (Winson, Koukkou und Lehmann)

Träumen dient dazu, Erinnerungen zu speichern und umzuschichten.

Nach Winson (1985) dienen der REM-Schlaf und das Träumen dazu, um Erinnerungen, Assoziationen und Strategien zu speichern und umzuschichten (vgl. S. 254). Träume reflektieren darum für ihn die unbewussten Überlebensstrategien jedes Einzelnen und seine unbewusste Persönlichkeit (vgl. S. 294). Winson griff auch Halls Gedanken wieder auf, dass die Traumentstellung kein Abwehrmechanismus wäre, sondern ein einzigartiges Ausdrucksmittel. Die Symbolisierung des Traumes erklärte er damit, dass sich Objekte mit ähnlichen Merkmalen in enger assoziativer Nähe befänden.

Das von Koukkou & Lehmann (1983) entwickelte Zustand-Wechsel-Modell der Traumentstehung impliziert, dass eine physiologische Funktion des Schlafes darin bestehen würde, früher gespeicherte Information in Speicherplätze zu bringen, die von der Wachheit aus zumindest teilweise zugänglich und somit für das Wachleben nutzbar wären. Eine andere Bedeutung des Schlafes bestünde darin, die neuen Informationen zu bearbeiten, also frühere und neue Informationen zu integrieren. (vgl. S. 64). Das Modell ist aus der Sicht der Psychoanalyse natürlich darum interessant, weil Koukkou & Lehmann physiologische Regression in funktionelle Zustände während des Schlafes annehmen, „die in ihrer funktionellen Organisation den Wachheitszuständen früherer Entwicklungsstufen ähneln, und in denen Denkstrategien auftreten, die für die Erwachsenenwachheit untypisch sind" (S. 59). Damit scheint Freuds Annahme nachdrücklich unterstützt zu werden, dass Träumen ein Stück Regression zu den frühesten Verhältnissen des Träumers bedeutet. Während des Schlafzustandes werden also nach Annahme einiger Forscher Informationen in bereits gespeicherte integriert, und Wissen wird im Langzeitgedächtnis umprogrammiert. Dieser Prozess würde teilweise über das Träumen zugänglich (vgl. auch Zeppelin & Moser, 1987, S. 144).

Ergebnisse der „Split-brain-Forschung" und ein erweitertes Verständnis vom Träumen

Vielfältige Untersuchungen innerhalb der Neurophysiologie, insbesondre mit sog. Split-brain-Patienten, haben ergeben, dass die linke Hirnhälfte bei den meisten Menschen auf den Gebrauch der Sprache, auf logische Analyse, das Lösen von Problemen, auf differenzierende Realitätswahrnehmung und für positive Emotionen spezialisiert ist (vgl. Hoppe, 1975; Miller, 1987). Die rechte Großhirnhemisphäre (bei Linkshändern die linke) denkt dagegen mehr intuitiv, gefühlsbetont, zeigt mehr negative Emotionsqualität und greift auf Symbole zurück.

Die Hirnhälften weisen somit einen verschiedenartigen Funktionsstil auf, der offenbar jeweils für die andere Hemisphäre unerreichbar ist. Dabei scheint sich die Funktion der rechten Hälfte mit der Denktätigkeit des Primärprozesses (also dem Traumdenken), die Funktion der linken mit der des Sekundärprozesses (dem Wachdenken) zu decken. Eine Untersuchung von Hoppe (1975) an Patienten, deren Hemisphären getrennt worden waren, stellte eine allgemeine Verarmung an Träumen, Phantasien und Symbolen fest. Die berichteten Träume entbehrten der Verdichtung, Verschiebung und Symbolisierung (es fehlte also der Einfluss der Traumarbeit), die Phantasien waren einfallslos, alltäglich und an die Realität gebunden, die Symbole konkret (S. 930). Dies wurde von Hoppe so erklärt: „Die quantitative und qualitative Verarmung an Träumen, Fantasien und Symbolen erkläre ich theoretisch mit einer Unterbrechung des Vorbewussten, die zur Trennung von Wort- und Sachvorstellungen führt. Außerdem nehme ich überbesetzte, feed-backfreie Primärorganisationen in der rechten Gehirnhälfte (bei Rechtshändern) an" (S. 937). Hoppes Untersuchungen und Schlussfolgerungen beeindrucken, seine Interpretationen beinhalten jedoch den entscheidenden Fehler, dass durch seine Untersuchungen nichts über das **eigentliche Träumen** der Probanden ausgesagt wird, sondern lediglich etwas über deren versprachlichte **Traumerinnerungen.**

Zu den innerhalb der neurowissenschaftlichen Traumforschung entwickelten Hypothesen und der vielfältigen Kritik an Freuds Hypothesen hat in neuerer Zeit der Neurowissenschaftler und Psychoanalytiker Mark Solms wie folgt Stellung bezogen (1999): **„Durch die aktuellen neurowissenschaftlichen Erkenntnisse werden Freuds Traum- und Affekttheorien in hohem Maße bestätigt; es gibt keinen Grund, dass die Beziehung zwischen Affekt und Traum anders beschaffen ist, als er sie beschrieben hat"** (S. 237).

2.1.3 Psychoanalytische Auffassung von Traum und psychophysiologische Schlafforschung – ein Fazit

Das Kernproblem jeder Traumforschung besteht nach wie vor, denn auch die experimentelle Traumforschung war weiterhin auf die Erinnerungsfähigkeit des Träumers angewiesen, allerdings konnte man von jetzt an die Probanden gezielt aus verschiedenen Schlafstadien aufwecken, ein umfangreicheres Traummaterial erheben und den Einfluss situativer Faktoren besser kontrollieren (vgl. Strauch, 1981).

Versuche, die Ergebnisse der experimentellen Traumforschung und die psychologischen Aspekte zu integrieren, wurden zwar immer wieder unternommen (vgl. Hoppe, 1975; Cartwright, 1982; Winson, 1985), jedoch konnten in der Regel die Theorien nicht miteinander verglichen werden, weil sie auf unterschiedlichen Voraussetzungen beruhten. Tögel (1985) zog darum beispielsweise die radikale Schlussfolgerung: „Im Schlaflabor gewonnene Ergebnisse können Theorien und

2.1 Die Funktionen des Traumes

Hypothesen, die aufgrund therapeutischer Praxis gewonnen wurden, weder bestätigen noch widerlegen" (S. 21).

Solch harsche Urteile über die jeweils andere Position finden sich sowohl innerhalb der Psychoanalyse als auch in der psychophysiologischen Schlaf- und Traumforschung, wenn diese etwa glaubte, nachweisen zu können, Träume seien reine Zufallsprodukte und lediglich das Ergebnis willkürlicher Entladungen von Neuronen.

Seit der Wiederentdeckung des Traumes durch die Wissenschaft spannt sich von Freud bis heute ein weiter Bogen. Zu den gesicherten Erkenntnissen der experimentellen Schlafforschung gehört die Existenz von REM-Schlaf und NON-REM-Schlaf. Aus beiden Perioden wurden Bewusstseinserscheinungen von allerdings unterschiedlicher Art berichtet. So fehlt den Traumberichten aus der NON-REM-Phase das Typische des Traumhaften, das Phantastische, Inkohärente und Bizarr-Absurde. Sie gleichen Gedankensplitter oder vagen Erinnerungen, sind sekundärprozesshaft, die Inhalte sind so, wie sie auch während des Wachlebens durch den Kopf gehen können.

Die Träume aus den REM-Phasen sind dagegen durch stark regressive Prozesse und primärprozesshaftes Denken charakterisiert, wie wir sie als typische spontan berichtete Traumerzählungen kennen und wie sie schon Freud (1900) systematisch beschrieben hat. Wir können darum davon ausgehen, dass während des gesamten Schlafes psychische Prozesse stattfinden, so wie wahrscheinlich traumartige Vorgänge während des Wachens möglich sind und spielerische, künstlerische Kreativität initiieren und vorantreiben können. **Die Art der jeweiligen nächtlichen Traumerscheinungen hängt also ganz offensichtlich vom Zustand des Schlafes ab.**

Freuds verallgemeinernde Auffassung, jeden Traum als das Ergebnis einer Wunscherfüllung zu betrachten, resultiert zwar aus einer richtigen Überlegung, ist letztlich unspezifisch und etwas banal, schließlich ist alles Phantasieren, Denken und Tun durch irgendwelche (Wunsch-)Vorstellungen motiviert. Da während des Schlafes und ganz besonders während des REM-Schlafes Außenreize, reale Triebbefriedigungen und Möglichkeiten zum Ausagieren ausgeschaltet werden, können sich jetzt psychische Prozesse in Gestalt von Traumgedanken manifestieren. Dies macht deutlich, warum es so viele hypothetisch postulierte Erklärungen über die Funktion des Träumens gibt, welche bis heute allesamt immer wieder den Anspruch auf Allgemeingültigkeit erhoben. Da das Träumen – in all seinen spezifischen Formen – die Fortführung der psychischen Prozesse während des Schlafes widerspiegelt, können auch konfliktlösende und adaptive Prozesse sichtbar werden, so wie die Projektion von Selbstanteilen, und wahrscheinlich kommt es auch zur Umschichtung von Erinnerungen und zu vielem mehr.

Mit Bossard (1976) zu sprechen, sind es darum weniger neue psychologische Begriffe, welche uns den eigengesetzlichen Charakter des Traumes näher bringen. Es ist vielmehr ein dauernd wechselnder Blickwinkel nötig, um die andauernden psychischen Prozesse auch während des Schlafes zu verstehen: Träumen ist eine spezifische, durch regressive Prozesse verformte Art des Denkens und bedeutet von daher tatsächlich einen Königsweg zu allen Bereichen der Persönlichkeit und zu einem vertieften Verständnis menschlichen Verhaltens und Erlebens. Einen interessanten Gedanken hat Kleespies (2007) geäußert. Mythen, Rituale und Religionen haben in der Neuzeit ihren Einfluss auf den Menschen verloren. Kleespies geht davon aus, dass deren integrierende Funktion heute in erster Linie unsere Träume übernehmen (S. 61) – dies erscheint bei den Träumen der Kinder von ganz besonderer Wichtigkeit.

2.2 Die Anfänge des Träumens und die Bedeutung der Sprache

Wie schon erwähnt, sind wir auf „sprachliche Formulierungen von Erinnerungen an den Traum" angewiesen; über ihre Träume können wir also zuerst erfahren, wenn Kinder sprechen können. Die frühesten Traumerzählungen stammen darum in der Regel aus der Zeit zwischen dem ersten und zweiten Lebensjahr.

Es hat natürlich die Traumforscher genauer interessiert, ab wann Kinder träumen: Freud (1900) hatte bekanntlich Träume seiner neunzehn Monate alten Tochter Anna mitgeteilt, die er – wie im Kapitel 1 aufgezeigt – zu rekonstruieren und zu deuten versuchte. Erickson (1919) berichtete über ein gerade acht Monate altes Mädchen, das im Traum Aktivitäten zeigte und lachte, als ob es mit seinem Vater spielen würde. Auch Niederland (1957) erschloss aus bestimmten nonverbalen Signalen ein mögliches Vorkommen von Träumen bei Kindern zwischen 1;5 und 1;8 Jahren. Stern (1914) vermutete Anfänge von Träumen aufgrund von Schreien und plötzlichen Saugbewegungen der von ihm beobachteten Säuglinge bereits im ersten Lebensjahr (S. 255). Despert (1949) und Piaget (1959) siedelten die untere Grenze von Verbalisierungsfähigkeit um den Beginn des zweiten Lebensjahres an. Dass Kinder ihre Träume seltener erzählen als Erwachsene, erklärte Stern (1914) mit deren geringeren Erinnerungsfähigkeit.

Es ist davon auszugehen, dass die Länge der Traumberichte von kleineren Kindern vor allem von ihrem Wortschatz und der zunehmenden Grammatisierung der Sprache abhängt. So verfügen Kinder im 7. Lebensjahr durchschnittlich über etwa 4 000 Wörter, Kinder mit 14 Jahren über etwa 9 000 Wörter, jeweils abhängig von Schulbildung und Milieu (vgl. Remplein, 1958). Foulkes (1982) konnte in seinen Längsschnittuntersuchungen von Kinderträumen feststellen, dass die durchschnittliche Wortzahl der Traumberichte von fünf- bis siebenjährigen Jungen 25 war, die der Mädchen 50. Bei den neun- bis elfjährigen Jungen betrug die durchschnittliche Wortzahl 60,5, bei den gleichaltrigen Mädchen 75,5. Von dieser Stufe an konnte Foulkes mit zunehmendem Alter bei beiden Geschlechtern keine Veränderung der Wortzahl mehr feststellen.

Die wesentlichen Elemente des Erwachsenenschlafes sind bereits im frühen Kindesalter vorhanden: Es existiert direkt nach der Geburt eine zyklische Abfolge von NON-REM-Schlaf und REM-Schlaf, allerdings mit verkürzter Zyklusdauer. Der REM-Schlaf macht beim Neugeborenen sogar noch die Hälfte des Gesamtschlafes aus. Mit Abnahme der Gesamtschlafdauer verringert sich auch der

2.2 Die Anfänge des Träumens

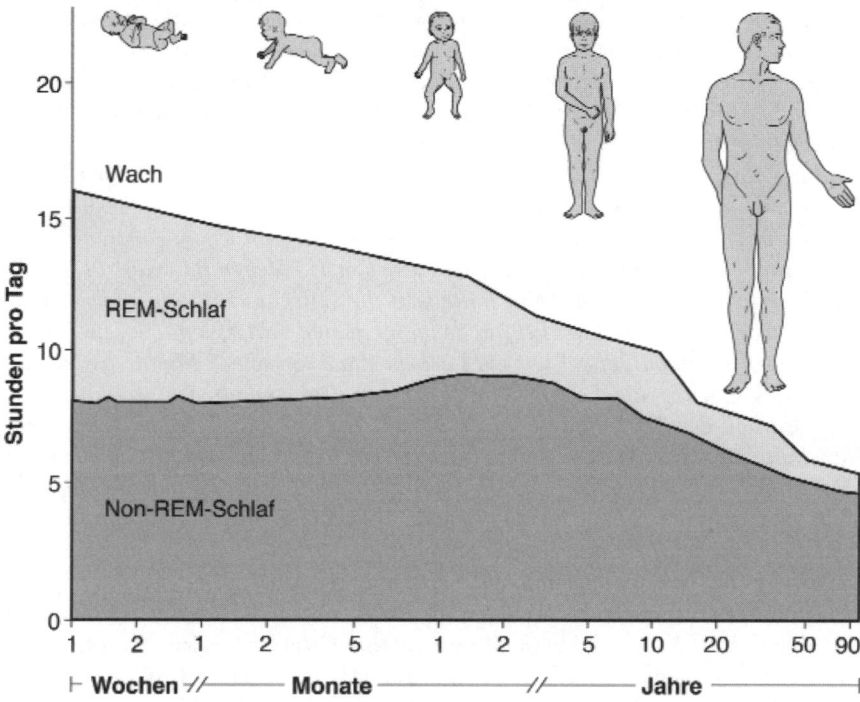

Abb. 2.1: Die Verteilung der Schlafstadien, abhängig vom Lebensalter (nach Borbely)

REM-Schlaf-Anteil auf etwa ein Viertel des gesamten Schlafes (vgl. Borbely, 1984, S. 50 f.).

Mit zunehmendem Alter und entsprechend fortgeschrittener Gehirnentwicklung kommt es also zu einer Reduktion des REM-Schlafes, was zu bestätigen scheint, dass REM-Schlaf eine biologisch-physiologische Funktion der Gehirnentwicklung zu erfüllen scheint. Allerdings entwickeln sich die für die Steuerung der REM-Phase verantwortlichen neuronalen Strukturen des Hirnstammes früher als die Existenz von Traumbildern angenommen werden kann, was nach Becker-Carus (1981) eindeutig dafür spricht, dass die Begleiterscheinungen des REM-Schlafes nicht sekundär die Folge von Traumerlebnissen sind, sondern dass umgekehrt die Träume nach abgeschlossener Entwicklung der Großhirnrinde als weiteres zentrales Symptom hinzukommen (vgl. S. 297).

Von welchem Alter an träumen Kinder also „wirklich"? Weil wir auf ihre Sprache angewiesen sind und REM-Schlaf kein hinreichender Hinweis auf Träumen ist, wissen wir nicht, ab wann Kinder zu träumen beginnen. Mit dieser Tatsache hat sich Hamburger in seiner Dissertation „Der Kindertraum und die Psychoanalyse" eigenwillig auseinander gesetzt. Er schildert einen „Traum" seines neugeborenen Sohnes Jakob mit den folgenden Worten:

„In seiner zweiten Lebensnacht, er war ziemlich genau 24 Stunden alt, konnte ich bei Jakob beobachten, wie er sich im Schlaf zusammenkrümmte und – so

schien es mir – etwas sehr Anstrengendes erlebte. Das dauerte einige Minuten (so schien es dem besorgten Vater; wahrscheinlich waren es Sekunden), dann entspannte er sich wieder und schlief friedlich weiter. Derselbe Traum wiederholte sich in den folgenden Nächten um dieselbe Zeit. Mir kam in den Sinn, dass er vielleicht die anstrengende Pressphase seiner Geburt nacherlebte. Ich verwarf die Deutung aber rasch und hielt sie für ein Beispiel väterlicher Überinterpretation. Zu meiner großen Verwunderung begann sich aber in der vierten Lebensnacht der Traum zu verändern. Jakob wurde immer wieder von jenem Anstrengenden heimgesucht, er ächzte und wischte sich mit den Händchen das Gesicht, bis er sich dann wieder entspannte. Nur hatte jetzt die Entspannung eine andere Qualität, sie war nicht bloße Rückkehr in den ungestörten Schlaf, sondern sein ganzes Gesicht hellte sich auf, etwas wie ein Lächeln stand um seinen Mund, der anfing, Saugbewegungen zu machen. Diesen Gesichtsausdruck kannte ich genau: Es war der Ausdruck der Befriedigung, die er erst am Tag vor diesen Traum kennen gelernt hatte. Wie die meisten Babies hatte er ein wenig auf das Einschießen der Muttermilch warten müssen, und die Ersatzbefriedigungen, die wir ihm angeboten hatten, waren nicht das rechte gewesen. Ich hatte keinen Zweifel daran, dass er in dieser vierten Lebensnacht das Stillerlebnis geträumt hat. Für mich war das wie Signal: ‚Ich habe es überstanden'." (Hamburger, 1987, S. 127f.)

Hamburger diskutiert des Weiteren die Frage, ob Kinder Affekte träumen, ob und ab welchem Alter es bildhafte Repräsentanzen gibt und welche Struktur bzw. Strukturierung diese eventuell aufweisen können. Entscheidend ist für ihn, das macht das Geschehen mit seinem kleinen Sohn deutlich, ob die jeweilige Bezugsperson dem erzählten Traum eines Kindes einen Sinn zuschreiben kann. Hamburger ist – wie bereits im Abschnitt über die Traumfunktionen erwähnt – der Meinung, dass Kinder zu träumen lernen, wenn wir ihre Träume für sinnvoll halten. Ein Vater, der stolz auf seinen Sohn ist und sich in seine Gefühlswelt einzufühlen versucht, sich darüber freut, spiegelt und antwortet seinem kleinen Sohn.

Sinnzuschreibung ist die zentrale Antwort auf das träumende und sinnsuchende Gehirn, und aus dieser interaktionellen Perspektive heraus kann festgestellt werden, dass Kinder von Anfang ihres Lebens an – oder vielleicht noch früher – in irgendeiner Form träumen, dann, wenn wir eine Beziehung zu ihnen haben. Da sprachliche Formulierungen von Erinnerungen an den Traum das Material der Traumlehre darstellen, kann über Träume von Kindern **vor** dem Spracherwerb bis heute nur spekuliert werden. Nach Ansicht einiger Forscher sind Träume im ersten Lebensjahr, also vor Erwerb der Sprache, durchaus vorstellbar, so wie Denken ohne Sprache möglich ist, jedoch nicht Sprache ohne Denken (vgl. Furth, 1978, S. 992). Kinder können uns anfänglich nur nicht von ihren Traumbildern erzählen. Wenn sie sprechen lernen, können sie uns darüber **auch** berichten, aber Träumen und Traumerzählen entstammen bekanntlich unterschiedlichen Kategorien (s. Kap. 1, S. 18).

2.3 Die kognitive Strukturierung des Kindertraumes – Träumen als kognitive Leistung

Piaget (1959) hat zwei Arten von Symbolen unterschieden: bewusste Symbole, die er „primäre Symbole" nannte und unbewusste Symbole, von ihm auch „sekundäre Symbole" genannt. Er ging davon aus, dass sich beide Symbolarten im kindlichen Spiel darstellten; auf diese Weise befriedigte das Kind seine affektiven und intellektuellen Bedürfnisse und formulierte so seine bewussten Interessen wie auch seine unbewussten Konflikte (vgl. Piaget, 1966, S. 69). Der Traum eines Kindes setzt für Piaget (1959) lediglich das „symbolische Spiel" fort, in seinen primären wie auch sekundären Formen.

Insofern hielt Piaget auch Freuds Begriffe „Verdrängung" und „Zensur" für überflüssig, was er folgendermaßen begründete: „Die unscharfen Grenzen zwischen dem Bewusstsein und dem Unbewussten, für die das symbolische Spiel der Kinder zeugt, lassen eher vermuten, dass die Traumsymbolik analog der Spielsymbolik erfolgt, denn der Schlafende verliert gleichzeitig den bewussten Gebrauch der Sprache, den Sinn für die Wirklichkeit und die deduktiven und logischen Werkzeuge seiner Intelligenz: Er befindet sich also ungewollt in derselben Situation symbolischer Assimilation, die das Kind für sich selbst sucht" (S. 70).

Somit ging Piaget davon aus, dass auch das unbewusste symbolische Denken den allgemeinen Gesetzen des Denkens gehorcht; Traumschaffen ist für ihn somit eine kognitive Fähigkeit, die der gleichen strukturellen Entwicklung unterworfen ist wie andere kognitive Fähigkeiten auch. Allerdings geht er, wie Freud, von einer Regression des träumenden Menschen aus, was seine Erkenntnisse durchaus wieder in die Nähe des von ihm Kritisierten bringt.

Zim (1975) überprüfte an 198 Träumen von Kindern mit Hilfe einer Inhaltsanalyse, ob die Veränderungen in den Träumen tatsächlich mit den kognitiven Veränderungen des Wachlebens korrespondierten. Die Ergebnisse seiner Studie konnten Piagets Theorie über den Aufbau kognitiver Gesamtstrukturen – Periode der präoperationalen Operationen (etwa zwischen zwei und vier), der konkreten Operationen (etwa zwischen fünf bis zehn) und der formalen Operation (etwa ab elf) – auch für die Strukturierung der Kinderträume bestätigen, so wie später Foulkes mit seinen Untersuchungen im Schlaflabor (1979b; 1982).

2.3.1 Die Stadien des Traumverständnisses beim Kind

Etwa bis zum sechsten Lebensjahr lokalisieren Kinder das Traumgeschehen in der äußeren Realität (Piaget, 1959; Inhelder, 1956; Hetzer, 1967). Für diese spezifische Eigenart möchte ich ein Beispiel anführen. Ein noch nicht ganz vierjähriges Mädchen, wegen massiver Trennungsängste in Psychotherapie, erzählte zum Schluss seiner Stunde aufgeregt das Folgende:

„*Ein Tier ist gekommen. Wollte mich auffressen. In mich rein. Durch den Mund. Ist die Mama kommen. Hat das Tier weggejagt.*"

Erst jetzt realisiert der Therapeut, dass ihm das Mädchen offensichtlich einen Traum erzählt hat, den es für wahres Erleben gehalten hat. Weil es geschrien hat, ist die Mama gekommen. Sie hat das Tier verjagt und die Ängste der Kleinen gemildert, indem sie diese „in sich aufgenommen" hat. Die Erzählung hat dem Therapeuten nicht nur verdeutlicht, dass das Traumgeschehen wie real erlebt wurde. Sie hat auch gezeigt, dass das Kind noch nicht über Objektkonstanz verfügt und auf die reale Anwesenheit der Mutter angewiesen ist, um einigermaßen angstfrei zu sein.

Erst vom siebten bis neunten Lebensjahr an wird der Traum als innerseelisches Geschehen verstanden, weil die Struktur der Erkenntnisfunktion jetzt einen logisch-konkreten Charakter annimmt (vgl. Inhelder, 1956, S. 191). Kohlberg (1974) untersuchte dieses Traumkonzept empirisch bei Kindern der amerikanischen Mittelschicht. Mit 4;10 Jahren hatten die Kinder erkannt, dass Träume nicht von anderen Personen gesehen werden können. Mit 6 Jahren wussten die Kinder genau, dass die Träume in ihnen selbst stattfinden, und mit 7 Jahren waren sie sich klar bewusst, dass Träume „Gedanken" sind. Ein Vergleich mit Kindern der Ayatal (einer Volksgruppe auf Formosa) ließ Kohlberg zu der Schlussfolgerung kommen, dass die Veränderung der Auffassung vom Traum Produkte des allgemeinen Zustandes der kognitiven Entwicklung des Kindes sind, und nicht Produkte des Lernens aus der Unterweisung durch Erwachsene (vgl. S. 28).

2.3.2 Inhaltsanalytische Untersuchungen von Kinderträumen

Ergebnisse der ersten inhaltsanalytischen Untersuchungen

Die ersten systematischen Untersuchungen von Kinderträumen stammen fast ausschließlich von Pädagogen, die sich das Ziel gesetzt hatten, mit ihren Ergebnissen die Annahmen der Psychoanalyse zu widerlegen. Dabei erkannten und diskutierten die meisten Untersucher bereits die vielfältigen methodischen Probleme (vgl. Wege, 1981).

So wurde bereits in den ersten Untersuchungen das entscheidende Problem jeder Traumforschung festgestellt, dass es problematisch ist, von der sprachlichen Charakterisierung bzw. der Traumniederschrift auf das wirkliche Traumerleben zu schließen. Hierfür spielt die bekannte Suggestibilität von Kindern und ihre Neigung zum Fabulieren eine ganz entscheidende Rolle. Aufgrund der unterschiedlichen methodischen Ansätze, der variierenden Größe der Stichproben und der meist nicht eindeutig definierten Untersuchungsziele lassen sich die Ergebnisse der ersten Untersuchungen von Kinderträumen auch nur schwer miteinander vergleichen. Die meisten jener Untersuchungen versuchten, die Träume nach Altersstufen und Geschlecht zu ordnen und inhaltlichen Kategorien zuzuordnen.

Die deutsche Pionierarbeit auf dem Gebiet der Inhaltsanalyse von Kinderträumen stammt von Fischer (1928). Er untersuchte 2 180 Träume von sechs- bis fünfzehnjährigen Mädchen und Jungen unterschiedlicher Begabung und sozialer Herkunft, die er zuvor aufgefordert hatte, einen Traum aus den letzten Tagen aufzuschreiben. Ziel seiner Untersuchung war es, einen Überblick über Art und Umfang des Kindertraumerlebens zu gewinnen. Hieraus glaubte der Autor, ziemlich „mühelos auf die Psyche des Kindes schließen zu können" (vgl. S. 12).

Fischer (1928) erfasste in seiner Untersuchung vielfältige Kategorien, und dabei gebührt dem Autor sicherlich der Verdienst, eine erste große systematische Inhaltsanalyse von Kinderträumen erstellt zu haben. Unter anderem stellte Fischer fest, dass es offenbar keine Kinderträume mit neutralem Gefühlston gäbe. Kritisch angemerkt muss allerdings werden, dass Fischer, ohne diese Prämisse zu diskutieren, stillschweigend von einer Kontinuitäts- (oder Parallelitäts-)Hypothese ausging und die Möglichkeit von Wunscherfüllung oder Kompensation durch den Traum überhaupt nicht in Erwägung zog. Seiner Untersuchung lagen auch keine expliziten Hypothesen zugrunde, und die ausschließliche Erfassung der Traumvariablen endete in einem Zergliedern der Inhalte, was letztlich zu wenig neuen Erkenntnissen führte.

Die Feststellung Fischers (1929) in einer weiteren Untersuchung über den religiösen Komplex im Kindertraum, dass eine weitgehende Übereinstimmung sowohl in der religiösen Struktur als auch in der religiösen Entwicklung der **Primitiven wie der Kinder** festzustellen sei (vgl. S. 63), überrascht nicht; immerhin wurde der „Primitivcharakter" des Kindertraumes bereits von Freud (1900) konstatiert (eine ausführliche Diskussion zum sog. Primitivcharakter findet sich bei Siebenthal, 1953, S. 309).

Auf ein imposantes Material von 5 600 Träumen stützt sich die Untersuchung des Engländers Kimmins (1931), und sie lieferte tatsächlich eine Fülle von wichtigen Ergebnissen. Einiges von dem, was Kimmins über die Probleme bei kindlichen Traumberichten festgestellt hat, besitzt bis heute Gültigkeit:

- Kleine Kinder (bis etwa sieben Jahre) haben Schwierigkeiten, Traum- und Wachleben zu unterscheiden (vgl. auch Piaget, 1959; Kohlberg, 1974).
- Ihre Möglichkeiten, sich auszudrücken, sind begrenzt; was sie ausdrücken wollen, unterscheidet sich von dem, was sie ausdrücken können.
- Die Traumerzählung eines Kindes weist in der Regel Lücken auf, weil solche Traumteile als absurd verworfen werden, die konträr zur bisherigen eigenen Erfahrung stehen.
- Ein Traum, der erst einige Stunden nach dem Aufwachen erzählt wird, unterscheidet sich von solchen, die direkt nach dem Erwachen erfasst werden, weil sich Gedanken des Wachlebens unter das Traummaterial mischten.

Wie bereits erwähnt, entsprechen die meisten frühen inhaltsanalytischen Untersuchungen nicht Ansprüchen von empirischer Traumforschung, sowohl im Erfassen der Stichproben als auch bei der Auswertung des Materials. Es fehlte zumeist an konkreter Fragestellung und am Überprüfen von Hypothesen, und die Ergebnisse enthalten in der Regel lediglich Mitteilungen über spezifische Traumkategorien, zumeist bestimmten Lebensaltersstufen zugeordnet.

Auch Foulkes (1967) kritisierte diese frühen Untersuchungen aus unterschiedlichen Gründen: Sie erschienen ihm wenig systematisch, ihre Reliabilität eher zweifelhaft und die Ergebnisse widersprüchlich. Als entscheidende gemeinsame Schwierigkeiten aller jener Untersuchungen – vor der Ära der Schlafforschung – erschien ihm jedoch das Problem von Kindern, Träume von Wachphantasien zu unterscheiden, und ihr eher begrenztes Vokabular, interne geistige Vorgänge zu beschreiben. Der Einfluss jener Untersuchungen, sowohl auf die Entwicklungspsychologie des Kindes als auch auf die Psychotherapie, blieb relativ gering.

Ergebnisse der experimentellen Traumforschung bei Kindern und Jugendlichen

Die systematische Erfassung und Erforschung von Träumen von Kindern und Jugendlichen im Schlaflabor war im Wesentlichen ein Verdienst von Foulkes und seinen Mitarbeitern (Foulkes, 1967; 1968; 1969; 1979a; 1979b; 1982). In Querschnitts-, aber auch Längsschnittuntersuchungen arbeitete Foulkes eine Fülle von Ergebnissen über das Träumen von Kindern und Jugendlichen heraus, die kurz dargestellt werden.

Nach Foulkes' (1979b, 1982) Untersuchungen sind die Träume der kleinen Kinder ziemlich einfach und frei von Emotionen. Ähnlich wie andere geistige Fähigkeiten wird seiner Meinung nach das Vermögen, differenzierte phantasiereiche und beängstigende Träume hervorzubringen, erst im Laufe der Entwicklung erworben.

Die REM-Träume von Kindern stellen ziemlich getreue Abbilder einiger äußerer Umstände, Sorgen und Interessen aus dem Wachdasein der Kinder dar. Traumdenken kann nach Foulkes nie vielschichtiger sein als das Wachdenken.

Die Träume der Drei- bis Vierjährigen waren sehr kurz, überwiegend statisch und gefühlsneutral. Sie erschienen voroperational im Sinne von Piaget. Hier der Traum eines 4;8-Jährigen, drittes Wecken aus dem REM-Schlaf samt Fragen des Interviewers nach Assoziationen (zit. n. Strauch, 2006, S. 73):

„Ich träumte, dass ich in einer Co-Co-Bude schlief, dort wo man Coke bekommt." (*„War das eine bestimmte Bude, die du kennst, oder war sie im Traum erfunden?"*) *„Sie war einfach so erfunden."* (*„War außer dir noch jemand dabei?"*) *„Nein."* (*„Hast du außer Schlafen noch etwas getan?"*) *„Nein."*

Es ist zu vermuten, dass die knappe Traumerzählung und die spärlichen Einfälle auch daher rühren, weil das Kind die Befragung nach Weckung aus der REM-Phase äußerst lästig empfand und einfach weiterschlafen wollte.

Erst bei den fünf- bis sechsjährigen Kindern war ein Übergang hin zum operationalen Denken festzustellen. Die Träume enthielten jetzt einfache Handlungen, wobei das Traum-Ich oft nur Beobachter war. Erst die Träume der Sieben- bis Achtjährigen gewannen deutlich an formaler Strukturierung. Die Fähigkeit, imaginäre Handlungsabläufe differenziert auszuarbeiten, hatte sich verbessert. Symbolische Trauminhalte kamen erst dann vor, wenn das Kind auch bei Tag operational denken konnte. Mit zunehmendem Alter wurden die Träume immer reichhaltiger szenisch ausgestaltet, und die Träumenden beteiligten sich stärker an den Handlungen. Es kam zu ersten Überlegungen im Traum sowie zu Emotionen. Traumschaffen ist nach Foulkes somit eine kognitive Fähigkeit, die der glei-

2.3 Träumen als kognitive Leistung

chen strukturellen Entwicklung unterworfen ist wie jede andere Fähigkeit im Wachzustand (vgl. Piaget, 1959).

Nach Meinung von Foulkes symbolisiert der Inhalt – zumindest einiger Träume des Kindes – auch die sich gerade vollziehende psychosexuelle Entwicklung, wie sie die Psychoanalyse beschrieben hat. Jedoch wird dieser „Symbolismus" – seiner Meinung nach – von der kognitiven Entwicklung des Kindes wesentlich beeinflusst und eingedämmt.

Die Ergebnisse von Foulkes' Untersuchungen stehen teilweise im Gegensatz zu den Ergebnissen bisheriger Untersuchungen von **erinnerten Träumen**. Dies rührt daher, dass Ergebnisse der experimentellen Traumforschung mit den Ergebnissen der Traumpsychologie letztlich nicht verglichen werden können, weil sie auf unterschiedlichen Voraussetzungen beruhen. Die wesentlichen Ursachen, welche zu diesen Unterschieden führen, sollen an dieser Stelle kurz aufgeführt werden:

- In Foulkes Untersuchungen wurden zum ersten Mal über einen Zeitraum von fünf Jahren die Berichte von REM-Träumen und NON-REM-Träumen von psychisch gesunden Kindern und Jugendlichen, unmittelbar nachdem sie geträumt wurden, systematisch erfasst; in einer Situation, die keinen Anlass bot, die Traumberichte beim Erzählen bewusst zu verändern.
- Die wesentlichen Unterschiede seiner systematisch erfassten Stichproben zu spontan erinnerten Träumen führt Foulkes (1979b) auf die Selektion der Träume durch die Erinnerung, auch aufgrund von Vorurteilen, zurück. Seiner Meinung nach erinnern Kinder besonders atypische Träume, die ungewöhnlich lebhaft oder gar schrecklich sind. Auch würden Kinder ihre Traumberichte oft bewusst ausschmücken, um Erwachsenen zu imponieren. Hierzu kommt noch nach Foulkes, dass gestörte Kinder (und deren Traummaterial wurde in der Vergangenheit überwiegend untersucht) tatsächlich bizarre Trauminhalte hätten und bei ihnen die Neigung, sie zu verändern, am größten wäre.
- Unterschiede rühren aber auch aus Problemen, welche sich durch die Erfassung der Träume im Schlaflabor ergeben, im Vergleich zu jenen Träumen, die in der vertrauten familiären Situation geträumt wurden. So heißt das Fehlen von Alpträumen in Foulkes Longitudinaluntersuchungen keineswegs, dass sie etwa von Kindern in der normalen Alltagssituation nicht geträumt würden. In verschiedenen Untersuchungen konnte jedoch festgestellt werden, dass Alpträume **unter Laborbedingungen** so gut wie inexistent sind, während sie **außerhalb des Labors** durchaus häufig vorkommen können (vgl. Strunz, 1986b, S. 263 f.).
- In Foulkes Forschungsprojekt schliefen **26 Kinder** aus der weißen gehobenen amerikanischen Mittelschicht acht bis neun Nächte jährlich in einem Schlaflaboratorium, weitere 17 Kinder wurden ein Jahr oder mehrere Jahre beobachtet. In dieser Zeit kam es zwar zu 788 Traumberichten, die Stichprobe erscheint für solch repräsentative Aussagen, wie sie Foulkes feststellte, trotzdem nicht sonderlich groß.

Dennoch ist Foulkes' Arbeit im Bereich der systematischen Erfassung von Kinderträumen ein bedeutsamer Meilenstein. Das von ihm erfasste Traummaterial gewährte erstmalig Einblicke in die Traumentwicklung von psychisch gesunden Kindern zwischen dem dritten bis zum 15. Lebensjahr. Foulkes zeigte mit seinen Untersuchungen vor allem auf, dass in der Tat zwischen dem kognitiven Reifen im Wachdasein und der Entwicklung, die sich während des Träumens vollzieht, eine eindeutige Parallele besteht. Aber letztendlich hatte dies Freud bereits mit der „sekundären Bearbeitung" berücksichtigt, die den Traum bekanntlich zu einem sinnvollen Ganzen werden lässt. Der Traum verliert durch sie allen Anschein der Absurdität und Zusammenhanglosigkeit und nähert sich einem verstehbaren Erlebnis an, weil er mit den vorhandenen kognitiven Möglichkeiten eines Kindes bearbeitet wurde. Mit der kognitiven Strukturierung hat Foulkes somit eine wichtige Aufgabe der Traumarbeit beschrieben, aber auch nur **einen** Aspekt.

Damit bedeuten seine Erkenntnisse durchaus einen Wissensgewinn sui generis. Sie konnten allerdings keinen direkten Einfluss darauf ausüben, wie innerhalb von psychotherapeutischen Behandlungen von Kindern und Jugendlichen mit deren Träumen umgegangen wird, wo der **erinnerte Traumbericht** mit hermeneutischen Mitteln und Empathie im interpersonellen Kontext erschlossen wird. **Letztendlich wurde innerhalb von Foulkes' Untersuchungen im Schlaflabor die kommunikative, interaktionelle Funktion des Kindertraums nicht ausreichend beachtet.**

2.4 Erinnerte Träume als Abbilder spezifischer Konflikte während kindlicher Entwicklungsphasen

Strauch & Meier schreiben, dass Kinder während verschiedener Entwicklungsphasen andere Träume als Erwachsene haben, weil ihre Vorstellungsfähigkeit und die Art, über sich und die Welt nachdenken zu können, nicht dieselben Dimensionen haben (1992, S. 190). Hierüber wurde in den vergangenen Abschnitten diskutiert. Im Folgenden will ich einige Träume von Kindern während verschiedener Entwicklungsphasen – auch vor dem Hintergrund psychoanalytischer Entwicklungstheorien – vorstellen. Es sind Träume von psychisch gesunden Kindern, aber auch von Kindern, die sich in analytischer Psychotherapie befanden. In den Vordergrund möchte ich vor allem die bewussten wie unbewussten Interaktionen zwischen träumenden Kindern und den mit ihnen kommunizierenden Bezugspersonen stellen. Träume können letztendlich nur vor dem Hintergrund der Kenntnis einzelner und individueller Lebensgeschichten dechiffriert und verstanden werden. In unserem Kulturkreis haben kindliche Lebensläufe jedoch eine Reihe gemeinsamer Nenner; darum kommt es während bestimmter Entwicklungsphasen zu zentralen, typischen Problemen und dementsprechend zu spezifischen Träumen und Traummustern. Dieser Abschnitt wäre darum ein eigenes Buch wert. In diesem Buch sollen jedoch vor allem Kinderträume in Diagnostik und Therapie in den Mittelpunkt gestellt werden, darum kann das Thema letztendlich nur skizziert werden.

2.4.1 Traumbeispiel zum Abhängigkeits-Autonomie-Konflikt (Michael, 3;2 Jahre)

Die folgende Geschichte hat stattgefunden, als mein Sohn Michael drei Jahre und zwei Monate alt war. Michael wirkte in letzter Zeit zumeist ernst, nachdenklich, versonnen; seine Schwester Stefanie war zwei Jahre älter als er, und sechs Wochen zuvor war sein Bruder Florian geboren worden.

Die Zeit der Schwangerschaft seiner Mutter mit Florian war für Michael nicht leicht gewesen. Er hatte sich intensiv an seine Mutter geklammert, wich keinen Moment von ihrer Seite, und seine Angst war spürbar, allein gelassen zu werden und verloren zu gehen. Diese Ängste standen in auffälligem Widerspruch zu einem aggressiven und widerborstigen Verhalten gegen alle Familienmitglieder, insbesondere gegen die Mutter. Jedoch schon bei geringem Tadel, bei kleinsten Kränkungen, schlug diese vermeintliche Streitlust um in Äußerungen von tiefem Schmerz mit Weinen und Schreien.

Gleichzeitig entwickelte Michael panische Ängste vor Hexen: Aus seinem Schlafzimmer mussten alle Bilder, die Hexen darstellten, alle Kasperpuppen, alle Bücher mit Hexen abends entfernt werden. Immer wieder wollte er versichert bekommen, dass wirklich keine Hexen mehr da wären. Und jede Nacht rief er trotzdem nach der Mutter, die ihn dann mit ins Bett nahm, wo er beruhigt einschlief.

Was sollte werden, wenn die Mutter zur Entbindung ins Krankenhaus ginge? Ein Vorfall illustrierte die zu erwartenden Schwierigkeiten: Michael spielte mit seiner Schwester in der Küche und konnte mit einem Mal die Mutter nicht mehr erblicken. Er wurde unruhig und begann, sie zu suchen. Da sagte die fünfjährige Stefanie mutwillig und in der Absicht, ihn zu ärgern: „Die Mama ist schon im Krankenhaus!" In panikartiger Flucht verließ Michael laut schreiend die Küche. Zwar wurde er sofort von der Mutter, die nur im Nebenzimmer gewesen war, auf den Arm genommen, aber sein Schreien war kaum mehr zu stillen. Obwohl es erst vier Uhr nachmittags war, wollte Michael unbedingt seinen Schlafanzug tragen, für ihn das „äußere Zeichen der nächtlichen Gemeinsamkeit und Einheit mit der Mutter".

Michaels Ängste und sein daraus rührendes – scheinbar – trotziges Verhalten steigerten sich, je näher der Geburtstermin rückte. Ich beabsichtigte, während der Abwesenheit der Mutter die häuslichen Geschäfte zu übernehmen und auch die Kinder zu versorgen. Wie würde Michael das akzeptieren? Erstaunliches geschah: Nachdem die Mutter mit Wehen ins Krankenhaus gegangen war, schien sie für Michael schlagartig vergessen zu sein. Mit der gleichen Energie, mit der er sich zuvor an sie geklammert hatte, klammerte er sich jetzt an mich. Michael trank seine Milch aus dem gleichen Krug wie ich mein Bier. Er wollte jeden Morgen das gleiche Hemd wie ich anziehen, und er ahmte mich in geradezu grotesker Weise nach. Auch als die Mutter mit dem Säugling wieder da war, schien sie für Michael nicht mehr zu existieren. Das Baby und sie wurden tagsüber vollkommen ignoriert – nachts allerdings wollte Michael wieder zu ihr ins Bett. Tagsüber dagegen hängte er sich ganz an mich und redete mich ab und zu sogar mit „Mama" an.

Bei der ersten Ausfahrt von Baby Florian gingen alle zu einer nahe gelegenen Wiese, um dort Schafe zu füttern und zu streicheln. Michael war außer sich vor Freude. Erst nach der vielfachen Versicherung, dass man bald wieder hierher kommen würde und unter Tränen war er bereit, mit nach Hause zu gehen. Am nächsten Tag erzählte mir Michael den folgenden Traum:

„Einmal habe ich geschlafen. Dann ist ein Schäfle gekommen. Hab ich gestreichelt. Und dann hab ich ihm Fressen gegeben. Und dann bin ich schnell zur Mama gegangen mit dem Schäfle. Und dann hat die Mama gesagt, wo ist denn das Schäfle her, und dann hab ich gesagt, von der Weide."

Bereits die Umstände, unter denen Michael seinen Traum erzählte, sind eindrucksvoll: Seine Schwester Stefanie wollte mir eigentlich etwas erzählen, während die Mutter mit dem Baby beschäftigt war, und sie wollte mit mir allein sein. Das ließ Michael jedoch nicht zu. Er ließ sich nicht abweisen, trotz nervendem Brüllen seiner Schwester wollte er unbedingt mit dabei sein, und so nahm ich beide Kinder zu mir. Und als Stefanie mir von ihrem Kindergartenerlebnis berichtet hatte, erzählte Michael – eher beiläufig – seinen Traum.

Nicht ohne Grund wird mir, dem Vater, der Traum erzählt, war die Beziehung zu mir zwar eng, aber nicht so belastet und konflikthaft wie derzeit zur Mutter. Andererseits kommt aber nicht der Vater, sondern die Mutter im Traum vor. Der Vater soll vermutlich Mittelsmann sein und der Mutter die brisanten Inhalte überbringen.

Es fällt als erstes auf, dass der Traum gleichsam eine Verlängerung des Tageserlebnisses liefert. Obendrein setzt der Traum auch das fort, was Michael gerne noch weiter tun wollte, nämlich die Schafe füttern und streicheln. Der Traum hat ihm damit seinen heftigen Wunsch vom Vortag erfüllt.

Michael bringt das Schäfchen im Traum zur Mutter und nicht zum Vater, obwohl der für ihn tagsüber die Bezugsperson ist. Auf die Frage seiner Mutter, wo das Schäfle denn her sei, kann ihr der Kleine triumphierend entgegenhalten: „Von der Weide!" Er, der die Mama kürzlich noch so nötig hatte, bezeugt damit, dass er sich durchaus Wünsche auch gegen ihren Willen erfüllen kann. Schließlich musste er am Vortag mit Streicheln aufhören, weil **sie** das wollte. Gegen ihren Willen hat er sich also im Traum das Schäfchen geholt und streichelt und füttert es jetzt nach **seinem Wunsch** und solange er es möchte. Michael zeigt damit, dass er für sich selbst sorgen und sich von der Mutter lösen möchte. Einen Teil der Trauer um ihren „Verlust", um die Tatsache, dass sie jetzt in erster Linie für den jüngeren Bruder da ist, hat er damit verarbeitet.

Michael erzählt von keinem Schaf, wie er es am Tag zuvor gestreichelt hat, sondern (als kleiner Schwabe) von einem „Schäfle", also einem Baby-Schaf. Mit Vergnügen hatte Michael in der Fernsehwerbung gesehen, wie ein gezeichnetes Schäfchen für „streichelweiche" Wolle geworben hatte. Das „Schäfle" ist offenbar für ihn zum Bild für ein liebes- und zärtlichkeitsbedürftiges kleines Wesen geworden, das Hautkontakt braucht, das sich an einen kuschelt, das gefüttert und gestreichelt werden will – so wie es jetzt das kleine Brüderchen bei der Mutter tut und ihn damit verdrängt hat; es ist ein Abbild seines Selbst. Im Traum geht Michael allerdings auch schnell zur Mama, so wie er es ja fast jede Nacht in der Wirklichkeit tut. Jede Nacht zeigt er ihr damit, dass er es immer noch dringend braucht, in den Arm genommen zu werden.

Die Verselbständigung von Michael, die er in seinem Traum deutlich macht, ist ein progressiver Schritt in einen neuen Lebensabschnitt. Diese Entscheidung ist allerdings auch mit der Angst verbunden, dass sie den Verlust des geliebten Objektes „Mutter" bedeuten könnte. Zu dieser Angst gehört darum der Wunsch, von der Mutter wieder gestreichelt und gefüttert zu werden, wie der kleine neugeborene Rivale. Während der Schwangerschaft waren die Verlustängste noch so groß, dass alle aggressiven Tendenzen schuldhaft erlebt wurden und sich projektiv als Ängste vor Hexen manifestiert hatten. Der Traum von Michael verdeutlichte, dass er sich mittlerweile gegenüber seiner Mutter zu behaupten wagt, ohne Ängste, ansonsten von ihr verlassen zu werden. Somit ist der zentrale Konflikt dieses Traumes der Wunsch nach Autonomie versus restlichen regressiven Bedürfnissen, noch gehalten zu werden.

> Bilden wir für diesen Traum einen Fokus, so könnte der – aus Sicht von Michael – lauten: „Ich will größer werden, trotzdem noch genauso geliebt werden wie mein kleiner Bruder."

2.4.2 Mädchen oder Junge – Geschlechtsidentität (Eva, 4;6 Jahre)

Eva, viereinhalb Jahre alt, ist ein hübsches, blondes, ein klein wenig pummeliges Mädchen, meist lieb und unauffällig. Sie hat zwei ältere Brüder. Eva genießt eine Sonderstellung, weil sich die ganze Verwandtschaft darüber freut, in der Familie endlich auch ein kleines Mädchen zu haben. Vor allem ihre Mutter war sehr glücklich darüber, dass ihr drittes Kind ein Mädchen war. Es entwickelte sich zur Freude und Genugtuung der Mutter so, wie sie es sich wünschte: Eva wurde ein anschmiegsames, kuscheliges Mädchen, das sie so richtig mit Lust in den Arm nehmen konnte. Ohne dass Evas Mutter das so recht bemerkte, geschah es in letzter Zeit immer häufiger, dass sie sich über manches hinwegtröstete, indem sie ihre Eva knuddelte.

Eva hatte ein Bilderbuch, das sie über die Maßen liebte und aus dem ihr immer wieder vorgelesen werden musste. Es handelte von einem Warzenschwein, das hässlich und klein und darüber sehr unglücklich ist. Es fühlt sich minderwertig und möchte anders sein, als es Warzenschweine sind. Als es schließlich anders wird, mögen es seine Kameraden, die anderen Warzenschweine, nicht mehr, weil es sich so sehr von ihnen unterscheidet. Eva fand in dem Bilderbuch ihr eigenes Problem. Sie glaubte, vieles nicht zu können, wollte aber alles so gut können wie die beiden älteren Brüder. Dabei war sie sicher, dass es die beiden nicht darum besser konnten, weil sie älter, sondern weil sie Jungen waren. Und so suchte sie die beiden Jungen nachzuahmen, wo es nur ging. Sie wollte gekleidet sein wie ein Junge, wollte spielen wie ein Junge und vor allem unbedingt so pinkeln wie die beiden Brüder, nämlich im Stehen. Äußerlich kuschelig und anschmiegsam, litt Eva in dieser Zeit an mehr Problemen, als die Mutter das damals wahrnehmen konnte. Zu dem Neid und der Eifersucht auf die Brüder kam hinzu, dass Eva, wenn etwas nicht so gelang, wie sie es sich vorstellte, mit heftiger Wut reagierte. Sie rannte dann davon, schlug Türen, schrie und heulte und war nicht mehr zu beruhigen.

Vor dem Einschlafen wollte Eva, dass sich die Mutter lange ans Bett setzte, sie streichelte, Geschichten erzählte. Vor allem wollte sie immer wieder hören, wie sie geboren wurde und wie schön das für die Mutter gewesen wäre, dass sie ein Mädchen bekommen hatte.

Und dann begann Eva immer häufiger nachts aufzuwachen, angstvoll nach der Mutter zu rufen und zu weinen. Wenn sie wieder etwas ruhiger wurde, wollte sie unbedingt ins Bett der Eltern. Und eines Morgens, nach einer solch schlimmen Nacht, erzählte Eva ihrer Mutter den folgenden Traum (s. Zeichnung 1, gesonderter Bildteil):

„Da war ein Tier wie ein Fass. Und da hat ein Kopf von einem Wildschwein rausgeguckt. Und dann war's wie ein Wildschwein, nur der Bauch war ein Fass!"

Noch während der Traumerzählung spürte Evas Mutter etwas von dem Schrecken, den das Mädchen während des Träumens erlebt haben musste: Evas Augen waren weit aufgerissen, während des Erzählens stockte sie immer wieder und war dem Weinen nahe. Evas Mutter fühlte sich hilflos. Sie wollte dem Mädchen helfen, wusste aber nicht recht wie. Denn woher kam dieses seltsame Traumbild und was hatte es zu bedeuten? Sie gab einem Impuls nach und schlug Eva vor: „Weißt Du was, male das Tier doch einmal, dann kann ich es mir noch besser vorstellen." Aus eigener Erfahrung wusste sie: „Wenn man jemanden seine Ängste anvertrauen kann, werden sie schon geringer. Und etwas, das aufgezeichnet wird, kann man beherrschen." Eva zögerte erst ein wenig, zu groß war noch ihre Angst vor dem schrecklichen Wesen. Doch dann zeichnete sie das Tier auf Papier und malte es noch farbig an. Sie war während des Malens sehr erregt und nahm die Mutter kaum mehr wahr. Schließlich sagte diese: „Jetzt kann ich mir so richtig vorstellen, wie groß deine Angst im Traum war; das Tier sieht ja wirklich fürchterlich aus, und du warst ganz allein mit ihm." Darauf holte sich Eva einen schwarzen Filzstift und malte um das Fasstier einen Käfig mit dicken Gitterstäben. Sie hatte in den vergangenen Wochen häufiger Tiere gemalt und sie dann in einen Käfig gesperrt. Jetzt verstand die Mutter. Eva wollte das bedrohliche Fasstier bändigen und somit ihre Ängste beherrschen. Evas Mutter kam eine Idee: „Du könntest doch das Fasstier auch zerreißen, dann kann es bestimmt nicht wiederkommen." Eva war von diesem Einfall begeistert. Sie rannte mit dem Bild zum Papierkorb und zerriss es in viele kleine Stücke. Mit leuchtenden Augen sagte sie schließlich zur Mutter: „Jetzt ist mir besser!"

Evas Mutter war durch die Traumerzählung sehr nachdenklich geworden: Ob nicht sie selber für Eva das bedrohliche Fasstier war, zu einem Teil wenigstens? Ihr war klar geworden, dass sie Eva sehr für sich gebraucht hatte: Wie froh war sie gewesen, neben den drei „Männern" ein kleines Mädchen zu haben, das alle jene Eigenschaften zeigte, die man von kleinen Mädchen erwartet: dass sie gefügig, niedlich, hilfsbereit und angepasst sind. Hatte sie damit Eva zu wenig eigene

Möglichkeiten gelassen und sie genauso „eingespannt" wie es Ringe mit einem Fass tun? Vielleicht hatte Eva deshalb von Zeit zu Zeit versuchen müssen, die Ringe des Fasses zu sprengen, indem sie mit Wutanfällen reagierte. Ohne dass Eva dies direkt aussprach, hatte ihre Mutter intuitiv gespürt, dass ein Teil der Traumgeschichte aus Evas Tageserleben stammte. Das Fasstier hatte auch etwas von dem kleinen Warzenschwein aus dem Bilderbuch, das so unglücklich war, weil es sich hässlich und minderwertig fühlte und anders sein wollte. Zweifelsohne war die Geschichte für Eva so beeindruckend, weil das Warzenschwein letztlich unter den gleichen Problemen litt wie sie selbst.

Denn da war die Rivalität mit den älteren Brüdern, von denen sie sah, dass die so vieles schafften, was sie noch nicht konnte. Und sie führte diese Überlegenheit darauf zurück, dass die beiden Jungen waren. Tatsächlich werden Jungen schon aufgrund der Tatsache, dass sie „männlich" sind, von Geburt an von ihren Müttern faszinierender als Mädchen erlebt. Mädchen werden von ihren Müttern darum geliebt, weil sie ihnen gleichen und die Mütter in ihnen auch Gleiches wiederfinden können. Aber Gleiches ist eben nichts „Besonderes".

Eva protestierte also dagegen, dass sie sich auf Grund ihres Geschlechtes so minderwertig und ungenügend fühlen musste: Sie erlebte sich im Traum als das kleine Warzenschwein, das sich mit seiner Situation nicht zufrieden gab, sich damit aber einen neuen Konflikt schuf. Das Fasstier verkörperte – neben den negativen mütterlichen Aspekten – auch Evas ganz persönliche Anteile. Wie Evas Mutter mit der Traumerzählung umging, erschien ungewöhnlich und überraschend. Angstträume sind für Kinder in diesem Alter so erschreckend, weil diese noch ganz im magisch-animistischen Denken leben und das Traumgeschehen, wie in einem vorherigen Abschnitt aufgezeigt, als ganz real und von außen kommend erleben. Wenn also Evas Mutter vorschlug, das Fasstier zu vernichten, konnte Eva auf diese Weise die erste und gröbste Angst bewältigen. Damit war der störende zugrunde liegende Konflikt natürlich nicht aus der Welt. Der Vorschlag von Evas Mutter, das Fasstier zu zerreißen, war jedoch in diesem Moment erst einmal entlastend und hilfreich für das Mädchen. Noch Jahre später berichtete Eva, dass es ihr danach besser gegangen sei und dass sie später nicht mehr vom Fasstier geträumt habe. Zu diesem Zeitpunkt malte Eva auch das Fasstier noch einmal, das wir zur Illustration verwendet haben.

> Würden wir für diesen Traum wiederum einen Fokus formulieren, so könnte er lauten: „Ich fühle mich minderwertig wie ein Fasstier, weil ich ein Mädchen bin. Ich möchte alles so können wie meine Brüder, aber dann liebt mich meine Mutter nicht mehr."

2.4.3 Eine Wunscherfüllung im Angsttraum – oder Angst vor Liebesverlust (Stefanie, 5;6 Jahre)

Hamburgers Untersuchungen zur „Ontogenese" des Traumes widersprechen Freuds These, wonach in Kinderträumen Wunscherfüllungen direkt dargestellt werden (Hamburger, 1987). Seiner Meinung nach haben Kinder mehr Angstträume als Wunscherfüllungsträume. Dem möchte ich zumindest teilweise widersprechen. Genauere Untersuchungen machen nämlich deutlich, dass es auch in Angstträumen zu Wunscherfüllungen kommt, die jedoch misslingen und neue Konflikte nach sich ziehen können, wie im folgenden Traumbeispiel.

Die Geschichte trug sich zu, als Stefanie fünfeinhalb Jahre alt war. Bei mehreren Kindern im Kindergarten war eine fieberhafte Darmgrippe aufgetreten, und auch Stefanie gehörte mit dazu. Das wäre nun nicht weiter schlimm gewesen, aber am Samstag wollte die Familie in den Urlaub fahren – ein Ferienhaus in F. war schon gemietet. Stefanie kannte den Ort und hatte sich sehr darauf gefreut, denn im letzten Jahr war die Familie schon einmal dort gewesen. Nun lag sie bleich und mit großen Augen im Bett, hatte Fieber und alle Familienmitglieder waren traurig. Nicht nur, weil Stefanie krank war, insgeheim natürlich auch, weil der schöne Urlaub ins Wasser zu fallen drohte.

In der folgenden Nacht schlief das Mädchen sehr unruhig, musste mehrmals aufs Klo, wollte trinken, erbrach. Nach einiger Zeit fing sie an, laut zu weinen, und rief nach der Mutter. Ganz bleich saß sie in ihrem Bett und heulte herzzerbrechend. Für Kinder ist es, darüber wurde berichtet, oft schwieriger als für Erwachsene, zwischen Traumleben und Wirklichkeit zu unterscheiden, aus dem Traum in die Wirklichkeit zurückzufinden. Eine Verstärkung der gewohnten Umweltreize übt deshalb schon hilfreiche Wirkung aus: Stefanies Mutter machte erst einmal das Licht an, nahm das Mädchen in den Arm, so dass es Körperwärme spürt und nicht mehr das Gefühl hatte, allein zu sein. Sie sprach beruhigend zu der Kleinen, sang ihr ein Lied vor, und wenig später waren Stefanie die Augen wieder zugefallen. Die Mutter ließ die Türe einen Spalt offen, damit etwas Licht hereinfiel, doch das Mädchen schlief jetzt durch. Und am nächsten Morgen erzählte es:

„Heute Nacht hab' ich geträumt, wir sind in F. angekommen. Aber das ganze Haus war leer. Es waren keine Möbel darin zum Wohnen. Dann mussten wir wieder heimfahren."

Es wäre ein Missverständnis anzunehmen, es gäbe keine alltäglichen Konflikte in den Träumen der Kinder. Vielmehr sind sie sogar in der Überzahl, wie etwa die Untersuchungen von Foulkes nachweisen konnten. Nur werden sie seltener erzählt, weil sie dem Kind oft banal und langweilig erscheinen.

Wenn man annimmt, dass dieser Kindertraum – wie sehr viele – ein sog. Wunscherfüllungstraum ist, dann erscheint es in der Tat merkwürdig, dass sich das Mädchen wünscht, dass die Wohnung am Ferienort leer sein sollte. Aber nur auf den ersten Blick. Wenn wir genauer überlegen, erscheint es sogar zwingend notwendig, dass die Wohnung im Traum leer ist, denn dann braucht man ja nicht erst hinzufahren. Dann können alle genauso gut gleich hier bleiben, und Stefanie darf mit gutem Gewissen krank bleiben; dann ist sie es nicht mehr, welche die Urlaubsreise verhindert, sondern es sind ganz andere Umstände. Weil sie die Eltern so gerne hat, ist ihre Angst auch sehr groß, die Liebe der Eltern zu verlieren. Und unbewusst hat Stefanie sehr wohl gespürt, auch wenn man ihr es nicht direkt gezeigt hat, dass ihr ein leiser Vorwurf gemacht wurde, dass der schöne Urlaub wegen ihr nicht stattfinden würde. Insofern scheint der Konflikt im Traum gut gelöst worden zu sein: Ich bin nicht schuld daran, dass es keinen Urlaub gibt, und verliere deshalb auch nicht die Liebe meiner Eltern, denn die Wohnung ist ja leer.

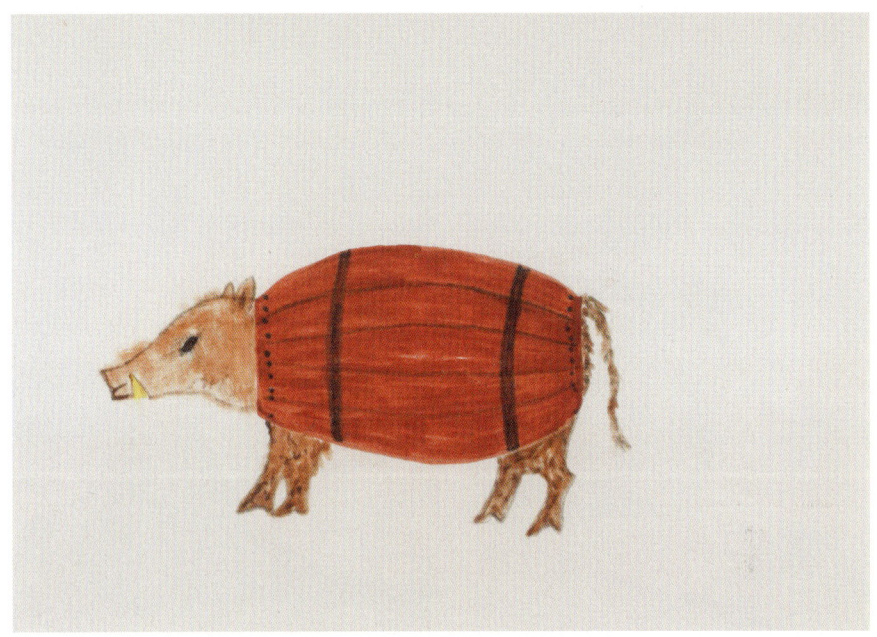

Zeichnung 1: Eva hat das Fasstier einige Jahre später noch einmal aus der Erinnerung gemalt.

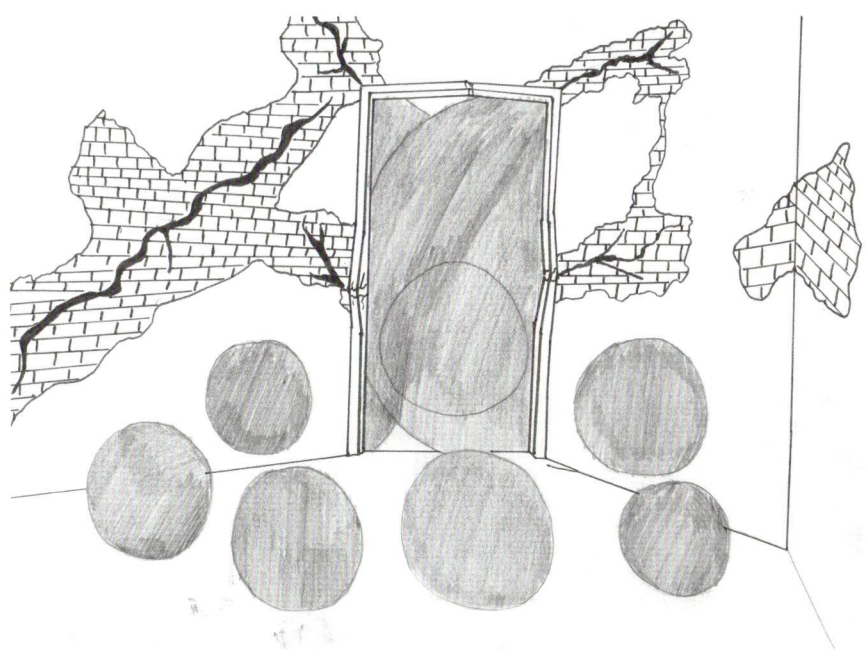

Zeichnung 2: „Als die Tür einfliegt, sehe ich lauter Murmeln, riesige runde Murmeln auf mich zukommen und die Mauern einreißen."

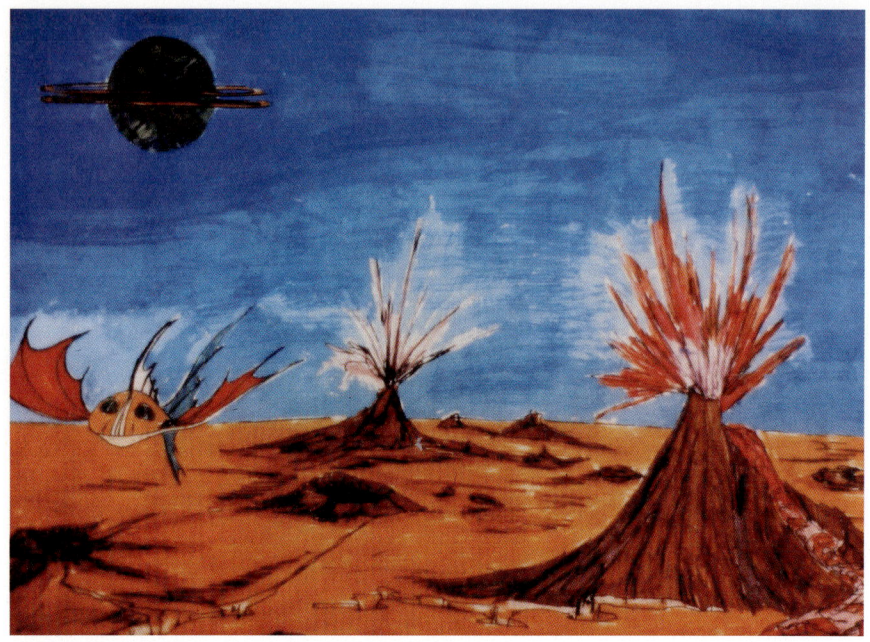
Zeichnung 3: Vulkane auf einem fremden Stern

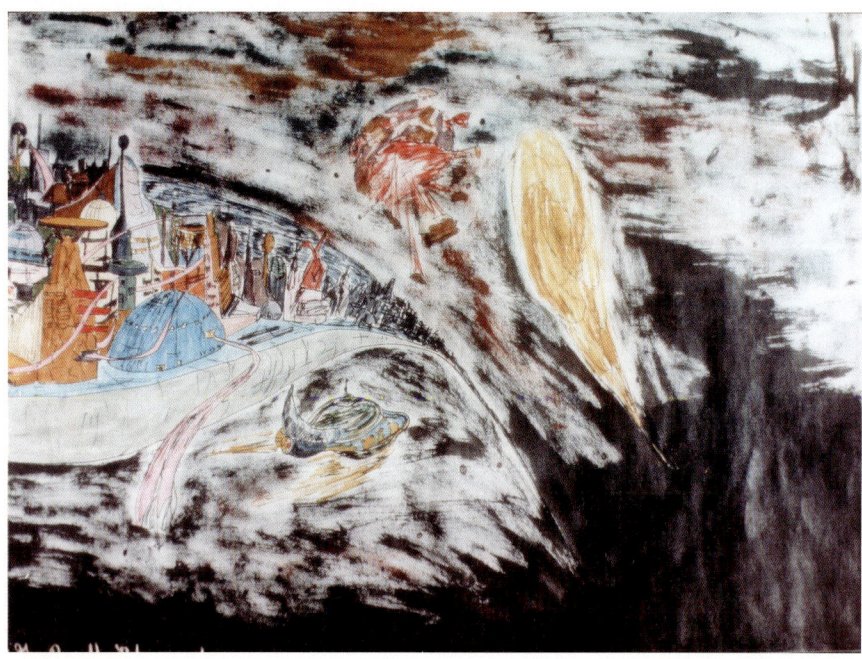
Zeichnung 4: „Der Tag, an dem die Zukunft endet …"

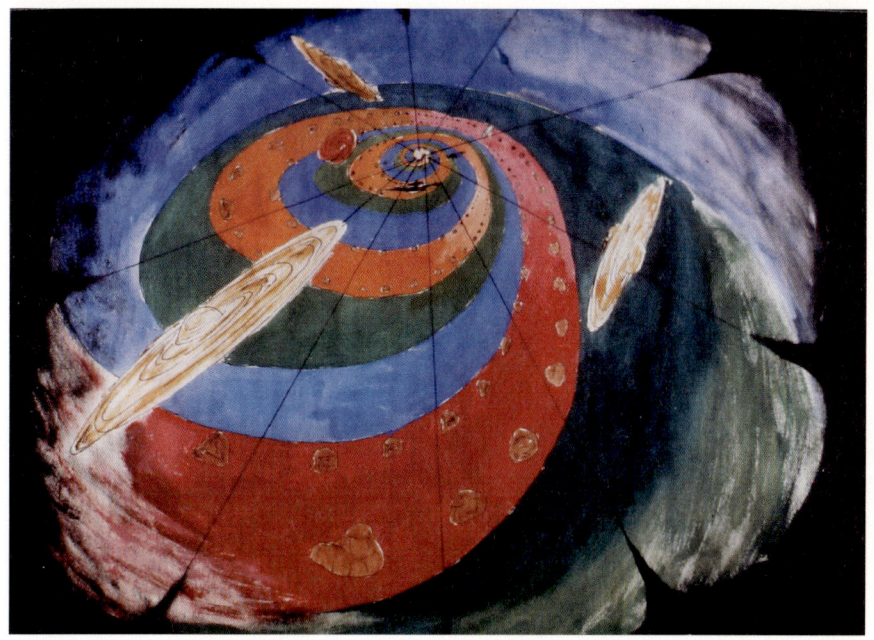

Zeichnung 5: „The Beginning"

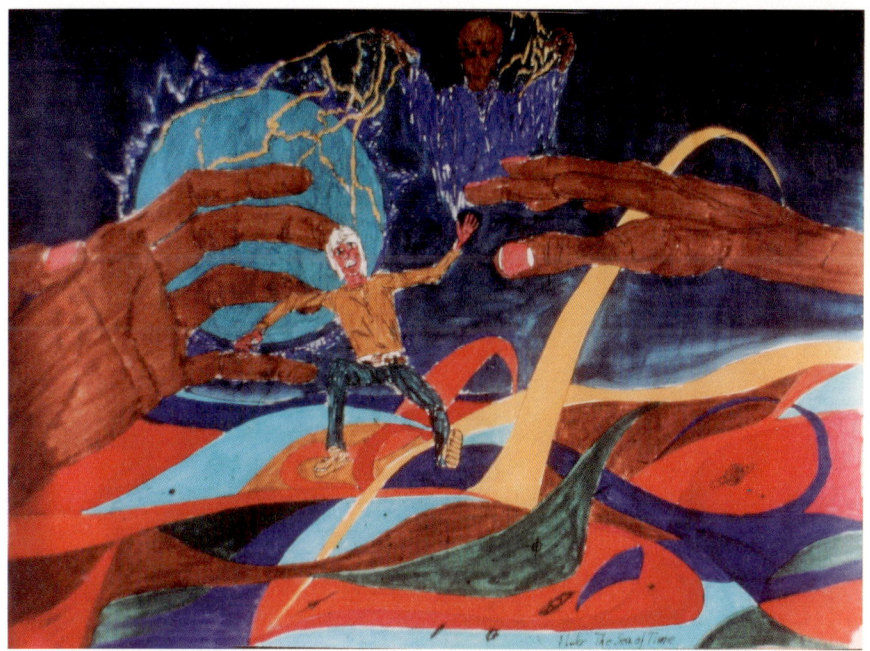

Zeichnung 6: „The Sea of Time"

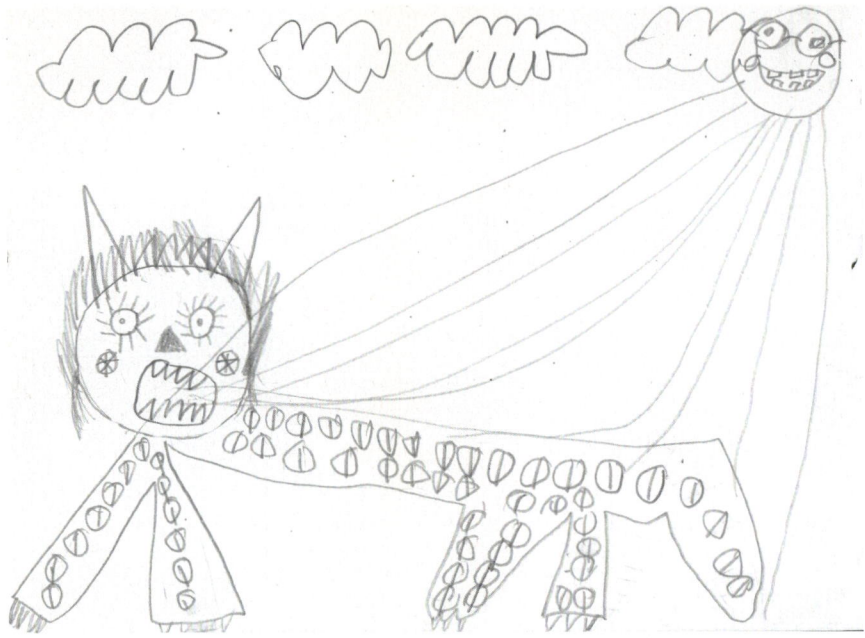

Zeichnung 7: „Ich habe von einem gefährlichen Raubtier geträumt."

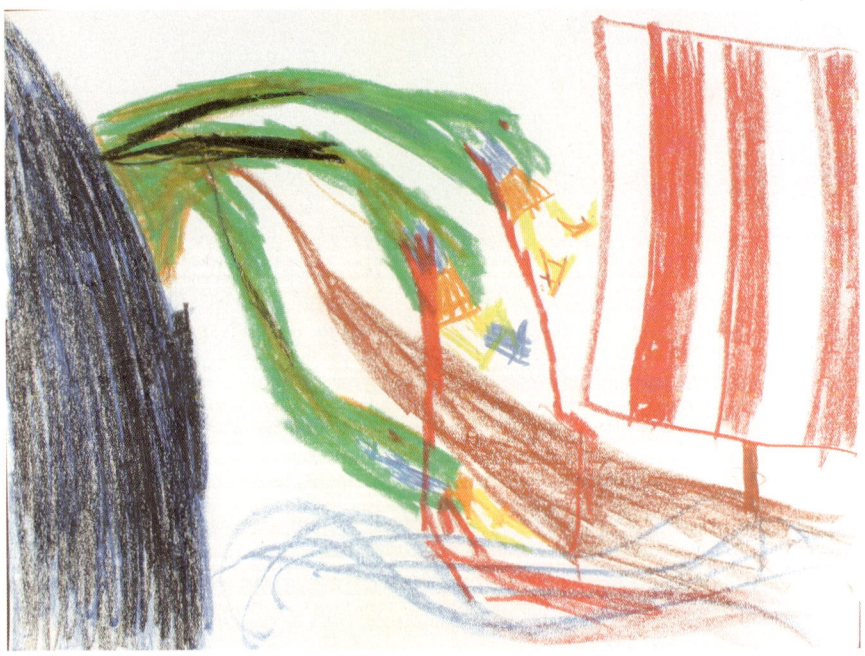

Zeichnung 8: Angeregt von der Odysseus-Sage träumte dieser 13-jährige Junge von einem vielköpfigen Ungeheuer, das die Männer vom Schiff frisst.

Trotzdem war der Traum offenbar höchst unlustvoll mit Angst und Schrecken verquickt. Dies rührt daher, dass die Wunscherfüllung im Traum offenbar nur unvollkommen gelungen ist. Die bei Stefanie offenbar sehr starken Schuldgefühle setzten sich zu nachdrücklich durch. Sie ließen sich auch durch die Vortäuschung der leeren Wohnung in F. absolut nicht beschwichtigen, und deshalb ist die Wunscherfüllung missglückt. Das Mädchen erwachte, weil die Angst immer größer wurde.

Über diesen Traum und das damit verbundene angstvolle Erwachen erkannten die Eltern allerdings, wie schwer die Schuldgefühle das Mädchen drückten. Denn sie hatten es ja laut und deutlich ausgesprochen: Ob und wann in den Urlaub gefahren würde, das hinge davon ab, wann „die Kleine" wieder ganz gesund sein würde. Ansonsten würde man lieber verzichten. Damit hatte man ihr aber die gesamte Verantwortung für die Zufriedenheit der Familie zugeschanzt, ja aufgebürdet. Der Traum bewog die Eltern, anders zu entscheiden: Darmgrippe hin, ärztlicher Rat her – das Auto wurde so hergerichtet, dass Stefanie bequem darin liegen konnte, und die Familie fuhr zum ausgemachten Termin ins Ferienhaus. Schon am nächsten Tag war das Mädchen fieberfrei, wenig später ganz gesund, und die Familie verlebte einen angenehmen Urlaub.

Viele Träume von Kindern können wir als Ausdrucksgeschehen von Wünschen und Bedürfnissen sehen. Ich denke, es ist deutlich, dass – neben Schuldangst – hier der zentrale Konflikt des Traumes die **Angst vor Liebesverlust** war. Dies ist ein Motiv, das in fast allen Kinderträumen auftaucht, denn es ist die größte Angst eines jeden Kindes, die Liebe seiner Eltern zu verlieren.

> Würden wir auch hier wiederum einen Fokus bilden, so könnte er lauten: „Ich will nicht schuld daran sein, dass wir nicht in den Urlaub fahren können: Wenn aber dort die Wohnung leer ist, können wir nicht hinfahren und meine Eltern sind nicht mehr böse mit mir."

2.4.4 Trennungsängste und Übergangsobjekte (Benjamin, 5;11 Jahre)

In den ersten beiden Lebensjahren entstehen Bilder und Vorstellungen vom eigenen Selbst und den Bezugspersonen, sog. Selbst- und Objektrepräsentanzen. Etwa um den 24. Monat lernen Kinder, auch längere Abwesenheit der Mutter mittels Internalisierung des Mutterbildes zu ertragen. Psychische Traumata, Persönlichkeitsstörungen der Bezugspersonen, unvorhersehbare Lebensereignisse und vieles mehr können diesen Prozess stören und verzögern, so dass Trennungen über längere Zeit noch große Ängste nach sich ziehen können.

Benjamin ist wegen Stotterns, Einnässens und vor allem seiner Trennungsprobleme in analytischer Kinderpsychotherapie. Er hat derzeit mit verschiedenen Problemen fertig zu werden. Er ist im Kindergarten in der Vorschulgruppe und weiß, dass er in wenigen Monaten in die Schule gehen muss. Wenige Wochen vorher beabsichtigt die Erzieherin, mit der Gruppe der Vorschüler im Kindergarten zu übernachten. Das ist für Benjamin zudem ein besonderes Problem, weil er noch gelegentlich einnässt. Außerdem hat der Therapeut mit ihm und seinen Eltern über den Abschluss der Behandlung gesprochen, die mit dem Schulanfang zusammenfallen soll. Dem Therapeuten ist aufgefallen, dass Benjamin neuerdings wieder seine Reisetasche zu den Therapiestunden mitbringt: Sie enthält unter anderem eine Bettdecke, ein Kopfkissen, einen Schnuller und ein Stofftier. Diese Gegenstände besitzen die Funktion von „Übergangsobjekten" und sollen Ängste und Spannungen mildern, Trennung erträglich machen. Sie repräsentieren die abwesende Mutter, sind aber auch Teil des Kindes. Der intensive Gebrauch von Übergangsobjekten zeigt dem Therapeuten, dass die Trennungsproblematik erneut aufgeflammt ist.

Benjamin füllt einen Saurier mit Glasmurmeln und sagt zum Therapeuten: „Ich habe von dir geträumt." Dieser fragt, was er denn geträumt habe, worauf Benjamin den folgenden Traum erzählt:

„Ich hab' im Kindergarten geschlafen. Da bin ich aufgewacht, und es war ganz dunkel. Da hab ich Angst gehabt, weil da Gespenster waren, so wie Shredder (eine Spielfigur mit Totenkopf). Die wollten mich holen. Die wollten mich dahin bringen, wo ich nichts kenne. Dann habe ich mich festgehalten, da konnten sie mich nicht mitnehmen. Ich hab' aber ganz doll Angst gehabt, und dann ist die Mama gekommen und hat mir mein Fläschchen gebracht, und dann war ich wach."

Als der Traum zu Ende erzählt ist, meint der Therapeut, Benjamin hätte doch gesagt, er hätte von ihm geträumt, worauf dieser lakonisch meint: „Nein." Und dann: „Jetzt möchte ich malen." Eine typische kindliche Eigenart ist hier zu erkennen. Wenn sie den Traum abgeliefert haben, wollen Kinder meist nichts mehr damit zu tun haben und werden eher ärgerlich, wenn der Erwachsene insistiert. Denn Kinder wollen bekanntlich nicht gerne zu ihren Träumen assoziieren. Benjamin erlebt die anstehenden Veränderungen, die geplante Übernachtung, Einschulung und Therapieende äußerst ambivalent, das hatte schon sein regressiver Gebrauch von Übergangsobjekten gezeigt. Er soll herausgerissen werden aus seiner gewohnten Umgebung, dem Kindergarten, dem geschützten Therapieraum und dorthin gebracht werden, „wo er nichts kennt". Diese Formulierung entwirft ein eindrückliches Bild, das einen fremden, gefährlichen und unheimlichen Raum charakterisiert. Doch weil er sich so festhält, kann er nicht weggebracht werden. Die reale Anwesenheit der Mutter und das Fläschchen, welches stellvertretend für ihre Brust steht, verhindern es und lassen die panischen Ängste zunächst verschwinden. Er hat das Mutterbild noch unzureichend internalisiert, um längere Trennungen zu ertragen und gefährliche Räume erkunden, in denen er nichts kennt. Er möchte an die Brust der Mutter zurück, will mit ihr wieder eins sein und erlebt die anstehenden Forderungen nach Selbständigkeit und die dazugehörigen Schritte als Bedrohung. Der Shredder hat bezeichnenderweise einen Totenkopf als Gesicht: Trennung bedeutet noch Tod, auch des symbiotischen Partners.

Aber Benjamin ahnt, dass er irgendwann dorthin muss, wo er – noch – nichts kennt. Er hat gesagt, dass er vom Therapeuten geträumt hat. Ist dieser vielleicht der – noch bedrohliche – Shredder, der ihn aus der mütterlichen Umklammerung befreien soll? Denn der will ihn dorthin bringen, wo er selbständig ist, will die Therapie beenden. Oder steht er für den Vater als Dritten, der bislang zu wenig fühlbar war, um Loslösung und Individuation möglich zu machen. Ist der gefährliche „Shredder" langfristig der „Retter", der es ihm möglich macht, autonom zu werden? Noch erscheinen Benjamins Wünsche stark „oknophil", anklammernd, noch sind die Räume und auch der Shredder gefährlich und bedrohlich. Der Fokus müsste darum folgendermaßen formuliert werden: „Mama, ich will zu dir, draußen ist es zu fremd und gefährlich!" Doch Benjamins Traum verdeutlicht auch erste progressive Tendenzen: „Vielleicht ist der Shredder gar nicht so gefährlich, vielleicht hilft er mir einmal!"

Bislang wurden vor allem Träume mit Beziehungskonflikten vorgestellt. In den ersten sechs Lebensjahren träumen Kinder jedoch auch häufig Themen ihrer psychosexuellen Entwicklung. Einige Beispiele will ich, weil sie leicht zu entschlüsseln sind, unkommentiert vorstellen. Die Träume spiegeln Bereiche wie Exhibition, Kastrationsängste, phallisch-narzisstische Entwicklung etc.

Christian war 3;6 Jahre alt, als er abends beim Schlafengehen seine Eltern zu einem richtigen Ritual nötigte: Die Mutter musste überprüfen, ob alle Fenster und Türen geschlossen waren, damit ja keine Räuber hereinkommen könnten. Eines Nachts hatte er den folgenden Traum:
„Heute Nacht ist ein Räuber gekommen. Er wollte ein langes Rohr stehlen. Da hab' ich Angst gehabt und die Mama gerufen."

Uli, 5;3 Jahre alt, ist, was man ein trotziges Kind nennt, und seine Wutanfälle setzen die Familie in Angst und Schrecken. Es fällt auch sein Hang auf, großsprecherische Geschichten zu erzählen. Er hat die beiden folgenden Träume:
„Ich habe geträumt, ich hab' einen Adler aus seinem Käfig herausgelassen. Der ist ganz hochgestiegen. Dann habe ich ihn am Schwanz gepackt und dann wieder in den Käfig gesperrt."
„Ich hab' ein Osterei in der Hand gehabt. Und da hab' ich es zerdrückt. Da habe ich furchtbar weinen müssen."

2.4.5 Die Veränderungen der Träume während der Adoleszenz

Freud (1905) beschreibt die Pubertät (für die psychologische Anpassung an die Verhältnisse der Pubertät werden seit Blos (1962) die Begriffe Präadoleszenz, Adoleszenz und Postadoleszenz gebraucht) als eine Periode, in welcher „die Wandlung einsetzt, welche das infantile Sexualleben in seine endgültige normale Gestalt überführen soll" (S. 112). Drei wesentliche Veränderungen finden gemäß Freud jetzt statt, nämlich die Unterordnung der erogenen Zonen unter das Primat der Genitalzone, die Festlegung auf neue, für die beiden Geschlechter verschiedene Sexualziele und die Wahl von Sexualobjekten außerhalb der Familie (vgl. auch A. Freud, 1957, S. 1740). Alle psychoanalytischen Autoren (Zulliger, 1972; Blos, 1962; A. Freud, 1957) waren sich darin einig, dass die hormonelle Umstellung während der Pubertät mit einer Zunahme von Triebstärke einhergeht, deren Bewältigung einen großen Energieaufwand vom Ich erfordert. Das Ich sieht sich von der Triebentwicklung bedroht, entwickelt Angst und verteidigt seine Existenz unter Anspannung aller Kräfte und mit Hilfe von Abwehrmechanismen (vgl. A. Freud, 1957, S. 1 743). Als typische Ängste wurden insbesondere Trennungs- und Kastrationsängste genannt. Gleichzeitig ist auch eine Zunahme von Aggressivität festzustellen: So betonte Brocher (1971), dass die einsetzende, starke Beunruhigung durch den Sexualtrieb zu einer kompensatorischen Aktivierung des Aggressionstriebes führte.

Bernfeld (1935) hatte festgestellt, dass sowohl Reizbarkeit, die sich bis zu heftigen und unmotivierten Wutausbrüchen steigern kann, als auch Angstbereitschaft während der Adoleszenz des Jungen eine herausragende Rolle spielten. Diese Aggressionsneigung rührte seiner Meinung nach aus unterschiedlichen Quellen: Ärger und Wut entstünden nach seiner Auffassung aufgrund von narzisstischen Kränkungen, Angst würde als Aggression nach außen gewendet und addierte sich zur primär vorhandenen Aggression.

Die psychoanalytische Forschung geht davon aus, dass die hormonelle Umstellung während der Pubertät mit einer Zunahme von Triebstärke einhergeht und dass darum ängstliche wie aggressive Affekte anwachsen, dass es aber vor allem zu affektiven Schwankungen kommt (vgl. Bovensiepen, 1986). Die einsetzende Reifung des Körpers und der damit verbundene Triebschub versetzen den Jugendlichen in eine neue Situation. Ein noch kindlicher seelischer „Apparat" befindet sich in einem körperlich reifen Erwachsenenkörper. Somit muss sich auch die Vorstellung, das Bild vom eigenen Körper verändern. Die Umgestaltungen des Körpers müssen darin integriert werden. Es muss zu einer Veränderung der Beziehungen des Jugendlichen zu seinen Eltern kommen. Die Bindungen müssen gelöst und ein Liebesobjekt außerhalb der Familie sollte angestrebt werden. Gleichzeitig müssen auch die Identifizierungen mit den Eltern im Ich, Über-Ich und im Ideal einigermaßen revidiert werden, denn das Ich des Jugendlichen sollte annähernd unabhängig und autonom werden. Und schließlich sollte die Auseinandersetzung mit der eigenen Lebensgeschichte, mit bisheriger Vergangenheit und der Zukunft möglich sein. Zugeschriebene Rollen sollten im Wesentlichen aufgegeben werden können, und erste identifikatorische Festlegungen sollten getroffen werden, also eine eigene Lebensform sollte entwickelt werden (vgl. Blos, 1962; Bohleber & Leuzinger, 1981; Streeck-Fischer, 2006). Das ist sehr viel für jedes Kind und nicht mehr lösbar, wenn schwere Strukturdefizite vorliegen. Dann kann es immer zu adoleszenten Krisen kommen.

Die wenigen kasuistischen und inhaltsanalytischen Arbeiten über Träume von Jugendlichen konnten dies mehr oder weniger bestätigen. So beobachtete Zierl (1960, 1973), dass der Einbruch des Sexuellen und seine körperlichen und seelischen Begleiterscheinungen mit Angst und Beunruhigung erlebt würden. Hieraus erklärte er sich die Häufung von Alpträumen vor Beginn der Pubertät in Form von Verfolgungsträumen, Fallträumen und Flugträumen. Zulliger (1972) beobachtete in den Träumen von Mädchen während der Vorpubertät vor allem Kastrationsängste. Zu diesem Ergebnis kam auch Langs (1967) mit einer inhaltsanalytischen Untersuchung von 36 Adoleszententräumen: Er stellte ein häufigeres Vorkommen von Aggressionen fest, von Kastrationsängsten, aber auch von Bedrohung der Selbstgrenzen, was sich als Todesangst niederschlagen könnte. Zu den erwähnten Untersuchungen muss allerdings angemerkt werden, dass die

2.4 Erinnerte Träume als Abbilder spezifischer Konflikte

Traumberichte häufig nicht von den Patienten, sondern von den Untersuchern protokolliert worden waren und dass es sich überwiegend um Traumprotokolle von Psychotherapiepatienten, d. h. um Träume von Jugendlichen mit pathologischen Merkmalen handelte.

Bezeichnenderweise konnte Foulkes (1982) in seinen Langzeituntersuchungen von Laborträumen von Jugendlichen die extremen Veränderungen, wie sie von einigen psychoanalytischen Autoren beschrieben worden waren, nicht bestätigen. Zwar stellte auch er fest, dass im Vergleich zu den Träumen von Kindern mehr positive und negative Gefühle in den Träumen der Jugendlichen vorkämen, insgesamt konstatierte er jedoch eher eine Tendenz zur Weiterentwicklung und zur Reife. In einer eigenen Untersuchung (Hopf & Tschuschke, 1993) konnten wir feststellen, dass bei den Mädchen während der Adoleszenz die Traumaffekte (Angst und Aggression) signifikant anstiegen, jedoch nicht bei den Jungen. Dies rührte offensichtlich daher, dass die Traumaffekte der Jungen schon während der Latenz wesentlich höher waren als bei den Mädchen und in der Adoleszenz nicht mehr wesentlich anstiegen. Die Traumaffekte der Mädchen erreichten jetzt das Niveau der Jungen.

Entscheidend für den Unterschied zu den von Psychoanalytikern untersuchten Träumen ist sicherlich, dass innerhalb der Psychoanalyse mit einer Selektion von hochkonfliktiven und deshalb auch affektintensiven Träumen gearbeitet wird. Sie sind darum nicht für durchschnittliche Träume von durchschnittlichen Träumern repräsentativ (vgl. Zeppelin & Moser, 1987).

Im Folgenden möchte ich einige Träume aus Präadoleszenz und Adoleszenz vorstellen.

Einbruch der Sexualität

Manfred ist ein stiller, angepasster Junge, der noch kindlich und wesentlich jünger als seine 14 Jahre wirkt. Er ist ohne Vater groß geworden und hängt bis heute sehr an seiner Mutter, der er oft freiwillig im Haushalt hilft. Seine lauten, kraftstrotzenden Mitschüler fürchtet er ein wenig, viel lieber hat er Kontakt zu Mädchen. Manfred erzählt die beiden folgenden Träume (s. Zeichnung 2, gesonderter Bildteil):

„Ich liege allein im Zimmer auf dem Bett. Da höre ich auf einmal Geräusche an der Wand. Also, die Wände bekommen Risse, der Putz fliegt runter von den Wänden. Als die Tür einfliegt, sehe ich lauter Murmeln, riesige runde Murmeln, auf mich zukommen und die Mauern einreißen. Als sie auf mich zukommen, wache ich aus dem Traum auf."

„In einem anderen Traum war es ähnlich, bloß da war es Masse, riesige Masse. Da bin ich in einem Zimmer mit einer Tür. Und als die Masse die Tür bedrängt, da fliegt die Tür ein, und da kommt die Masse in den nächsten Raum, und so sind das ein paar Räume. Bis ein Raum kommt ohne Tür. Und die Masse reißt zum Schluss die letzte Türe ein und kommt auf mich zu. Und als sie mich bedrängt, wach' ich aus dem Traum auf."

Im darauf folgenden Gespräch erinnert sich Manfred, dass ihn die unheimliche Masse an Gelee erinnerte und dass er früher der Mutter sehr gerne beim Einkochen von Gelee zugesehen hätte. Das Erwachen der Sexualität während der Pubertät wird von vielen Jugendlichen wie ein gewaltsamer Einbruch von etwas Bösem erlebt. Auch bei Manfred drang etwas Furchterregendes ein und riss nieder, was sich ihm entgegenstellte, drückte sogar die letzte Türe ein. Die Wände bekamen Risse, die bisher festgefügte Welt, die Sicherheit und Geborgenheit vermittelt hat, wird in ihren Fugen erschüttert. Obwohl außer seinem Traum-Ich, daraus bezieht der Traum einen Teil seiner unheimlichen Wirkung, keine Person im Traum zugegen ist, führen Manfreds Einfälle letztlich zur Mutter. Es ist nicht der gewaltig erlebte Triebeinbruch allein, welcher Angst und Schrecken verbreitet: Die erwachende Sexualität bedeutet gleichzeitig, dass sich der Jugendliche von seinen Eltern lösen und sich verselbständigen muss. Das endgültige und schmerzhafte Ende von der Kindheit kündet sich an, Abschied von Murmeln und gemütlicher Zweisamkeit mit der Mutter beim Geleeeinkochen. Es ist also auch die Angst vor einer unsicheren und ungewissen Zukunft, letztendlich wie in Benjamins Traum („dort, wo ich nichts kenne ..."), welche sich bemerkbar macht und den Jugendlichen zurücktreibt in die Welt seiner frühen Kindheit. Was allerdings bei Tag einigermaßen verleugnet werden kann, das gelingt im Traum nicht mehr, und daher rührt die so tiefe, weil existentielle Angst: Es ist eine erschreckende Realität, dass die Zeit der Kindheit endgültig vorbei ist.

Angst vor Sexualität

Ein gerade 14-jähriges italienisches Mädchen erzählte den folgenden Traum:
„In der Nacht, nachdem ich am Blinddarm operiert worden bin, habe ich einen schrecklichen Traum gehabt. Der Doktor stand über mir und sagte, er müsse noch einmal meine Wunde öffnen, denn er hätte etwas drin vergessen. Ich habe laut geschrieen: ‚Nein!' Dann bin ich aufgewacht und habe gespürt, dass ich ganz stark auf's Klo muss."

Es ist zu vermuten, dass Urinieren und sexuelle Empfindungen miteinander gekoppelt sind. Bekannt ist, dass chirurgische Eingriffe sehr leicht frühkindliche Phantasien von Verstümmelung und Vergewaltigung wiederbeleben können. Oft wird auch die infantile Vorstellung vom Geschlechtsverkehr der Eltern erinnert (A. Freud, 1976, S. 114). Das Mädchen nimmt im Traum die Rolle des passiven Opfers ein, das vom Mann vergewaltigt wird. Ich bin davon ausgegangen, dass die streng katholische Atmosphäre in der Familie bei dieser Jugendlichen die Konflikte noch erheblich verschärft hat (s. a. Traum von Fatma, S. 92).

Wandlung und der beschwerliche Weg in eine neue Welt

Die 12-jährige Anne ist sportlich sehr aktiv und bereits Leiterin einer katholischen Mädchengruppe. Sie gilt als burschikoses Mädchen, Jungen gegenüber ist sie in letzter Zeit besonders kratzbürstig und pampig. Anne bekam kurz vor diesem Traum ihre erste Menstruation, was für sie einen ziemlichen Schock bedeutete. Sie träumte das Folgende:
„Ich stehe vor einer Türe und klopfe mehrmals. Es meldet sich niemand. Ich öffne sie. Dann stehe ich draußen im Freien. Das finde ich ganz komisch. Mein

Bruder spielt da mit seinen Freunden Fußball. Ich rufe ihn, aber er kümmert sich überhaupt nicht um mich. Plötzlich ist vor mir eine hohe Mauer. Ich möchte wissen, was dahinter ist. Es gibt jedoch keine Türe. Ich klettere hinauf. Während ich klettere, bemerke ich, dass mein Knie blutet. Ich kann aber nicht darauf schauen, weil ich Angst habe, dass ich dann herunterstürze. Dann bin ich in einem Park. Obwohl ich keins sehe, weiß ich, dass es hier gefährliche Tiere gibt."

Es ist ein Traum mit reichhaltiger Symbolik, die auch ohne Assoziationen der Träumerin gut zu entschlüsseln ist, weil zentrale Adoleszenzkonflikte thematisiert werden. Es kündet sich ein Aufbruch an. Wie eine hohe Mauer stehen vielerlei Probleme vor der Jugendlichen. Aber sie klettert entschlossen darüber. Sie blutet, denn sie ist jetzt eine junge Frau, aber sie schaut nach vorn, um nicht abzustürzen. Die Angst vor den wilden Tieren, die vielleicht kommen, warnt auch vor Gefahren der neuen Welt und mahnt zur Vorsicht. Vor allem meint dieser Traum in prospektiver Sicht: Adoleszenz ist nicht nur Gefährdung. Sie bedeutet auch Eintritt in andere Welten und einen Zugewinn neuer Möglichkeiten. Dies ist der gut strukturierte und reif symbolisierte Traum eines seelisch relativ stabilen Mädchens.

Krise und Gefährdung

Anders war es mit dem folgenden Jugendlichen. Er war das Kind einer allein erziehenden Mutter; diese hatte zur Zeit der Schwangerschaft und Geburt noch studiert, und Jens war in vielerlei Pflegestellen gewesen. Eine psychologische Untersuchung sprach von „Teilhospitation". Mit fünf Jahren nahm ihn die Mutter zu sich. Er blieb allerdings, weil die Mutter arbeiten musste, oft sich selbst überlassen. Als Jens in die Adoleszenz kam, begann er, an Migräne zu leiden, die manchmal von Übelkeit und Erbrechen begleitet war. Besonders auffällig waren seine Apathie und eine andauernde Arbeitsunlust, was mit erheblichem Versagen auf dem Gymnasium einherging. Jens litt an depressiven Verstimmungen, Gefühlen von Entfremdung und einer zunehmend unerträglichen inneren Leere. Zunehmend begann er von Suizidabsichten zu sprechen. Er kam zu mir in psychoanalytische Behandlung. Auffällig war anfänglich die Scheu des Jungen, mir in die Augen zu sehen; insgesamt wirkte er verunsichert, saß mir distanziert gegenüber. Zumeist schwieg er, gähnte auch schon mal und gab sich recht gelangweilt. Die Stunden waren quälend lang, zurückgezogen in sein Schneckenhaus schwieg der Junge vor sich hin, so als hätte er kein Gegenüber.

In der 24. Stunde erzählte Jens den folgenden Traum:

„Ich ging in einer Allee. Rechts und links waren Bäume. Plötzlich stand alles Land unter Wasser, nur Gräser schauten heraus. Die Allee endete in einem See, in dem See waren Schwäne und eine Insel. Und das ist ganz komisch: Das Land muss deshalb so verwüstet und menschenleer gewesen sein, weil vorher eine Atombombe explodiert war. Ich musste unbedingt an die andere Seite des Sees. Dort war Zukunft, Rettung. Als ich in den See ging, habe ich durch das kalte Wasser einen Schock gekriegt, verlor den Boden unter den Füßen und musste schwimmen. Rechts von der Insel kam mir ein Mann entgegengeschwommen, der mich höhnisch anlachte und einfach weiterschwamm. Dann war ich ganz allein und nur von Wasser umgeben. Das andere Ufer habe ich nicht gesehen."

Anschließend äußerte Jens folgende Einfälle: „An dem See war ich schon 'mal. Da war er allerdings von Kindern belebt. Auch ein paar Erwachsene waren da, und Bänke standen zwischen den Bäumen und dem Uferstreifen. In mir war vorhin eine große Hemmung, das von der Atombombenexplosion zu erzählen. Ich wollte es bis zum vorigen Moment nicht tun. Einmal, weil ich die Sache komisch und blödsinnig finde. Andererseits hatte ich Angst, es könnte etwas Schlimmes sein."

Offenbar verbildlicht die Detonation der Atombombe, wie Jens den Triebeinbruch bei Beginn seiner Pubertät erlebt hat. Dieser war für ihn so problematisch gewesen, dass er sich mit Suizidabsichten getragen hatte und zu mir in die Behandlung kam. Eine Atombombenexplosion lässt eine Steigerung undenkbar erscheinen. Wo vorher festes Land war, ist jetzt nur noch Wasser, alles ist überschwemmt, verwüstet und menschenleer. Alles Feste, Struktur und Konturen, sind nicht mehr existent. Die Zeit scheint zurückgedreht zu sein, bis zum ersten Schöpfungstag, als nur Wasser die Erde bedeckt hatte. Das Hineinsteigen ins Wasser wird von Jens als Gefahr erlebt. Doch der Schock des kalten Wassers wirkt auch heilsam und aktivierend. Jens spürt, dass er sich nicht einfach fallen lassen kann, sondern dass er ans andere Ufer schwimmen muss, denn die Rettung, die Erneuerung, die Zukunft liegen auf der anderen Seite des Sees.

Einem einzigen Menschen begegnet Jens in seinem Traum. Es ist ein Mann, der ihn verhöhnt und im Stich lässt. Das lässt daran erinnern, dass Jens nicht ehelich geboren ist und sein Vater sich nie um ihn oder die Mutter gekümmert hatte. Zur Zeit der Behandlung lebte Jens mit Mutter und Großmutter und sehnte sich nach einem Mann, der für ihn Partner und Vorbild sein könnte. Als er diesen Traum träumte, fühlte er sich deprimiert, vereinsamt und isoliert, aber er hatte offenbar gewisse Hoffnung geschöpft, er „schwimmt einem neuen Ufer zu".

Die beiden Traumbilder verdeutlichen unterschiedliche Seiten der Adoleszenz, Wandlung, Umbruch, aber auch Krise und Gefährdung. Doch der zweite Traum ist unheimlicher und bedrohlicher als der erste. Es sind zwei Träume mit unterschiedlicher Symbolisierung (Ermann, 2005, S. 74). Die unbewussten Konflikte der 12-jährigen Träumerin sind über Symbole wohl geschützt. Der Traum des 14-Jährigen ist eine wenig verkleidete Darstellung seines „Ich-Zustandes" (s. Zeichnung 3, gesonderter Bildteil). Über gut symbolisierte und niederstrukturierte Träume wird im folgenden Abschnitt gesprochen.

2.5 Die Strukturierung der Träume von Kindern und Jugendlichen – höher- und niederstrukturierte Träume

1985 habe ich einen Artikel über den Umgang mit Träumen von strukturell ichgestörten Kindern und Jugendlichen, von Borderline-Fällen und von narzisstisch gestörten Patienten veröffentlicht (Hopf, 1985). Schon damals wurde in der Psychoanalyse davon ausgegangen, dass mit ihnen innerhalb der psychotherapeutischen Behandlung von Kindern und Jugendlichen anders umgegangen werden muss als mit Träumen von neurotischen Patienten. Hierüber wird auch im Kapitel über den Umgang mit Träumen in psychoanalytischen Behandlungen diskutiert werden.

Rohde-Dachser (1983) begründete ein modifiziertes Vorgehen damit, dass solche Patienten in der Regel nicht in der Lage sind, inkompatible Inhalte zu verdrängen und sie durch eine stabile Gegenbesetzungsbarriere vom Wiedereintritt ins Bewusstsein fernzuhalten. Ihr schwaches Ich ist deshalb einer wiederkehrenden Bedrohung durch die Überschwemmung mit primär-prozesshaften Inhalten ausgesetzt. Die Patienten reagierten auf Bedrohungen – wie etwa Konfliktdeutungen – regelhaft mit dem verstärkten Einsatz archaischer Abwehrmechanismen, vor allem von Spaltung und projektiver Identifizierung, sowie mit Fragmentierungstendenzen. Alles dies seien Manöver, die zwangsläufig mit einer Minderung der Realitätsprüfung einhergehen und so die ohnehin prekäre Ich-Integration weiter schwächen würden. Jede psychotherapeutische Technik, welche die Aufmerksamkeit des Patienten vermehrt auf primärprozesshafte Inhalte lenken und entsprechende regressive Prozesse anstoßen oder verstärken würde, wäre bei solchen Patienten deshalb kontraindiziert" (Rohde-Dachser, 1983, S. 107). Die Autorin meinte außerdem, dass bei schwer ich-gestörten Patienten **die Fähigkeit des Ichs zur Symbolisierung und zur Traumarbeit zumindest reduziert, situativ sogar aufgehoben sein** könnte. Solche Träume besäßen die Funktion einer primitiven Spannungsabfuhr, wobei „Es-Impulse von sadistischer oder inzestuöser Art" häufig ganz unverhüllt zutage treten würden.

Ein Traumbeispiel eines 16-jährigen Jugendlichen folgt, der wegen seiner depressiv-narzisstischen Symptomatik in eine analytische Behandlung gekommen war. Der Patient fühlte sich in der Schule nicht ausreichend anerkannt, gemobbt und als Außenseiter. Vom Vater war er geschlagen worden. Er übertrug seine Kastrationsängste auf die Institution Schule und brachte sich immer wieder in eine Opfer-Position. Aus dieser Stellung konnte er sich nur schwer lösen. Zur Mutter bestand eine symbiotische Abhängigkeit und er war mit ihr inzestuös verwickelt. Er erzählte seiner Analytikerin den folgenden Traum:

„Es ging um Sex – mein Lieblingsthema. Ich habe meiner Mutter gesagt, dass ich gerne Sex hätte. Dann war's so, dass sie sich angeboten hat und gemeint hat, ich könnte ja mit ihr schlafen. Dann hat die sich so was angezogen – so ein Body, das sah ziemlich gut aus. Unten am Body waren zwei Streifen. Dann hat sie die Beine auseinander gemacht und die zwei Streifen abgemacht. Dann kam mein Part. Dann war ich drin und bin aufgewacht."

An diesem Traumbeispiel fällt auf, wie Sexualität völlig unverhüllt und der Inzest in gänzlich unsymbolisierter Weise in Erscheinung tritt. Erkennbar ist auch eine stark exhibitionistische Tendenz, einhergehend mit Schamlosigkeit. Es wird aber auch deutlich, wie der Patient mit seiner Traumgeschichte seine Analytikerin zu verführen suchte. Ermann betont das Fehlen von Scham- und Schuldgefühlen beim Bericht von derart bizarren Träumen; dies ist seiner Meinung nach deutliches Zeichen für einen primären oder regressiv entstandenen Borderline-Zustand (2005, S. 75).

Ermann (2005) bezeichnet jene Träume mittlerweile auch als „niederstrukturierte Träume". Darunter werden Träume von schwer regredierten und Borderline-Patienten mit „konkretistischen Darstellungen von somatisch-affektiven Zuständen" verstanden. Ihre Funktion ist es, „Gefährdungen des Selbst, gespürte Gefahren des Selbstverfalls, der Selbstfragmentierung, aber auch andere prekäre Wahrnehmungen über sich selbst" mitzuteilen (S. 77). Solche Träume sind für das träumende Kind oder einen Jugendlichen schockierend und erschreckend, weil das schwache Ich von ihnen geradezu überflutet wird, und es ist eine wichtige Aufgabe des Therapeuten, hierbei zunächst Zuflucht und Schutz zu bieten. Ein niederstrukturierter Traum präsentiert seine Inhalte ohne eine schützende Haut: Ich habe solche Träume gelegentlich wie die offene Wunde eines sich selbst verletzenden Jugendlichen erlebt.

Um ein besonders eindrückliches Beispiel aufzuzeigen, möchte ich noch einmal einen Traum aus der Therapie des 14-jährigen Jens von vorher bringen. Während seiner Behandlung erkrankte er, er hatte hohes Fieber, und in dieser Nacht träumte er den folgenden, ihn zutiefst erschreckenden Traum, welchen er in der folgenden Stunde erzählte:

„Es war vollkommene Dunkelheit um mich herum. Ich hatte keinen Körper, aber gleichzeitig das Gefühl, als sei ich doppelt da. Dieses ‚Doppelte' war irgendwo außerhalb. Alles war zeit- und raumlos. Dort, wo ich war, war irgendein Raum, in dem ich schwebte, irgendwelche Dimensionen. Diese Dimensionen waren unterteilt in einzelne Räume, die sich ständig veränderten und die wie Spinnenweben aneinander hingen. In einem kleinen Raum innerhalb dieser Spinnennetze war ich, wollte raus und drückte gegen die Wände. Diese gaben zwar nach, doch nirgends war eine Öffnung. Ich konnte nicht hinaus! Ich geriet in panische Angst. Ich fühlte in mir, wie sehr ich raus wollte und dass es mir gleichzeitig unmöglich war. Und ich merkte, dass außerhalb des Raumes ein Teil von mir war, vermutlich mein Gehirn, und ich wollte damit wieder vereinigt werden. Da plötzlich ertönte eine Stimme, die von irgendwoher kam, überall war, raumlos war: ‚Jetzt kämpft der mit dem Wahnsinn!' Da wurde meine Angst noch größer, und ich habe geschrieen. Unendlich später dann, meine Angst dauerte schon ewig, sah ich etwas Größeres, etwas Ovales. Da habe ich hineinkriechen können, und ich fühlte mich geborgen und erleichtert. Da wich alle Angst von mir. Jetzt vereinigte ich mich wieder mit dem ‚anderen', und ich spürte darüber unendliche Erleichterung." (Hopf, 2005, S. 47)

Ganz sicher begünstigte die fiebrige Erkrankung des Jungen eine Regression des Ich in sehr frühe Entwicklungsstufen, die manifesten Trauminhalte sprechen eine augenfällige Sprache: Körperlosigkeit, dann Doppelheitsgefühle, Flucht in die Fragmentierung, Angst vor der Selbstauflösung. Es werden offensichtlich jene Angstvorläufer und namenlosen Ängste erkennbar, welche während der unzulänglichen Symbiose im ersten Lebensjahr vom mütterlichen Partner nicht ausreichend „contained" werden konnten, so dass es zu keinem Urvertrauen kam. Bion nennt diese Ängste auch „namenlose Ängste", weil sie noch keine symbolischen Repräsentanzen besitzen.

Im zweiten Traumteil regrediert das Ich auf eine noch tiefere Ebene. Vielleicht wird jene Zeit im mütterlichen Uterus entfaltet, als noch Geborgenheit und einigermaßen Angstfreiheit vorherrschten. Dieser Traumteil zeigt die intensiven – kompensatorisch zur bewussten Situation mit Berührungs- und Beziehungsängsten stehenden – Wünsche des Patienten nach Verschmelzung mit einem Objekt, also seine starken symbiotischen Bedürfnisse. Andererseits ist denkbar, dass dieser Traumteil auch den von Michael Balint (1960) so benannten Prozess „Neubeginn", eine gutartige Regression und die Auflösung der Grundstörung, einleiten könnte.

Zur Stunde seiner Traumerzählung hatte Jens ein Bild mit dem Titel „The Day, the Future ends ..." („Der Tag, an dem die Zukunft endet") mitgebracht (s. Zeichnung 4, gesonderter Bildteil).

Jens war ein sehr kreativer Jugendlicher; er hat von vielen seiner Träume Bilder gemalt, welche seine niederstrukturierten Traumbilder eindrücklich wiedergeben. Eindrücklich sind die grandiosen kosmischen Katastrophen. Nirgends scheint mehr Kontakt zur „Mutter" Erde zu bestehen. Eine hypermoderne, grellbunte, andererseits unbelebt und kalt wirkende Stadt wird zusammen mit Raumschiffen und einer schon deformierten Sonne ins Dunkel, in ein „Schwarzes Loch" hinabgesogen. Diese apokalyptische Phantasie drückte auch seine derzeitigen depressiven Empfindungen aus. Jens hatte begonnen, sich aus einer von ihm als kalt und funktional erlebten Welt zurückzuziehen.

In seinen weiteren Bildern, die ich wiedergeben will, zeichnet sich der therapeutische Prozess ab, der hilfreich erlebt wurde. Zu Beginn der Behandlung hatte er das Bild „The Beginning" gemalt, ohne dass ich davon wusste (s. Zeichnung 5, gesonderter Bildteil).

Jens brachte es erst später mit in die Therapie. Er liebte es, mir seine Bilder zu zeigen und über sie zu sprechen. Ich habe in diesem Bild den Anfang unserer Beziehung gesehen, aber auch die Rückkehr in die Zeit seiner Geburt. Dieses Bild war typisch für eine Vorliebe, kosmische Ereignisse im weiten, kalten und unbelebten Weltraum darzustellen. Es zeigt in besonderem Maße seine Rückwendung zu den Anfängen des Lebens überhaupt, die für ihn so problematisch gewesen waren. Man kann das Bild betrachten, als entwickelten sich die Spiralnebel und Meteore aus einer Mitte heraus. Mich erinnerte es allerdings auch an den Blick eines Säuglings aus einem dunklen Geburtskanal in eine einerseits chaotische und dann doch wieder streng geordnete Welt, in der sich alle Wege in endlosen Spiralen im Unendlichen verlieren – dorthin, wo sich spinnwebartig Fäden aus der Dunkelheit ziehen. Schließlich malte Jens den „See der Zeit" (s. Zeichnung 6, gesonderter Bildteil).

Zum ersten Mal tauchte er als Person auf, sehr naturalistisch, zwar von Blitzen bedroht, die eine im Dunkeln lauernde unheimliche, über-ich-hafte Götter-Figur schleuderte. Aber er wird von zwei Händen gehalten und geschützt. Ich nahm dies als Übertragungsangebot wahr, ich vermittelte väterlichen Halt und war gleichzeitig eine Sicherheit spendende Mutter.

2.5.1 Symbolische Gleichsetzung und reifes Symbolisieren

Erst Symbolisierungsfähigkeit macht es einem Kind möglich, Trennungen samt dazugehörenden Unlustgefühlen auszuhalten. Die Fähigkeit zum Symbolisieren entwickelt sich von der symbolischen Gleichsetzung über das Übergangsobjekt hin zu einer reifen symbolischen Darstellung. Bei symbolischer Gleichsetzung wird das Symbol mit dem symbolisierten Objekt gleichgesetzt, so dass beide identisch erlebt werden. Bei echter Symbolbildung oder symbolischer Darstellung *repräsentiert* das Symbol das Objekt, aber es wird nicht mit ihm *gleichgesetzt*: Fremdes wird somit vertraut und Abwesendes denkbar (Kämpfer, 2001). Segal (1990, 1991) meint, dass es allerdings keinen Patienten gäbe, dessen Symbolbildung sich *ausschließlich* auf symbolischer Ebene abspielen würde. Ebenso wenig ist sie der Meinung, dass die Symbolik der depressiven Position ganz frei von konkreten Elementen wäre. Symbolbildung strukturiert die innere Welt des Kindes und erlaubt eine zunehmende Unabhängigkeit von realen äußeren Objekten.

Fonagy et al. (2004) beschreiben zwei elementare Formen des repräsentionalen Funktionierens, welche der reifen Entwicklung der Mentalisierungsfähigkeit vorangehen: Den Modus der „psychischen Äquivalenz" und den „Als-Ob"-Modus als Repräsentation inneren Erlebens (S. 296). Mit dem Begriff „psychische Äquivalenz" bezeichnen die Autoren die primitivere Ebene des mentalen Funktionierens, auf der innere Zustände wie Gedanken, Phantasien und Gefühle mit der Realität verwechselt und als Realität – statt als (bloße) Repräsentationen der Realität – empfunden werden. Im Gegensatz dazu ist der „Als-Ob"-Modus des Mentalisierens durch ein Gewahrsein des repräsentationalen Charakters innerer Zustände gekennzeichnet: Indem das Kind eine Abtrennung seiner mentalen Repräsentationen von der Realität vornimmt, kann es Gedanken und Phantasien von der Wirklichkeit unterscheiden (S. 297). Die Ähnlichkeiten zu den Begriffen „symbolische Gleichsetzung" und „reifer Symbolisierung" sind deutlich. Die Begriffe von Fonagy et al. sind jedoch weiter gefasst und beruhen vor allem auf anderen theoretischen Grundlagen, u. a. der Kognitionspsychologie.

Ein niederes Strukturniveau wird unter anderem durch unzureichende Symbolisierungsfähigkeit, also konkretistisches Denken, gekennzeichnet. Ein höheres Strukturniveau ist erkennbar über reife Symbolisierungsfähigkeit, wobei es immer – wie bereits erwähnt – zu unterschiedlichen Regressionen kommen kann. Ermann meint, dass sich das Leben als permanentes Pendeln zwischen verschiedenen strukturellen Ebenen abspielen würde (2005, S. 74), bei Kindern kann über ihr Spielen und Träumen das jeweilige Funktionsniveau recht gut beschrieben werden (vgl. Heinemann & Hopf, 2006). Ein niederstrukturierter Traum kann also gelegentlich durchaus auch bei gut strukturierten Träumern vorkommen. Ermann hat den Unterschied von nieder- und höherstrukturierten Träumen differenziert herausgearbeitet und – wie **Tab. 2.1** zeigt – dargestellt.

Die digitalen Zeichen verweisen auf einen Ich-Zustand von Verletztheit oder Verlassenheit. Sie können nicht im Hinblick auf latente, verborgene Wünsche oder Motive gedeutet werden. Ermann sieht die Aufgabe des Therapeuten darin, „das Schöpferische für den Ich-Aufbau und die Progression zu nutzen, ohne da-

Tab. 2.1: Unterschied zwischen nieder- und höherstrukturierten Träumen (Ermann, 2005, S. 75)

	Niederstrukturierte Träume	Höherstrukturierte Träume
Organisation	Digitale Zeichen für Ich-Zustände	Symbole für Erfahrungsrepräsentanzen
Inhalt	Unverhüllte Triebhaftigkeit und Affektivität	Verhüllung der Traumabsicht
Ursprung	Prozessgedächtnis	Erinnerungsgedächtnis
Funktion	Externalisierung und Strukturierung von Spannungen	Neurotische Konfliktlösung und narzisstische Restitution

bei die Verzweiflung, Hoffnungslosigkeit, Destruktivität oder ein mögliches Scheitern zu verleugnen". Er sieht es darum als wichtig an, die Anlässe zu klären, aus denen sie geträumt wurden und den Auftrag an den Zuhörer der Traumerzählung herauszuhören (S. 80).

2.5.2 Das Tier als Indikator für Symbolisierungsprozesse in den Träumen von Kindern und Jugendlichen

Zum Inventar eines jeden Kasperltheaters gehört ein Krokodil. Das ist eigentlich verwunderlich, leben Krokodile in unseren Breiten doch nur im Zoo. Warum wurde kein heimisches, uns vertrauteres Tier ins Ensemble gewählt? Das Krokodil ist gierig und unbeherrscht. Es ist gefräßig, unberechenbar, und es ist nicht zu zähmen. Es repräsentiert somit aus Sicht der Psychoanalyse früheste Triebhaftigkeit wie Neid, Gier und orale Aggression. All das kann über kein anderes Tier so verdichtet mitgeteilt werden, und darum muss es ein Krokodil sein.

Tiere eignen sich also bestens, dass auf sie Affekte und – durchaus komplexe – Vorstellungen projiziert werden. Darum besitzen sowohl der Bär, der Wolf als auch die Schlange im Märchen archetypischen Charakter. Vor allem hat die Schlange vielfältige symbolische Facetten und Bedeutungen: Im primitiven Bewusstsein sind Tier und Mensch innerlich noch austauschbar (Siebenthal, 1953, S. 366). Auf die vielfältige Symbolik kann hier nicht ausreichend eingegangen werden, ich empfehle hierzu entsprechende Lexika. Zahlen- und Farbensymbolik finden sich ausführlich bei Riedel (1998) sowie bei Müller-Spahn (2005). Im folgenden zwei Traumtiere, eins von einem Kind, das andere von einem Jugendlichen gemalt (s. Zeichnung 7 und 8, gesonderter Bildteil).

Der Traumforscher van de Castle (1970) hat Erwachsenen- und Kinderträume auch hinsichtlich des Vorkommens von Tieren untersucht. 34 % aller Traumtiere in den Träumen waren wilde und real gefährliche Tiere wie Schlangen, monströse Ungeheuer oder Großkatzen. Jungen träumten signifikant häufiger von solchen Tieren als Mädchen. Mädchen bevorzugen Säugetiere in ihren Träumen, Jungen häufiger Tiere entfernterer Vertrautheit und stammesgeschichtlicher Distanz, beispielsweise Reptilien. Bei der – bereits erwähnten – allgemeinen Affektprojektion, welcher Tiere von Seiten der Menschen unterliegen, könnte dies eine höhere Selbstakzeptanz der eigenen emotionalen Persönlichkeitsseite durch Frauen bedeuten. Je mehr Tiere sich im Traum tummeln, desto kürzer werden die Berichte, da Angstträume die Folge sind und häufig zum Erwachen des Träumers führen. Kommen mehr Tiere in Träumen vor, so finden sich auch mehr Aggressivität, Missgeschick, Furcht, unvertraute Umgebungselemente, Stress und Misserfolg in diesen Träumen. Die meisten Traumtiere (73 %) werden übrigens als männlich eingeschätzt. Frauen haben insgesamt weniger aggressive und mehr freundliche Begegnungen mit Traumtieren. Im Zusammenhang mit den Geschlechtsunterschieden werde ich auf diese Fakten näher eingehen (vgl. S. 149 f.).

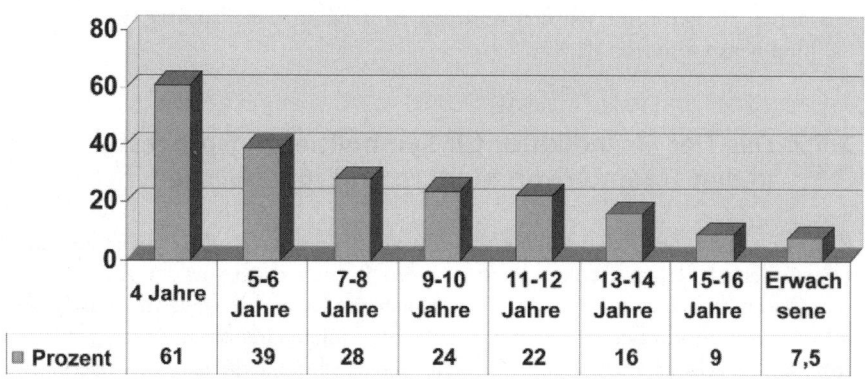

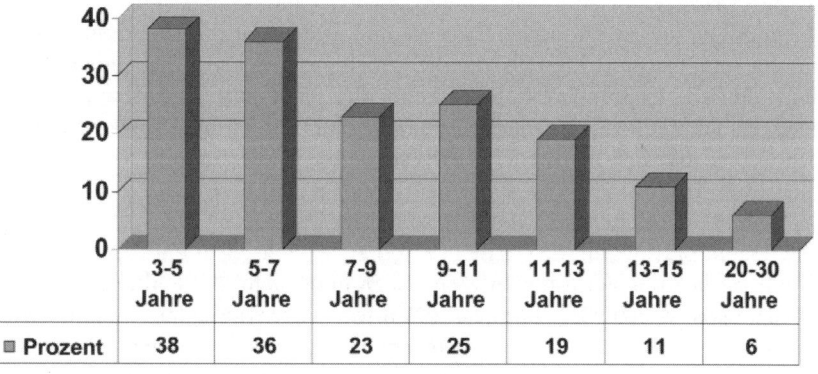

Abb. 2.2: Häufigkeit von Tierträumen

2.5 Die Strukturierung der Träume

Van de Castle hat auch festgestellt, dass mit zunehmendem Alter der Kinder Tierträume signifikant abnehmen So kommen noch bei 61 % der vierjährigen Kinder Tiere in Träumen vor, bei den Fünf- bis Sechsjährigen 39 %, bei 13- bis 14-Jährigen sind es bereits nur noch 16 % und bei Erwachsenen gerade noch 7,5 %.

Diese Ergebnisse konnten Foulkes und Strauch im Wesentlichen auch mit ihren Laboruntersuchungen bestätigen. Allerdings waren die Häufigkeiten von REM-Träumen, in denen Tiere aufgetreten waren, etwas geringer als bei den Träumen, die van de Castle über erinnerte Träume erfasst hatte (3–5: 38 %; 5–7: 36 %; 7–9: 23 %; 9–11: 25 %; 11–13: 19 %; 13–15: 11 % und 20–30: 6 %; Strauch, 2006, S. 79). Strauch stellte zudem fest, dass die meisten Kinder – obwohl sie Haustiere besaßen – dennoch selten von den eigenen oder bekannten Tieren geträumt hatten. Dies weist auch ihrer Meinung nach darauf hin, dass sie in den Träumen prototypische Rollen übernähmen.

Es ist davon auszugehen, dass die Abnahme von Tieren in Träumen auf eine immer reifere Symbolisierungsfähigkeit der heranwachsenden Träumerinnen und Träumer zurückzuführen ist. Ein kleines Kind ist anfänglich nur bedingt fähig, sich und seine Affekte darzustellen. Es projiziert darum seine affektiven Vorstellungen auf das Tier, so dass es zu einer noch symbolisch gleichsetzenden Darstellung von Affekten kommt (etwa Krokodil = Aggression; Hase = Angst; Schäfchen = Bedürfnis nach Nähe). Die Psychoanalytikerin Julie Aichele (1940/1941) war der Überzeugung, dass das Tier eine Brücke zwischen der äußeren Natur und – durch seine Zugehörigkeit zum Märchen und Mythos – der inneren Wirklichkeit darstellen würde. Damit könnten Tiere in Träumen im Verlauf der Entwicklung auch die Funktion von Übergangsobjekten, hin zur reifen Symbolisierung und Objektbeziehung einnehmen: Wird ein Kind älter, so stehen ihm immer reifere Symbole zur sublimen Abbildung seiner Gefühlswelt zur Verfügung.

Auch nach Foulkes reflektieren Tiere in den Träumen möglicherweise die eigene Impulsivität eines Kindes oder repräsentieren ihnen wichtige Menschen (Foulkes, 1982, S. 51). Andererseits vermutet er auch, dass Kinder häufig einfach von Tieren berichten würden und nicht von geträumten Träumen. Hamburger meint hierzu, dass es nur natürlich wäre, dass Kinder ihre Träume wie Geschichten erleben würden und auch in ihren Traumberichten solche Geschichten wiederholten, die ihnen erzählt wurden (S. 143). Für den Psychoanalytiker sind das einfache Tagesreste und Konfabulationen, die in die Traumerzählungen eingeflossen sind. Dies geschieht bei Träumen von Vorschulkindern fast immer, weil Kindern während dieser Altersstufe eine Trennung von Geschichten, Erlebnissen und Traumerinnerungen noch nicht möglich ist. Andererseits hat Foulkes auch festgestellt, dass in den Träumen der Kinder bis etwa fünf Jahren kaum Gefühlsäußerungen (nur bei etwa 8 %) vorkommen. Das unterstreicht die zuvor genannte Vermutung, dass Gefühle bei kleineren Kindern über eine Abbildung von Tieren in den Träumen Darstellung finden.

3 Diagnostik

3.1 Ein Arbeitsbündnis wird hergestellt

Wie bereits erwähnt, kommt der Trauminterpretation in Kinderpsychoanalysen lediglich eine untergeordnete Rolle zu. Eine Ursache war, dass es kaum gelang, Kinder zum verbalen Assoziieren anzuleiten. Weil in den Anfängen der Kinderanalyse ausschließlich mit dem latenten Trauminhalt gearbeitet wurde, war das ein erhebliches Hindernis. Der Ausfall der freien Assoziation wurde schließlich durch das Spiel ersetzt: Da sich gemäß psychoanalytischer Auffassung Triebabkömmlinge, Impulse und Wünsche auch im freien Spiel, in bewussten Phantasien und in Tagträumen ausleben, erübrigte sich von da an eine konsequente Traumanalyse.

Mittlerweile ist jedoch die Arbeit – auch – mit dem manifesten Traum selbstverständlich geworden. Kinder liefern zudem ausreichend Assoziationen, auch wenn diese oft nur passager sind und aus wenigen Worten bestehen. Nichts erhellt allerdings eine aktuelle Konfliktsituation, vorhandene Ängste, Ichstärke und Symbolisierungsfähigkeit besser als ein Traum; ich denke, die wenigen Beispiele im vorherigen Kapitel haben das bereits erkennen lassen. Aber wie gelingt es, Kinder (ich werde im Folgenden nur von Kindern sprechen, denn bei Jugendlichen ist das bekanntlich anders) auch zum Erzählen ihrer Träume zu motivieren? Aus Traumseminaren ist mir bekannt, dass das manchmal als unbefriedigend erlebt wird. Andererseits herrscht oft eine Verunsicherung, Kinder direkt anzusprechen, weil befürchtet wird, dass dann die abstinente Haltung aufgegeben würde. Nach meiner Erfahrung erzählen Kinder gerne Träume und machen sie dem Analytiker zum Geschenk, und natürlich sind Traumerzählungen immer in das gesamte Beziehungsgeschehen mit Übertragungen und Widerständen eingebunden. Unsere Haltung ist entscheidend, die wir zu Träumen haben, dann werden Kinder auch viele erzählen. Bettelheim hat zwar gemeint, dass das **Spiel** der Königsweg zum bewussten und unbewussten Innenleben des Kindes sei (1987, S. 82), und Bettelheim will ich nicht widersprechen. Ich formuliere darum so: Spiel und Träume sind Königswege zum Unbewussten von Kindern. Wir sollten **beide** Wege mit ihnen beschreiten, um ihre innere Welt zu verstehen und ihnen weiterhelfen zu können. Übrigens fand es Altman (1992) überhaupt nicht nötig, erwachsene Patienten darauf hinzuweisen, dass sich der Analytiker für ihre Träume interessiert; die Patienten würden das selbst bestimmen, wenn das analytische Klima offen wäre (S. 47).

3.1 Ein Arbeitsbündnis wird hergestellt

Winnicott hat dem ersten Gespräch mit einem Kind eine besondere therapeutische Bedeutung beigemessen, weil es eine einmalige Gelegenheit darstellte, mit einem Kind zu kommunizieren, wie das später kaum mehr möglich sei. Über jenen ersten Augenblick, als Winnicott Gabrielle, die auch Piggle genannt wurde, begegnete, schrieb er das Folgende: „Gabrielle machte einen ernsten Eindruck, und es war augenscheinlich für mich, sobald sie den Kopf zur Tür hereingestreckt hatte, dass sie zum Arbeiten gekommen war" (1980, S. 21). Damit beschrieb er das Arbeitsbündnis mit dem kleinen Mädchen, das damals gerade zwei Jahre und vier Monate alt war. Winnicott hat – das Beispiel auf S. 38 f. macht das deutlich – erst nach Träumen gefragt, wenn er spürte, dass sich eine analytische Beziehung etabliert hatte. Gemäß Greenson (1973) bilden den zuverlässigen Kern eines Arbeitsbündnisses die Motivation des Patienten, seine Krankheit zu überwinden, sein Gefühl der Hilflosigkeit, seine bewusste und rationale Bereitwilligkeit mitzuarbeiten und seine Fähigkeit, den Anweisungen und Einsichten des Analytikers zu folgen (S. 204). Das wirkliche Bündnis bestehe allerdings aus dem vernünftigen Ich des Patienten und dem analysierenden Ich des Analytikers, was eine Idealvorstellung repräsentiert, aber so wahrscheinlich nicht existiert. Der Therapeut muss die therapeutische Situation so gestalten, dass ein Patient Derivate aus dem Unbewussten hervorbringen und ihm mitteilen kann (vgl. Berns, 2002, S. 173). Dem erwachsenen Patienten wird gewöhnlich in den ersten Stunden die sog. Grundregel mitgeteilt, von Thomä & Kächele behutsam so formuliert: „Bitte versuchen Sie, alles mitzuteilen, was Sie denken und fühlen. Sie werden bemerken, dass dies nicht einfach ist, aber der Versuch lohnt sich." (S. 238). Älteren Jugendlichen kann das in ähnlicher Weise gesagt werden.

Wenn der Therapeut einem Kind zum ersten Mal begegnet, ist er nicht mehr unbefangen, denn er hat in der Regel bereits mit seinen Eltern gesprochen, oft schon über Absprachen und Rahmenbedingungen. Wie kann man einem Kind vermitteln, was in einer psychodynamischen Therapie geschieht, damit es – wie Freud einst so schön formuliert hat – „als Mitarbeiter" gewonnen werden kann? Es wäre möglich, und ich weiß, dass es gar nicht selten so gehandhabt wird, dem Kind überhaupt nichts zu sagen und abzuwarten, was es sagt oder tut. Es gibt tatsächlich Kinder, die sofort zu reden beginnen, weil sie kontraphobisch auf die Situation reagieren. Aber betrachten wir die aktuelle Situation eines Kindes, das zum Erstkontakt kommt: Das Kind steht in der Regel einem wildfremden Menschen gegenüber, weiß nicht, was es tun soll und was von ihm erwartet wird. Das wird zwangsläufig Ängste hervorrufen, die nur gemildert werden können, indem einem Kind die fremde Situation erklärt wird. Anna Freud hat gemeint, dass kleinere Kinder weniger über die Behandlungsmethode erfahren wollen, sondern darüber, dass man Hilfe bekommt. So wurde also einem Jungen von viereinhalb Jahren gesagt, er werde hierher gebracht, damit er und seine Mutter nicht mehr so viel Streit miteinander hätten (Sandler et al., 1982, S. 188). Dieser antwortete, er streite gern mit seiner Mami! Hier begegnen wir einem Problem. Der Leidensdruck, der in der Regel auf Eltern lastet, muss keineswegs auch bei einem Kind vorhanden sein. Und Behandlungsziele, welche Eltern anstreben, müssen keineswegs die gleichen sein, welche ein Kind für sich wünscht. Eine andere gängige Variante ist es, einem Kind zu sagen: „Wir werden uns jetzt ein- oder zweimal die

Woche sehen, und du kannst hier spielen und alles tun, was du willst." Ich empfehle nicht, so etwas beispielsweise einem Kind mit sog. ADHS zu sagen. Es wird vielleicht Ihre gut gemeinte Aufforderung unsymbolisiert-konkretistisch umsetzen und Ihr Praxiszimmer zur Müllhalde umwandeln. Diese Aufforderung missachtet, dass es einen Rahmen, Regeln, Absprachen, eine Realität gibt. Das Kind muss begreifen, wie seine Mitarbeit in einem künftigen analytischen Prozess aussieht, und das können erfahrungsgemäß auch schon kleine Kinder verstehen.

Es existiert eine Fülle von Literatur über die erste Stunde, eine Arbeit stammt von Rosmarie Berna-Glantz (1972). Darin erklärt sie ihrer elfjährigen Patientin die geplante Therapie folgendermaßen: „Die Eltern möchten, dass ich Euch helfe. Ich tue das gern. Die Hilfe sieht so aus, dass ich Dir – und den Eltern – helfe, das, was schwierig ist, besser zu verstehen. Dazu ist es am besten, wenn Du mir möglichst viel erzählst, was Dir gerade in den Sinn kommt. Für uns ist alles interessant." Es fällt auf, dass Berna-Glantz sich mit ihrer Formulierung stark an der Grundregel für Erwachsene orientiert, Träume und Spielen bleiben unerwähnt. Ich meine, dass immer wieder aufs Neue erspürt werden muss, was oder wie etwas einem bestimmten Kind erklärt wird. Ich folge hier Anna Freud, die gemeint hat, dass es keine Formel dafür gäbe, wie man ein Kind in die Behandlung einführen würde: „Tatsächlich könnte ein standardisiertes Schema für die Durchführung von Anfangssitzungen ohne Rücksicht auf die Natur der Störung des Kindes oder den Grad seines Bewusstseins davon nur die optimale Entwicklung der analytischen Arbeit beeinträchtigen" (S. 188). Indem von Anfang an mit dem Kind analytisch gearbeitet wird, die Szenen verstanden und deutend mit ihnen umgegangen wird, kann auch sukzessive das Arbeitsbündnis vermittelt und hergestellt werden.

Natürlich kann es beim Fragen nach Träumen, wie in anderen „Testsituationen", zu Übertragungs- und Gegenübertragungsphänomenen kommen. Die wache Beobachtung psychodynamischer Abläufe ist darum von erheblicher Bedeutung, denn es können immer Irritationen entstehen, wenn ein Behandler seine abstinente psychoanalytische Haltung verändert. Ich will im Folgenden ein Beispiel aus einer Behandlung von Petersen (1994) bringen, welches offenbart, wie Haltung, Handeln und Nichtverstehen des Analytikers immer Auslöser für szenisches Geschehen und Traumerzählungen werden kann:

Ein 11-jähriger Patient erzählte in der ersten Sitzung, in der er von der Therapeutin nach Träumen, frühen Phantasien etc. gefragt worden war, dass er früher oft den folgenden Traum gehabt habe: Er sei in einem Haus gewesen und habe in das Badezimmer gehen wollen. Als er in das Zimmer geguckt habe, habe er mit Erschrecken festgestellt, dass die Badewanne überlaufe. Er habe in die Küche rennen wollen. Vor der Küche sei eine tiefe Ritze gewesen; in die sei er hineingefallen. Beim Fallen habe der Traum aufgehört, oder er sei vor lauter Angst aufgewacht, das wisse er nicht mehr.

Die Therapeutin vermutete, dass die Erzählung des Jungen wohl eine Reaktion auf ihre bedrängende Fragestellung war. Dieser Patient wäre sehr sensibel eindringendem Verhalten gegenüber gewesen und hatte die Situation, als sie ihn nach Träumen befragte, vermutlich als „bedrängend, überfordernd und nichthaltend" wahrgenommen (Petersen, 1994, S. 50).

Winnicott hat es ganz unorthodox aufgezeigt, und seine Fallstudien sind auch hierfür lehrreich, wie Traumarbeit in die Stundenverläufe integriert wird. Im richtigen Moment wird nach Träumen gefragt, und das kann immer wieder im Verlauf einer Behandlung geschehen. Es wird die abstinente Haltung dann nicht stören, wenn Traumarbeit – und dazu gehört auch das Erinnern an Träume – immer in eine haltende analytische Beziehung eingebettet ist.

3.2 Der Traum in der Diagnostik

Szenisches Verstehen, projektive Tests, Fragebogentests werden dort eingesetzt, wo diagnostische Erwägungen im Vordergrund stehen. In der Praxis von Kinderärzten, Kinder- und Jugendpsychiatern, an psychologischen Beratungsstellen, aber auch bei Kinder- und Jugendlichen-Psychotherapeuten ist es oft entscheidend, präzise Aussagen zur Psychodynamik und zur Diagnostik zu erhalten. Nichts eignet sich hierzu besser, als der Traum eines Kindes oder Jugendlichen, den wir gründlich untersuchen können (vgl. Fahrig & Horn, 1983, S. 86 f.).

3.2.1 Traum eines Jugendlichen unter verschiedenen Deutungsaspekten

Rauchfleisch (1984) hat in einem Buchbeitrag den Traum einer Erwachsenen unter verschiedenen Deutungsaspekten betrachtet. Dabei wollte er keiner der verschiedenen Zugangsmöglichkeiten Vorrang gewähren; vielmehr ergänzten die verschiedenen Aspekte einander. Je nach Persönlichkeit des Patienten und nach Stand der Analyse kann seiner Meinung nach im Verlauf einer Behandlung einmal die eine, ein anderes Mal eine andere Interpretationsebene gewählt werden. Ich habe Rauchfleischs Kriterien teilweise übernommen, für Kinder und Jugendliche ergänzt und modifiziert. Ich will mit dem vorliegenden Interpretationsmuster verdeutlichen, dass, obwohl dieser Traum kürzer ist als in der Regel ein Erwachsenentraum, dieselbe Vielfalt erkennbar wird und auch aufgegriffen werden kann. Die folgenden Kriterien, es sind einige wichtige, längst nicht alle, lassen sich problemlos auch auf Träume von Kindern übertragen. Ich gehe davon aus, dass die Fülle der Erkenntnisse genügen wird, um etwa einen Bericht zum Gutachterverfahren zu erstellen. Ich habe bewusst einen Traum aus einer Behandlung gewählt, um – wenigstens kurz – auf einige behandlungstechnische Probleme eingehen zu können. Selbstverständlich eignet sich **jeder** Traum dazu, mit dem dargestellten Interpretationsmuster untersucht zu werden.

Anders als bei Erwachsenen müssen wir bei Träumen von Kindern und Jugendlichen immer an die Entwicklungsphase denken, in welcher sich Träumerin oder Träumer gerade befinden. Ich habe bereits im vorherigen Kapitel betont, dass die hormonelle Umstellung während der Pubertät mit einer Zunahme von Triebstärke einhergeht und dass darum ängstliche wie aggressive Affekte anwachsen, so dass es vor allem zu erheblichen affektiven Schwankungen kommen kann (vgl. Bovensiepen, 1986). Vor diesem allgemeinen Hintergrund müssen wir auch den folgenden Traum begreifen.

Traumbeispiel
Aus didaktischen Gründen habe ich, wie in Traumseminaren üblich, einen Traum in den Mittelpunkt unterschiedlicher Betrachtungsweisen gesetzt, um verschiedene Deutungskriterien – zumindest kurz – darstellen zu können. Somit eröffnen sich vielfältige Erkenntnisse für diagnostische Beurteilungen.

Andreas war nach einem Suizidversuch zur Krisenintervention zu mir gekommen; sein Stationsarzt hatte den Kontakt zu mir aufgenommen. Alle weiteren Informationen und Daten werden sukzessive innerhalb der verschiedenen Interpretationsaspekte erfolgen. Zu Beginn seiner 42. Behandlungsstunde erzählte Andreas – er war damals 15 Jahre alt – den folgenden Traum:

„Ich fahre mit dem Mofa und habe den großen Satz darauf. Unterwegs werde ich von den Bullen ‚gekäscht'. Ich hab' große Angst vor meinem Vater und traue mich nicht nach Hause. Ich möchte Selbstmord machen, dann sind da irgendwo noch ein paar Weiber."

1. *Frage nach der Gestimmtheit(„stimmungshafte" Atmosphäre)*
   Jedem Traum, ob dem eines Kindes oder Jugendlichen, kann ich mich nähern, indem ich die Stimmung des Traumes, Emotionen und Affekte aufnehme und auf mich wirken lasse (vgl. a. Wiesenhütter, 1966). Der Gesamteindruck dieses Traumes ist beunruhigend, die Situation ist unberechenbar; es sind unkontrollierbare Impulse und große Ängste zu erkennen sowie Fluchttendenzen bis hin zum Suizid. Die Bilder werden zunehmend inkonsistenter und verlieren sich zum Schluss.

2. *Die psychodynamische Seite: Welcher Wunsch, welche Angst finden ihren Ausdruck?*
   Der Wunscherfüllungscharakter wird in Kinderträumen immer deutlich. So könnte die folgende infantile Wunschregung zum Ausdruck kommen: Ich will groß sein, größer als es meine Verhältnisse gestatten. Ich will Eindruck machen, auch indem ich entwerte („Weiber"). Dieses Größendenken und „sich groß machen" wechselt ab mit Gefühlen von Ausgeliefertsein und Hilflosigkeit. Es herrschen darum **Verfolgungs-, Schuld- und Schamängste** vor.

3. *Fokus (vgl. den folgenden Abschnitt)*
   Vielleicht könnte man hier wie folgt formulieren: „Ich will überall der Größte sein und habe Angst, deshalb bestraft zu werden – ich bestrafe mich selbst."

4. *Rückschluss vom Traum auf die Psychogenese der Persönlichkeit des Träumers (d. h. es werden Hinweise auf die frühkindlichen Entwicklungsbedingungen gesucht)*
Der Träumer hatte eine Mutter, die ihn während der frühen Kindheit sehr vernachlässigt hatte, weil sie sich regelrecht „süchtig" in Arbeit flüchtete. In den ersten Lebensjahren war Andreas von vielen Bezugspersonen versorgt worden. Die Mutter hatte sich auch jetzt kaum um Andreas gekümmert, und sie konnte vor allem nie zuhören. Der Vater war Alkoholiker, neigte zu Wutdurchbrüchen und züchtigte den Jungen bereits wegen Kleinigkeiten grausam. Als Kind sei Andreas – nach Meinung der Mutter – unauffällig gewesen. Mit etwa zehn Jahren habe er begonnen, der Mutter Geld zu entwenden und sich Süßigkeiten zu kaufen, um diese wahllos zu verschenken. Später begann er, mit dem gestohlenen Geld an Automaten zu spielen. Als er 14 Jahre alt war, stahl er der Mutter Geld aus dem herumliegenden Geldbeutel, verspielte den Betrag am Automaten und versuchte, sich mit Schlaftabletten zu vergiften. Nachdem er die Tabletten geschluckt hatte und ihre Wirkung verspürte, rief er die Polizei an und teilte mit, wo er zu finden sei. Dieser Vorgang wiederholte sich mehrmals. Später beraubte er ältere Frauen, ging mit diesem Geld zu Prostituierten, wurde danach von Schuld und Scham regelrecht überflutet und versuchte, sich wiederum zu suizidieren; jedes Mal rief er vorher die Polizei an.

Unter dem *Tagesrest* verstehen wir jene oft – vermeintlich – banalen Elemente aus dem Vortag, die der Traum als Anknüpfungspunkte verwendet. Dies können das Bruchstück einer Wahrnehmung sein, eine Stimmung, eine Filmsequenz etc., die in eine Bildsequenz eingebaut werden: Der Träumer hatte immer wieder den Motor seines Mofas hochgetrimmt, um eine höhere als die vorgeschriebene, gedrosselte Geschwindigkeit – teilweise über 100 km/h – zu fahren. Dabei wurde er mehrfach von der Polizei ertappt und – auch vom Vater – streng bestraft. Der Traum lieferte eine direkte Abbildung dieser Szene.

5. *Deutung auf der Objektstufe*
Bei diesem auch von Freud verwendeten Ansatz werden die im Traum auftretenden Personen als die realen Objekte oder Beziehungspersonen des Patienten aufgefasst (Jung, 1912). Der Traum liefert Hinweise auf die Qualität der Interaktionen mit ihren gefühlsmäßigen Komponenten zu den Beziehungspersonen, aber auch zu den Gegenständen und vorhandenen situativen Faktoren. Die Deutung auf der Objektstufe ist gemäß Jung analytisch, weil sie den Trauminhalt in Reminiszenzkomplexe zerlegt, welche auf äußere Situationen bezogen sind (S. 92).

Das Mofa ist letztendlich zu hoch getrimmt, ein normales, an Realitäten angepasstes Leben ist so nicht möglich, eine permanente Hochstress-Situation entsteht. Es ist zu vermuten, dass der Geschwindigkeitsrausch für suchtartige (Trieb-)Wünsche und Gefühle steht, Polizei und Vater sind verfolgende und strafende Instanzen. Im unscharfen Bild der „Weiber", die sich „irgendwo" aufhalten, sind wahrscheinlich Aspekte der Mutter und von Prostituierten enthalten.

6. Deutung auf der Subjektstufe

Bei Anwendung dieses Aspektes wird der Traum als innere Bühne verstanden. Alle im manifesten Inhalt erscheinenden Personen oder Gegenstände stellen Repräsentanten verschiedener Seiten des Träumers dar. Die Relationen der verschiedenen Traumelemente zueinander können als Abbild der innerpsychischen Beziehungen zwischen den verschiedenen Persönlichkeitsanteilen des Patienten verstanden werden. Alle Traumstücke, also auch handelnde Personen, werden auf den Träumer bezogen. Jung (1912) nennt die Deutung auf der Subjektstufe synthetisch, „indem sie die zugrunde liegenden Reminiszenzkomplexe von den äußeren Anlässen loslöst und als Tendenzen oder Anteile des Subjektes auffasst und dem Subjekt wiederum angliedert" (S. 92).

Es ist davon auszugehen, dass das hochgetrimmte Mofa das schwache Ich, aber auch das falsche Selbst samt „aufgesetzten" Größenphantasien darstellt („Großer Satz", symbolisch gleichsetzend „Großsprecherei"). Das zu schnelle Fahren steht für eine progressive Loslösung, die „Weiber" stehen für die libidinösen Wünsche, Polizei und Vater für das rigide, strafende Über-Ich. Das Gleichgewicht zwischen den Instanzen ist entgleist, eine Synthese ist nicht möglich.

7. Symboldeutung

Gemäß der Freud'schen Auffassung vom individuell gestalteten Symbol gelingt es dem Träumer, über die Verwendung eines Symbols einen Kompromiss zwischen dem unbewussten Impuls und der Abwehr herzustellen. Gemäß Jung müssten die Inhalte auf ein kollektives Verständnis und durch Amplifikationen erweitert werden (Der persönliche Kontext des Traumes wird mit einer allgemein gültigen Bildersprache, etwa mit Märchen und Mythen verknüpft und erfährt so eine Erweiterung, vgl. Kap. 3). Dies erscheint hier kaum möglich.

Ich erkenne in diesem Traum nur wenig Symbolhaftes, vielmehr wird ein konkretistisches Umgehen mit Bildern deutlich. Konkretes Denken und konkretistische Symbolisierung bedeuten eine Regression zur paranoid-schizoiden Position. (Dies deckt sich mit den vorhandenen Verfolgungsängsten). Vielleicht kann das Mofa als Phallus verstanden werden, auch die entwertende Bezeichnung „Bullen" deutet auf Sexualisierung, die möglicherweise zur Abwehr innerer Leere und depressiver Ängste verwendet wird.

8. Ausdruck des Übertragungsgeschehens

Jeder Traum kann über die derzeitige Qualität der Übertragung des Patienten, d.h. seiner Gefühle dem Therapeuten gegenüber etwas aussagen. Gemäß Ermann (2005, S. 70) wird die hinter einem Traumbericht stehende Dynamik der Traumerinnerung zum Schlüssel des Verständnisses der aktuellen Behandlungssituation. Letztendlich können wir die Bedeutung eines Traumes nur verstehen, wenn wir seine Verflechtungen im Beziehungs- und Behandlungsgeschehen analysieren. Ich ging zum damaligen Zeitpunkt davon aus, dass mich der Patient zum einen idealisierte, blitzschnell aber auch als strafenden Vater erleben konnte, den er fürchtete und hasste. Am Ende der Behandlung konnte mir der Patient mitteilen, dass er ständig mit dem Impuls gekämpft hätte, mich von hinten mit einem gläsernen Aschenbecher niederzuschlagen.

Dieser Traum ist schrill und beunruhigend, so wie die Symptomatik des Patienten mit den appellativen Suizidversuchen. Ich denke, der Träumer musste schon sehr laut schreien, um eine Mutter zu erreichen, die ihm nie zugehört hatte. Der Traum kroch in mich hinein, und er löste große Angst in der Gegenübertragung aus. Vor allem wird der Konflikt dieses Traums externalisiert, und er wurde immer wieder in Szene gesetzt: Nach jedem Suizidversuch des Patienten wurde ich von Klinikärzten angerufen, gemaßregelt, kritisiert und entwertet, so dass ich die Beschämungen und Entwertungen, welche der Patient während seines Lebens erfahren und im Traum dargestellt hatte, in fast identischen Szenen wieder erfuhr. Deserno (1992) hat die „funktionale Einheit von Traum und Übertragung" in einer lesenswerten Arbeit untersucht und Folgendes festgestellt: „Was wir in unseren Träumen schon ‚kennen‘, das können wir im wachen Zustand in der Übertragung wieder erkennen" (S. 977).

Petersen hat in ihrem Beitrag (1994) eingehend untersucht, welche **relevanten Auslöser** für eine Traumerzählung gefunden werden können und meint hierzu: „Es kann sein, dass ein Traumauslöser als singuläres Ereignis in einer der vorangegangenen Stunden zu finden ist (Vordergrund) oder dass es sich um einen Hintergrundsauslöser handelt, der eher mit dem Setting oder der Einstellung bzw. den Eigenarten des Analytikers zu tun hat. Auf die Analyse bezogene Träume kommentieren gleichzeitig die analytische Situation" (S. 51). Ich habe für diesen Traum keine Auslöser in der therapeutischen Situation finden können, was nicht heißt, dass es keine gab – es wird sie in irgendeiner Form immer geben.

9. *Abwehrmechanismen*
Dominierende Abwehrmechanismen sind Spaltung, Verleugnung, Externalisierung und Verdrängung. Die Kompromissbildung zwischen Abwehr und Impulsen trägt nicht mehr, die Abwehr bricht am Schluss des Traumes zusammen.

10. *Struktureller Aspekt : Ich-Organisation und Neurosenstruktur*
Paranoide Ängste, Vernichtungsängste, Schuld- und Schamängste lassen ein schwaches Ich mit wenig stabilen Funktionen (Wahrnehmung, Realitätsprüfung, Affektkontrolle) erkennen. Die Fähigkeiten zur Selbst- und Objektwahrnehmung, Affekte und Impulse zu regulieren sowie kommunikative Möglichkeiten waren defizient. Es liegt, wie bereits im Abschnitt über die Symbolik erwähnt, eine Störung auf niederem Strukturniveau vor.

11. *Die kompensatorische Funktion des Traumes*
Damit ist gemeint, dass der Traum auf etwas hinweist, was der Träumer in seinem Wachleben (noch) nicht kann. Im Traum zeigt Andreas sich die Ge-

fahren auf, welche daraus rühren, seinen Impulsen immer nachzugeben. Er beschreibt nichts weniger als seine Suchtstruktur und deren gefährliche Folgen.

12. *Prospektive Traumfunktion und Assimilation*
Der Traum bietet noch kaum Entwicklungs- und Lösungsmöglichkeiten an, es existieren wenig bewusstseinsnahe Inhalte, die gedeutet und integriert werden könnten. Die Prognose sieht nach diesem Traum zunächst wenig günstig aus. In der Tat hat der Patient nach diesem Traum noch weitere Suizidversuche nach dem zuvor beschriebenen Schema verübt.

13. *Ressourcen*
Es ist der Traum eines Jugendlichen, der **auch** um Hilfe bei der Bewältigung seiner adoleszenten Entwicklungsaufgaben nachsucht. Einige davon werden erkennbar: Umgang mit Sexualität, Versuch einer Loslösung und Ruf um Hilfe bei väterlichen Erwachsenen, auch wenn diese noch Über-Ich-Figuren sind: Ein schwaches Ich sucht Hilfe vor gefährlichen Regungen, ein ich-stützendes und struktur- und entwicklungsförderndes Vorgehen erscheint darum angemessen.

14. *Was kann aufgegriffen und gedeutet werden?*
Ich habe bewusst einen Traum aus einer laufenden Behandlung gewählt und keinen Initialtraum, um auch verdeutlichen zu können, wie in der Behandlung umgegangen werden kann. Bleiben wir bei dem zuvor entworfenen Bild, dass sich zunächst eine Haut auf der Wunde bilden muss, so muss dieser Traum vor allem geschützt und bewahrt werden. Er muss vom Analytiker aufgenommen und seine Inhalte müssen contained werden. Ermann meint zudem, dass die Anlässe, welche diesen Zustand hervorgebracht haben, geklärt werden müssen. Zudem sollte erkannt werden, welche Botschaft der Patient sich selbst und dem Therapeuten über den Ich-Zustand im Traum vermitteln wollte (S. 80). Zu erkennen ist, dass Lust und Größenphantasien teuer bezahlt werden, denn sie bringen wiederholungszwangartig Schuld und Scham ins Rollen, die für den Patienten unaushaltbar sind und ihn direkt in den Suizid drängen. Ich habe Andreas das Folgende gesagt: „Ich sorge mich um dich, weil ich weiß, dass du immer ein schlechtes Gewissen hast, wenn die Bullen gekommen sind und dein Vater davon erfährt. Umso mehr freue ich mich, dass du mir die ganze Geschichte erzählen konntest, obwohl Du vielleicht ebenfalls große Ängste vor mir hast." Die Behandlung wurde zweistündig durchgeführt und nach etwa 200 Stunden bei relativer Symptomfreiheit abgeschlossen.
Wenn wir davon ausgehen, dass die kommunikative Funktion – oder der interaktionelle Kontext – beim Kindertraum zentral ist, so ist es vorrangig, einen Traum erst einmal zu verstehen. Hierzu habe ich verschiedene Zugangswege unterschiedlicher Psychoanalytiker aufgezeigt. Was während dieses Dialogs dem Patienten von den Erkenntnissen vermittelt wird, hängt wiederum von vielerlei Variablen ab.

3.3 Kindertraum und Fokusbildung

Wie bereits erwähnt, hängt die Länge der Traumerzählungen von Kindern auch von dem zunehmenden Wortschatz und der Grammatisierung der Sprache ab. Doch auch wenn die manifesten Traumtexte wesentlich kürzer sind als die von Erwachsenenträumen, sind Kinderträume nicht weniger aufschlussreich. Die Fähigkeiten von Kindern, sich auszudrücken, sind begrenzt; was sie ausdrücken wollen, unterscheidet sich von dem, was sie ausdrücken können. Wir können darum davon ausgehen, dass der **geträumte Traum** wesentlich differenzierter ist als die jeweilige **Traumerzählung**: Kinderträume sind in der Regel stärker verdichtet. Der Traummodus „Verdichtung" findet übrigens bei kleineren Kindern auch im Wachleben seine Anwendung (Ball bedeutet z. B. alles, was rund ist, Auto alles, was fährt).

Verdichtung bedeutet unter anderem, dass bestimmte Vorstellungen eine gemeinsame Schnittmenge, also eine gemeinsame Erlebniskategorie besitzen. Wir müssen also die vielfältigen unbewussten Phantasien, welche sich um bestimmte Wünsche einer bestimmten Entwicklungszeit ranken, herausfinden. Vielfach übereinander gelegte Bilder haben sich zu einem einzigen verdichtet, es muss versucht werden, die Vielzahl aus dem einen wieder herauszudifferenzieren (vgl. Mertens, 1999, S. 53 f.).

In einer kleinen Übersichtsarbeit hat Lachauer (2004) überzeugend herausgearbeitet, wie sich Verständnis und Umgang mit dem Fokus mittlerweile aufgefächert haben. Der ursprüngliche Grundgedanke beschrieb als Fokus „eine zentrale unbewusste Psychodynamik im Zentrum eines vorwiegend neurotischen Symptoms" (S. 9). Dieser Gedanke des Fokalkonzeptes wurde von verschiedenen Autoren ihrer ganz spezifischen Situation angepasst, in Klinik, Praxis oder Forschung.

Weil Träume von Kindern in der Regel kurz, klar kohärent und sehr verdichtet sind, lässt sich zumeist ein Fokus hinsichtlich des zugrunde liegenden zentralen **unbewussten** Konfliktes, der die Traumbilder generiert hat, bilden. Betrachtet man die Fülle möglicher Interpretationen der unbewussten Konflikte des kurzen Traumes von Andreas von vorher, so entsteht die durchaus berechtigte Frage, welches denn **der zentrale unbewusste Konflikt** ist, oder wie Lachauer es (2004, S. 12) formuliert: „Was von all dem Denkbaren ist **jetzt** dran?"

Ich schlage bei Kindern gemäß Lachauers Konzept die Ich-Form vor, als „einfühlende Hypothese in den aktuellen inneren Zustand des Patienten und dessen phantasierte Lösungsmöglichkeit" (S. 14). Und wie bei Lachauer wird der Fokus vom Therapeuten allein benutzt als „hilfreiche Hypothese für zugrunde liegende unbewusste innere Vorgänge des Patienten" (S. 13). Dennoch suche ich den Fokus in einer Sprache zu formulieren, die ein Kind verstehen könnte, um mich seinem Denken zu nähern und bei der jeweiligen kognitiven Strukturierung des Traumes zu bleiben. Die Hypothese dient jedoch als Orientierung für die Formulierung von Deutungen. Deutungen sollten darum immer die aktuelle Verfassung des Kindes berücksichtigen sowie die Qualität der Beziehung zum Therapeuten.

3 Diagnostik

Im Fall Andreas kam ich also – wie bereits erwähnt – zur Formulierung des folgenden Fokus: „Ich will überall der Größte sein und habe Angst, deshalb bestraft zu werden – ich bestrafe mich selbst." Was ich ihm gedeutet habe, wurde bereits unter Absatz 14 erwähnt.

Ich habe bei den meisten Traumbeispielen, die ich bislang vorgestellt habe, bereits einen Fokus gebildet. Ich möchte das noch mit einem Traumbeispiel eines Kindes und einer Jugendlichen tun:
Der erste ist der Traum des jüngsten Kindes meiner Sammlung, den mir die Mutter mit mehreren anderen Träumen und wichtigen Hintergrundinformationen zur Verfügung gestellt hat. Stella war zum Zeitpunkt der Traumerzählung 2;6 Jahre alt. Einen Monat zuvor war eine Schwester geboren worden. Stella weint nachts, die Mutter geht zu ihr ans Bett:
„Mami, ein Tiger. Da steht ein Tiger ..".
Die Mutter beruhigt sie.
„Der Tiger hat 'sacht, ich soll in Mamas Bett."

> Der Fokus: „Allein habe ich Wut und Angst. Mama, kümmere dich auch um mich!"

Stella träumte übrigens oft danach von Tigern, die sie in die Nase beißen wollten. Sie durfte regelmäßig danach ins Bett der Mutter und bald träumte sie von keinen Tigern mehr. Der Tiger hatte seine Schuldigkeit getan und konnte gehen.

Sengül, ein 16-jähriges türkisches Mädchen, träumte das Folgende:
„Ich habe geträumt, ich besuche Oma und Opa in der Türkei. Dann kam es mir vor, als ob dort im Dorf deutsche Häuser seien, auch das Haus, in dem wir wohnen. Dann habe ich meine Verwandten gesehen, sie sind groß geworden."
Der Traum stellt den Versuch einer Wunscherfüllung dar, es ist aber auch eine Spur zu erkennen, die in die Zukunft weist. Sengül ist wieder zu Hause in der Türkei. Wenn in ihrem Dorf jetzt auch deutsche Häuser sind, dann braucht sie nicht mehr nach Deutschland, in die Fremde. Der Traum stellt aber auch den Versuch einer Integration von „türkischen und deutschen Identitäten" dar. Sengül ist so groß wie die Verwandten geworden, sie will in beiden Welten leben.

> Der Fokus: „Ich will deutsch und türkisch sein, aber das ist sehr schwer!"

3.4 Konflikte in Träumen, die psychische Symptome und Störungen verursachen

Strauch & Meier (1992, S. 190) stellten fest, dass psychisch kranke Menschen nur solche Träume schaffen können, die ihre Veränderungen – gegenüber sog. psychisch gesunden – spiegeln. Innerhalb der psychoanalytischen Krankheitslehre wird davon ausgegangen, dass krankheitswertige, neurotische Symptome von unbewussten Konflikten erzeugt und aufrechterhalten werden. Psychische und psychosomatische Symptome können also auch als ein Kompromiss angesehen werden, der die Konfliktspannungen der entgegengesetzten Tendenzen löst (Grabhorn & Overbeck, 2002). Solche unbewussten Konflikte lassen sich in den Träumen von Kindern und Jugendlichen nicht selten erkennen, dies kann dem Psychotherapeuten dabei helfen, sie aufzulösen. Im folgenden Abschnitt werden einige Träume vorgestellt, in denen sich für die jeweilige psychische Störung typische Konflikte abgebildet haben.

3.4.1 Klinefelter-Syndrom

Nico war mit etwa 15 Jahren zu mir in analytische Psychotherapie gekommen. Er war mit einem Klinefelter-Syndrom geboren worden, was in der Regel mit Keimdrüsenunterfunktion, eunuchoidem Habitus und Sterilität einhergeht. Dieses schlimme Schicksal wird in der Pubertät manifest, was für den Jugendlichen eine schwere Belastung bedeutete. Zusätzlich drückten den Jugendlichen noch andere schwere Konflikte. Seine Eltern hatten sich getrennt, als er zwei Jahre alt war. Die Mutter erkrankte an einer schweren Depression und musste in die Klinik. Während dieser Zeit nahm die Schwester der Mutter, die verheiratet, aber kinderlos war, den Jungen zu sich. Daraus wurde ein Dauerzustand. Nico blieb bei der Tante. Die Mutter konnte sich nicht mehr gegen die ältere Schwester durchsetzen. Zwar gab es ständig Spannungen und Streitereien zwischen den beiden. Nico hatte den Konflikt so „gelöst", indem er zu beiden „Müttern" eine gute Beziehung suchte, Streit vermied und Aggressionen verdrängte: Zur Tante sagte er Mutti, zur Mutter den Vornamen F. Diese Probleme hatten sich schließlich mit Beginn der Adoleszenz zugespitzt, und Nico erlebte sich ihnen gegenüber völlig hilflos. Die psychoanalytische Therapie sollte ihm helfen, die bedrohlichen intrapsychischen und interpersonalen Konflikte zu bewältigen.

Gleich in einer seiner ersten Stunden kam Nico desorientiert und voller Angst zur Therapiestunde. Er hatte sich nach dem Mittagessen zum Schlafen hingelegt und träumte dabei den folgenden Traum:

„Ich habe geträumt, ich bin tot. Ich wusste einfach nichts mehr, ich war weg!"

Er ergänzte, dass er vor wenigen Tagen darüber spekuliert hätte, wie das nach dem Tod wäre, wenn man nichts mehr von sich wüsste. Diese Vorstellungen hätte ihn ungemein gegraust. In meiner Gegenübertragung nahm ich seinen ganzen Schrecken wahr, nichts mehr zu sein. Ich ging davon aus, dass sich in seinem Initialtraum die gesamte Hilflosigkeit abbilden würde, mit der er leben musste. Er konnte sich gegenüber nichts und niemandem zur Wehr setzen. Diese Hilflosigkeit wird üblicherweise in den Träumen traumatisierter Kinder als Bilder vom Tod nachgezeichnet (S. 137).

Die beiden folgenden Träume hatte Nico direkt hintereinander, und sie ängstigten ihn wiederum sehr.

„Motorradfahrer fuhren auf mich zu und an mir vorbei. Zu meinem Entsetzen muss ich sehen, das die Männer keine Köpfe haben, sondern nur blutige Stummel. Ich wache schweißgebadet auf."

„Ich fuhr mit der Achterbahn. Plötzlich schleuderte es mich heraus, und ich flog im hohen Bogen kopfüber in einen See. Das war ein komisches Gefühl. Ich tauchte unter, und als ich hochkam, hatte ich in meinem Mund einen verfaulten Fisch."

Es kann davon ausgegangen werden, dass die auf Nico zurollenden Motorräder den Triebeinbruch der Pubertät illustrierten. Aber die Fahrer sind „kopflos", alles läuft völlig „ungesteuert" ab. Die „geköpften" Männer stehen auch für grausame Kastration, wie es die durch das Klinefelter-Syndrom bewirkte Sterilität bedeutet. Eine Fokusbildung könnte zu folgendem Ergebnis kommen: *„Ich kann mit dieser Kastration nicht leben, sie bedroht mich existentiell."*

Im zweiten Traum wird die Krise der Adoleszenz verdeutlicht, Nico wird aus der Lebensbahn geschleudert, so dass er fast ertrinkt. Ich bin davon ausgegangen, dass der verfaulte Fisch wiederum den zerstörten Phallus symbolisierte. In seinem nachfolgenden Traum brachte er, fast unverstellt, die schreckliche Geschichte, wie ihn seine Tante der Mutter geraubt hatte.

Es war ein fürchterlicher Streit zwischen der Mutti und der F. Es ging um das Erbe. Die Oma war auch dabei. Da warf die F. mit einem Leuchter. Die Oma war plötzlich tot, und die Mutti stand daneben und weinte und weinte. Es war 15 Jahre später. Es war Gras über die Sache gewachsen, und trotzdem musste ich weinen, als ich die F. sah. Dieses Weinen ging schließlich in ein entsetzliches Lachen über."

Im Anschluss an die Traumerzählung berichtete Nico unvermittelt einen Witz von einem Kamel, das wegen des Fahrtwindes in der Wüste erfriert. Es ist deutlich, wie bewusst es Nico geworden ist, dass er „Erbe" und Spielball von Mutter und Tante ist. Die Therapie war von seiner Tante veranlasst worden; nach diesem Traum wurde mir klar, dass die Mutter von Nico unbedingt in die Therapie miteinbezogen werden musste.

3.4.2 Konflikte der Migration

Das folgende Traumbeispiel macht deutlich, welche Konflikte für türkische Mädchen entstehen, wenn sie sich mit zwei unterschiedlichen Kulturen arrangieren müssen, eine Integration jedoch nur selten gelingt. Fatma, 14 Jahre, stammte aus einem kleinen Bauerndorf in Anatolien. Seit 10 Jahren lebte sie in Deutschland. Die Eltern waren strenggläubige Moslems und wünschten, dass ihre Tochter möglichst wenig Kontakt mit einer ihrer Meinung nach ungläubigen und gottlosen Umwelt haben sollte. Und so lebte Fatma seit ihrem zwölften Lebensjahr zu Hause wie in einem Gefängnis. Zwar durfte sie – sehr gegen die Überzeugung der Eltern – noch die Schule besuchen, weil das in Deutschland Gesetz war. Es war mittlerweile die einzige Möglichkeit des Mädchens, der elterlichen Wohnung zu entfliehen. Fatma wollte aber unbedingt einen Beruf erlernen und auf keinen Fall zu früh heiraten.

Der Vater herrschte streng und autoritär über die Familie: Angestrebtes Ideal war, dass seine Töchter einmal ebenso tatkräftige wie folgsame Ehefrauen und Mütter werden sollten wie seine Frau. Bis dahin war jeder Kontakt mit Gleichaltrigen, insbesondere mit Jungen, untersagt. Denn sie sollten „rein bleiben und der Familie keine Schande bereiten". Fatmas Traum:

„*Da sind so Leute zu uns gekommen mit meinem Onkel, es waren Geschäftskollegen von ihm. Dann hat mein Onkel gesagt, dass er jetzt fort müsste. Und da waren ganz junge Männer, halt mit Bart und so, da hat mein Onkel gesagt, denen nicht die Türe aufmachen! Die sollen ruhig draußen warten! Da war so ein junger Mann dabei, der war ganz hübsch, der hat gesagt: ‚Mach' mal auf, ich möchte dich mal kennen lernen!' Da habe ich halt die Türe aufgemacht, da sind auch die anderen Männer von hinten reingekommen. Da haben sie mich genommen und gepackt, und so haben sie gesagt: ‚Möchtest du mich heiraten?' Da haben sie dann ein Messer genommen und haben sie mich aufgeschnitten, da war es richtig Blut, hat man dann gesehen, und sie haben auch richtig mit dem Messer geschnitten. Am kleinen Finger! Und dann sind meine Eltern gekommen vom Geschäft. Da hat mein Vater gesagt: ‚Ja, was regst du dich denn auf. Wenn der junge Mann dich liebt, warum willst du ihn dann nicht heiraten?' Dann habe ich gedacht, jetzt sollte ich nichts mehr sagen. Dann gab es eine Verlobung, und an der Verlobung zog ich das ganz schwarze Kleid an. Da sagte der Junge zu mir: ‚Ja, ich habe dich schon einmal in meinem Traum gesehen, und du hast mich auch schon einmal in Deinem Traum gesehen! Dann habe ich noch gesagt: ‚Nein, ich kann dich noch nicht heiraten. Ich will noch weiter in die Schule gehen. Ich möchte etwas werden und noch nicht heiraten und vom Mann abhängig werden. Ich tät auch manchmal deutsch reden und manchmal türkisch, war ganz durcheinander."*

Es ist wie beim Wolf und den sieben Geislein. Ihnen wurde ebenfalls verboten, die Türe zu öffnen, aber sie haben dann doch gegen die elterlichen Gebote verstoßen. Was Fatma zuerst süß und verlockend erschien, symbolisiert über den freundlichen jungen Mann, entpuppte sich rasch als brutal, gefährlich und zerstörerisch. Männer konnte Fatma ausschließlich gefährlich und gewalttätig erleben, wie ihren strengen und lieblosen Vater, der sie oft geschlagen hatte. Die Pubertät hatte bei dem Mädchen frühkindliche Vorstellungen und Sexualängste wiederbelebt, Phantasien von Verstümmelung, Vergewaltigung und von grausamer Unterdrückung. Solche kindlichen Befürchtungen kommen bei allen Kindern vor. Mit beginnender Pubertät werden sie fast immer wiederbelebt. Doch hatten bei Fatma die Tabuisierung des Geschlechtlichen und die fehlende Aufklärung über biologische Vorgänge besonders monströse Phantasien über zwischenmenschliche Beziehungen, Sexualität und Menstruation wuchern lassen, wie die Traumbilder zeigten. Vor allem aber war für Fatma Männlichkeit ein Synonym für körperliche Gewalt.

Daneben zeichnete sich ab, dass die elterlichen Ideale für Fatma keine mehr waren und bereits eine Suche nach neuen Wertvorstellungen und Bindungen eingesetzt hatte. Elterliche Ideale, die inzwischen abgelehnt wurden, waren vor allem, dass sich ein Mädchen allzeit dem Mann zu unterwerfen hätte, dass es keine Schulbildung benötigte, weil es früh heiratete. Im Traum beantwortete Fatma die erzwungene Verlobung eindeutig mit einem schwarzen Kleid. Neue Ideale waren inzwischen für Fatma: die Schule abzuschließen, wie alle gleichaltrigen deutschen Freundinnen, keine zu frühen Bindungen und Abhängigkeiten einzugehen und unabhängig und frei zu bleiben. Die Irritation des Mädchens, ob sie denn deutsch oder doch noch türkisch wäre, zeigte sich auch daran, wie sie im Traum einmal deutsch und einmal türkisch spricht.

Und trotzdem zieht sich durch den Traum die Frage, ob sie sich gegen die väterliche Gewalt wird durchsetzen können. Fatmas Zweifel waren nur zu sehr berechtigt. Wenig später, nachdem sie die Schule verlassen hatte, wurde Fatma mit einem jungen Mann verlobt, den der Vater für sie ausgesucht hatte. Ein halbes Jahr später wurde sie mit ihm verheiratet.

3.4.3 Mutter-Sohn-Beziehung und psychosexuelle Entwicklung

Unter den gegenwärtigen gesellschaftlichen Bedingungen ist für alle Kinder die erste Bezugsperson ausschließlich eine Frau. Von früh an ist sie für alles verantwortlich, sie bekommt aber auch alle Schuldzuweisungen, wenn sich etwas nicht so entwickelt, wie erhofft. Mit der Tatsache, dass die erste Bezugsperson jedes Menschen immer eine Frau ist, ist die zweite – zunächst ebenso trivial anmutende – Tatsache verbunden, dass Mutter und Tochter immer gleichgeschlechtlich sind, Mutter und Sohn jedoch gegengeschlechtlich. Dieser eindeutige Tatbestand bestimmt das künftige Schicksal von Mädchen und Junge entscheidend, denn er stellt die Weichen für unterschiedliche Entwicklungsverläufe. Schon die allerfrühesten Erfahrungen sind darum für Mädchen andere als für Jungen. Aufgrund der geschlechtlichen Gleichheit erfahren Mütter ihre Töchter als sich selber ähnlich und quasi als Verlängerung des eigenen Selbst. Dagegen erleben sie die Söhne schon früh als von sich getrennt und ihre Andersartigkeit ambivalent – faszinierend und abstoßend zugleich. Entsprechend doppeldeutig sind darum auch häufig die Botschaften (Chodorow, 1985). Die Mutter ist das erste andersgeschlechtliche Objekt, das der Junge kennen lernt. Der notwendige Identifikationswechsel des Jungen und seine Suche nach männlicher Identifikation dienen dem klaren Ziel, sich abzugrenzen. Die Nähe zur Mutter, ob sie distanziert und kalt oder übergriffig und bedürftig ist, ob die Paarbeziehung der Eltern gestört ist, entscheidet darum darüber, ob später die Aufgaben der Adoleszenz gelöst werden oder ob sich ein Partialtrieb an die Hauptstelle der Sexualität setzt.

3.4 Psychische Symptome und Störungen

Transvestitismus

Pascal kam mit sechzehn Jahren wegen schwerer Zwänge in analytische Psychotherapie. Der Vater hatte ihn von Geburt an abgelehnt, weil er um seinen Platz in der Beziehung zur Mutter gefürchtet hatte, und er hatte den Jungen regelrecht bedroht. Der Vater starb an Krebs, so dass sich Pascal noch mehr an die Mutter klammerte. Bald war er mit ihr inzestuös verstrickt. Umgekehrt war diese ihm gegenüber distanzlos, übergriffig, und er wurde mit der Zeit zu ihrem „Lebensgefährten". Seit längerem litt der Junge an Zwängen, diese steigerten sich mit beginnender Adoleszenz hin zu schweren Vergiftungsängsten mit Waschzwängen, wobei sich Pascal stundenlang zu reinigen suchte. Gleichzeitig begannen heftige Auseinandersetzungen mit der Mutter. Diese steigerten sich immer mehr, es kam zu wüsten Beschimpfungen, gelegentlich versuchte Pascal sogar, die Mutter zu schlagen. Unmittelbar darauf suchte der 14-jährige Jugendliche wieder ihre Nähe und wollte in ihrem Schoß kuscheln. Während seiner Therapie erzählte Pascal die folgenden beiden Träume:

„Ich lief mit Hänsel und Gretel in den Wald. Der war voller alter und hässlicher Hexen und ich hatte große Angst. Eine dieser Hexen, das war pervers, hatte ein langes, sehr dickes Glied, sicherlich einen halben Meter lang. Das stand waagerecht weg, wie die Zunge einer Schlange. Ich habe große Angst gehabt, dass mich die Zunge berührt. Ich bin voller Panik weggerannt. Dann habe ich mich mit einem Seil über einen Abgrund geschwungen. Dabei hatte ich ein tolles Gefühl."

Später der zweite Traum:

„Ich war auf der Bühne und habe mit meiner Gruppe gespielt. Ich war in Frauenkleidern, alle haben mich angeschaut, haben es aber als nichts Besonderes gesehen. Ich habe mich gut dabei gefühlt."

Nach diesem Traum vertraute mir Pascal voller Scham das Folgende an: Als er mit etwa sieben Jahren allein zu Hause gewesen wäre, hätte er unter panischen Ängsten gelitten. Er hätte die Schuhe seiner Mutter entdeckt und wäre in sie hineingeschlüpft. Im selben Augenblick wäre er nicht nur völlig angstfrei gewesen, sondern er hätte auch ein phantastisch-schönes Gefühl gehabt. Von da an hätte er das regelmäßig getan und wäre wie die Mutter herumgestöckelt. Als er etwa elf bis zwölf Jahre alt war, hätte er eine Unterhose seiner Mutter angezogen, was ihn augenblicklich noch mehr erregte. Beim nächsten Mal hätte er auch ein Kleid der Mutter getragen und dabei zum ersten Mal einen grandiosen Orgasmus gehabt. Voller Scham und Entsetzen hätte er versucht, das Kleid zu reinigen. Danach fertigte er sich – bei jeder sich bietenden Gelegenheit – aus alten Kleidern der Mutter eigene, und es kam zu suchtartigen Rauschzuständen mit nachfolgenden Ernüchterungen voller Schuld und Scham. Pascal konnte nur noch über seine transvestitischen Neigungen zum Orgasmus kommen.

Es ist zu erkennen, dass mit den sich schon in der Kindheit bildenden Zwängen Schuldgefühle und Angst machende Impulse eingedämmt wurden. Es kam zu einer explosiven Mischung von inzestuösen Wünschen und destruktiver Wut, um sich von der Mutter zu befreien. Wie der erste Traum deutlich macht, waren Frauen für Pascal verführerische Hexen, die sich das Kind, das durch den „Wald des Unbewussten" reiste, wieder einverleiben wollen. Und sie waren mit einem Penis ausgestattet, was die Abwehr seiner Kastrationsängste veranschaulichte. Indem er mit den Kleidern der Mutter „pars pro toto" verkehrte, übte er Inzest aus. Aber er war jetzt der Aktive, und er konnte in der Phantasie der Partner der Mutter bleiben. Er musste nicht den Umweg über den Ödipuskomplex beschreiten, und in seinem zweiten Traum ist der grandiose Triumph darüber zu erkennen (Heinemann & Hopf, 2001, S. 164).

Homosexualität

Jonathan war mit 13 Jahren wegen depressiver Verstimmungen und Antriebshemmungen in analytische Therapie gekommen. Er war ein sehr empathischer, ein wenig feminin wirkender Junge, den die Mädchen in seiner Klasse über alles liebten, die Jungen jedoch verspotteten. Rasch entwickelte er eine positive Übertragung und erzählte offen von seinen Wünschen und Phantasien. Dann hatte er mit etwa 15 Jahren den folgenden Traum, der ihn zunächst sehr verwirrte:

„Der schönste Traum, den ich je hatte: Bin in einem dunklen Haus. Da sehe ich einen Mann, kommt mir irgendwie bekannt vor. Spüre ein ganz tolles Gefühl."

Es war Jonathans eigenes „Coming-out". Mit diesem Traum erkannte er seine Homosexualität. Ihm fiel ein, dass der Mann im Traum einem Bekannten der Familie ähnelte, den er immer schon faszinierend gefunden hatte. Das dunkle Haus repräsentiert wohl auch die sexuelle Unerfahrenheit und seinen Körper. Dieser wird jetzt vom Mann besetzt, den er von nun an offen begehrt. Ich habe diesen Traum nicht weiter gedeutet. Ich stellte lediglich fest, dass er diesen Mann wohl attraktiv gefunden hätte, was Jonathan bestätigte. „Wissen Sie, was mir an ihm am besten gefiel? Seine behaarte Haut – es gibt nichts Schrecklicheres als die unbehaarte Haut einer Frau! Sie ist doch wie tot."

In der nächsten Stunde teilte Jonathan mit, warum er die unbehaarte Haut von Frauen so abstoßend fände. Bis zum Alter von zwölf Jahren wäre seine Mutter morgens, wenn der Vater zur Arbeit gefahren wäre, zu ihm ins Bett geschlüpft und hätte mit ihm gekuschelt. Zumeist wäre sie noch im Nachthemd gewesen, manchmal auch fast nackt. Wenn er sich daran erinnerte, müsste er sich ekeln, beinahe übergeben. Jonathan hat die inzestuöse Nähe der Mutter anders als abgewehrt als Nico. Er hat sich gegen das Weibliche „immunisiert" und sich gleichgeschlechtliche Männer als Liebesobjekt gewählt.

Der Kindesmissbrauch von Männern ist rücksichtslos, voller Gewalt und letztendlich immer eine Vergewaltigung. Die missbräuchliche Übergriffigkeit von Frauen kommt leise, fast unmerklich daher und ist als geschlechtslose mütterliche Liebe kaschiert. Bei näherem Hinsehen sind es jedoch subtile Formen eines emotionalen, manchmal auch inzestuösen Missbrauchs mit tragischen Folgen für die sexuelle Entwicklung eines jungen Mannes. Ich verweise in diesem Zusammenhang auf das Buch von Karl Haag: „Wenn Mütter zu sehr lieben" (Verlag W. Kohlhammer, 2006).

Beziehungsstörung

Dieser Traum stammt von jenem Jugendlichen, dessen Traum vom frisierten Mofa ich unter verschiedenen Deutungsaspekten vorgestellt habe. Andreas' Mutter hatte ihn während der frühen Kindheit sehr vernachlässigt, weil sie sich schon immer regelrecht „süchtig" in Arbeit geflüchtet hatte. In seinen ersten Lebensjahren war Andreas von vielen Bezugspersonen versorgt worden. Die Mutter hatte sich auch später nie ausreichend um Andreas gekümmert, und sie konnte nie und niemandem zuhören. Der Vater war Alkoholiker, neigte zu Wutdurchbrüchen und züchtigte den Jungen bereits wegen Kleinigkeiten grausam. Als Kind stahl Andreas bereits Geld, um Süßigkeiten zu kaufen, die er wahllos verschenkte, um sich Beziehungen zu erkaufen. Nach der Pubertät stahl er Geld, um – mit dem gleichen Ziel – zu Prostituierten zu gehen. Danach überwältigten ihn Scham und Schuld, und er versuchte, sich zu suizidieren (s. S. 84). Mit 15 Jahren hatte er den folgenden Traum:

„Ich bin mit noch zwei Bäckerlehrlingen in der Altstadt von Stuttgart. Ich gehe in ein Zimmer hinauf, da begegne ich unserer Verkäuferin aus dem ersten Lehrjahr. Sie verlangt von mir pro Minute einen Pfennig. Sie bekommt 40 Pfennig. Da hat mein Hund mich geweckt."

Dieser Traum zeigt zwei Bereiche, die gleichermaßen erschrecken. Beziehung ist für Andreas nur möglich in Form von Sexualität. Aber sie ist billig, nichts wert. Wie bereits zuvor erkennbar wurde, hatte Andreas sich Beziehungen immer schon zu erkaufen gesucht. Und das einzige zuverlässige Wesen in seiner Familie war für ihn sein Hund, den er über alles liebte. Insofern ist dieser Traum das Gegenteil der beiden vorigen – er ist das Ergebnis einer vernachlässigenden, kalten Mutter, die ihren Sohn nicht gesehen und geliebt hatte. Der neurotische Kompromiss war hier nicht eine perverse Entwicklung, sondern eine dissoziale, mit schwerer Autodestruktivität.

3.4.4 Waschzwang

Die Patientin war bereits vor der Geburt zur Adoption freigegeben worden und wurde in den ersten Wochen nach ihrer Geburt adoptiert. Von jeher hatte sie einen „Putzfimmel" gehabt. Mit etwa 13 Jahren, mit Beginn ihrer Pubertät, traten Ängste vor Schmutz und Bakterien auf sowie weitere Berührungsängste. Niemand durfte ihr Bett betasten. Schmutzige Wäsche versteckte sie. Der ausgeprägte Waschzwang, der jetzt entstand, führte rasch zu Ekzemen. Die Abschiebung ihrer einzigen Freundin in deren Heimatland bedeutete, dass die Patientin kaum noch Kontakte zu Gleichaltrigen hatte. Ihre Zwangsideen und Zwangshandlungen wurden immer auffallender, hierzu gehörte auch eine permanente magische Grundeinstellung. Die Patientin zeigte teils paranoide, teils phobische Abwehrformen, die zuweilen einen hypochondrischen Charakter einnahmen. Sie entledigte sich unangenehmer innerer Spannungen über Agieren im Außen. Ihre Zwangshandlungen hatten teilweise ritualhaften Charakter und dienten erkennbar einer Abwehr von Scham- und Schuldängsten und der Beruhigung ihres rigiden Über-Ich. Sie erzählte den folgenden Traum:

„Ich hab' mir eine Hose holen wollen. Da war keine mehr im Schrank. Dann ging ich in den Keller. Da war keine im Wäschekorb. Ich suchte und fand eine. Ich hab' eine angezogen, wo einen roten Flecken hatte. Das war Tomatensoße. Ich hab' mir eingeredet, dass es Blut wäre."

Im Traum liefern Unterhose, Schmutz, Blutflecken als Folgen der Menstruation Bilder für eine bedrohliche und völlig unverarbeitete Triebspannung. Keller, Wäschekorb stehen wohl für die wiedergutmachende magische Handlung des Händewaschens. Es ist Tomatensauce, aber die Patientin phantasiert sie als Blut. Es ist zu vermuten, dass damit gleichzeitig die aggressiven Impulse, welche über die Zwänge kontrolliert werden, ausgedrückt werden. Und es wird erkennbar, wie die Symbolisierung nicht ausreichend trägt und Tomatensauce wieder zu Blut, letztendlich zur unverhüllten Aggression wird.

3.4.5 Binge Eating Disorder (eine Essstörung mit Episoden von Fressanfällen) mit latent inzestuöser Beziehung zum Vater

Die Patientin war in ihrer frühen Kindheit als „Sonnenschein" übermäßig beschützt und verwöhnt worden. Sie blieb an ihre klammernde, depressive Mutter gebunden, andererseits auch latent inzestuös verschmolzen mit dem ebenfalls depressiven, antriebsgehemmten Vater. Mit der Trennung und Scheidung der Eltern entwickelte Pauline eine Essstörung. Diese kulminierte, als sich der Vater wieder verheiratete.

„Ich wollte aus einer Wasserflasche trinken. Da waren drei Mäuse drin. Die Schwänze haben rausgeguckt. Dann kam der Papa, hat die Flasche ausgeschüttet. Da lagen die Mäuse da. Er hat eine aufgehoben und gesagt: Guck mal, die lebt ja noch."

Die orale Thematik ist zu erkennen, sie steht im engen Zusammenhang mit der inzestuösen Bindung an den Vater. Zu vermuten ist, dass die drei Mäuse männliche Sexualität verkörpern, die jedoch ausschließlich mit Ekel und Abscheu wahrgenommen wird, weil sie vom Vater herrührt. Insofern erinnert dieser Traum an den Insektentraum auf S. 140.

3.4.6 Schulphobie mit Aggressionshemmung

Kennzeichnend für ängstlich-depressive Entwicklungen sind große Ängste vor Aggressionen, die das Objekt zerstören könnten. Der mit der Mutter inzestuös verbandelte zwölfjährige Kai kam wegen einer schweren Schulphobie in analytische Psychotherapie. In den Pausen und im Schulbus fühlte er sich gemobbt und verfolgt. Mit seiner weichen, unsicheren Art, seiner eher weiblichen Identifizierung fiel es ihm schwer, sich aus der Opferrolle zu befreien und seinen Kontrahenten „die Zähne zu zeigen". Er erzählte den folgenden Traum, der deutlich machte, wie sehr die aggressiven Impulse ins Bewusstsein gestiegen waren:

„Ich hab' geträumt, dass ich den einen Typ zusammenschlag'. Hab' ihn k.o. geschlagen."

Verschiedene Ängste gehören zur Entwicklung eines Kindes während bestimmter Entwicklungsphasen, sie sind sozusagen „normale" Phänomene. Wann Trennungsangst eines Kindes als Angststörung eingestuft werden muss, ist wie bei allen neurotischen Symptomen fließend. Dies hängt ab vom Schweregrad, dem Leidensdruck auf Patient und Familie sowie der Altersstufe des Kindes. Zu Trennungsängsten kommt es, weil ein Kind noch kein ausreichend stabiles inneres Bild, keine Repräsentanz von der Mutter besitzt, das er sich während ihrer Abwesenheit vorstellen könnte. Es wird darum von archaischen Angstphantasien überflutet werden. Kennzeichnend für eine Phobie ist, dass die Angst auf ein äußeres Objekt verschoben wird. Im Falle einer Schulphobie ist es die Schule. Dieser Aspekt macht deutlich, dass Ängste vor fremden Objekten und Ängste vor Objektverlust die gleiche Ursache haben, so dass Trennungsangst und soziale Ängstlichkeit nur unterschiedliche Seiten der gleichen Medaille wiedergeben, einmal die oknophile (anklammernde) und einmal die philobatische (objektmeidende) Seite (vgl. a. Balint, 1972). In den Träumen der Kinder mit ängstlicher Entwicklung werden darum entweder feindselige Objekte bevorzugt, auch in Gestalt von Tieren und anderen Lebewesen. Oder es steht ein Schutz und Sicherheit spendendes Objekt im Mittelpunkt, an das sich der Träumende klammert und darum einigermaßen angstfrei bleiben kann.

3.4.7 Depression, symbiotisch gebunden

Die Träume depressiver Menschen wurden bislang am gründlichsten untersucht. Für sie ist eine stark herabgesetzte Traumerinnerung charakteristisch. Die untersuchten Träume waren zudem kurz und bestanden aus fragmentarischen Alltagsepisoden und waren von einer eher negativen Grundstimmung getragen. Letztlich ist allerdings nicht zu unterscheiden, ob in einer Depression die Traumaktivität allgemein reduziert ist oder ob die im Vordergrund stehende depressive Symptomatik die Erinnerung an das Traumerleben blockiert und auch die erinnerten Episoden in dieser Sichtweise einfärbt (Strauch & Meier, 1992, S. 190).

Eine 20-jährige, vom Elternhaus wenig abgelöste Patientin, entwickelte eine schwere Depression mit deutlich paranoiden Anteilen. Sie konnte sich nur schwer auf ein therapeutisches Beziehungsgeschehen einlassen, der Beziehungsaufbau war durch ein Urmisstrauen mit paranoiden Zügen beeinträchtigt. Sie erzählte die folgenden Träume:

„Da war ich in einem Haus. Das hatte eine kalte Atmosphäre. Da war ein Mann mit einem Teleskop. Dann kam noch ein anderer Mann; der sagte mir, dass der Mann mit dem Teleskop mit mir schlafen möchte. Ich habe ihn nicht mehr losgekriegt, überallhin ist er mir hinterher gelaufen. Da wo wir waren, war alles leer, kalt und durchsichtig."

„Ich war baden im Swimmingpool. Der war ganz alt – alte Becken und alte Menschen mit Badekappen. Es war ganz trübes Wasser. Da war Erde reingebro-

chen, wo Blumen draufwuchsen. Ich war da ganz oft baden. Aber jetzt ging's nicht mehr, weil es immer mehr zuwächst."

In beiden Träumen werden depressive Affekte sowie insgesamt gedrückte Stimmungen erkennbar. Im ersten werden paranoide Ängste vor dem Mann mit dem Teleskop dargestellt, welches – in mehrfacher Weise symbolisch – für einen verfolgenden Mann steht. Der Swimmingpool im zweiten Traum erinnert mehr an ein Grab, das mit Blumen bewachsen ist, als an einen Ort, an dem gebadet wird. Das Leben wird nur noch eingeschränkt erlebt.

3.4.8 Depression bei psychotischer Familie

Die Patientin hatte als 16-Jährige einen Suizidversuch mit Tabletten verübt. Der manisch-depressive Vater hatte sich erhängt. Die Patientin litt unter massiven Konzentrations- und Beziehungsstörungen. Beziehungsabbrüche und Abbrüche im Berufs- und Arbeitsleben reihten sich aneinander. Auch zeigte die Patientin ein auffällig beeinträchtigtes Körperselbst; sie neigte zu bulimischen Episoden. Während der Behandlung zeigte sie zudem auffällige Tendenzen zum Agieren ihrer Konflikte. Sie erzählte mit etwa 20 Jahren die beiden Träume:

„Meine Mutter ist verunglückt. Durch einen Autounfall. Mein Bruder war ganz allein."

„Ich war im Hotel. Ich hatte ein Zimmer. Eine Freundin war dabei, und der Andi war auch dabei. Ich bin verfolgt worden von jemand. Ich habe mich wo versteckt. In einem Schiff-Hotel. Dann ist der Boden eingekracht. Und einer mit Harpune hat Andi in den Arm getroffen. Ich habe geschrieen und geheult."

Wie in den beiden Träumen zuvor wird auch hier die depressive Stimmung bemerkbar; die Welt ist voller Tod, Verfolgung und Bedrohung.

3.5 Gegenübertragungsträume als diagnostisches Instrumentarium

Wir sind es gewohnt, Träume von Kindern primär als Ausdruck ihres intrapsychischen und interpersonalen Konfliktgeschehens zu betrachten. Dies gilt auch für unsere eigenen Träume, die wir in der Regel als Privateigentum schützen, und wir gewähren nur vertrauten Menschen einen Einblick. Inzwischen ist Paula Heimanns These psychoanalytisches Allgemeingut, dass unter Gegenübertragung **alle** Gefühle verstanden werden, die der Analytiker seinem Patienten gegenüber erlebt. Sie stellt mittlerweile eines der wichtigsten Mittel seiner Arbeit dar. Selbstverständlich können Therapeutenträume immer auch Gegenübertragungselemente enthalten (vgl. Altmann, 1992, S. 239 f.). Diese Träume werden allerdings kaum beachtet, wahrscheinlich deshalb, weil der Gegenübertragungstraum immer noch als eine Störung oder als Problem des Analytikers gesehen wird, die es zu eliminieren oder zu verbergen gilt (Zwiebel, 1984, S. 193). Dabei können Träume vom Patienten für ein tieferes Verständnis seiner Problematik von großer Wichtigkeit werden. Zwiebel (1977) ging davon aus, dass besonders schwere Persönlichkeitsstörungen eines Patienten archaische Reaktionsweisen beim Analytiker mobilisieren und zu Gegenübertragungsträumen führen können (S. 57f.). Im folgenden Abschnitt will ich über unterschiedliche Funktionen sprechen.

3.5.1 Der Gegenübertragungstraum dient der Klärung einer aktuellen Konfliktsituation zwischen Analytiker und Patient

Im Folgenden ein Beispiel für einen sehr eindrücklichen Gegenübertragungstraum (vgl. a. Heinemann & Hopf, 2006, S. 97f.):

Eine Kinder- und Jugendlichenpsychotherapeutin hatte eine sehr angsterregende Stunde mit einer 11-jährigen Patientin erlebt. Während eines Spiels ging die symbolische Spielebene völlig verloren, und die Patientin wurde völlig von grenzenloser Wut überwältigt. Das Spielen verlor zunehmend seinen Als-ob-Charakter. Das Mädchen versuchte, Spielmaterial zu zerstören, was die Therapeutin energisch verhinderte, indem sie sich schützend davor stellte.

Die Therapeutin träumte in einer folgenden Nacht, dass sich die Patientin ihrem Auto näherte und sich an einem Fenster zu schaffen machte. Sie fürchtete, dass sie etwas Giftiges hineinsprühen und ihren Kindern schaden könnte.

Wir können wohl davon ausgehen, dass die Patientin unintegrierte Elemente im Körper der Therapeutin unterzubringen versuchte und dabei deren innere Objekte bedrohte. In ihrem Gegenübertragungstraum bekam das Unausgesprochene der vorherigen Stunde wieder Sinn zugeschrieben, über träumerische Reverie wurden die Inhalte symbolisierungsfähig (vgl. S. 45). Es ist hier aber auch zu erkennen, was Zwiebel feststellte, dass Gegenübertragungsträume vorwiegend als ein Indikator einer eingetretenen Störung der analytischen Beziehung, an der beide Partner ihren Anteil haben, angesehen werden müssen. Solche Träume dienen als Selbstheilungsversuche, welche das zu scheitern drohende Arbeitsbündnis und die Kompetenz des Analytikers wiederherstellen können (Zwiebel, 1984, S. 194).

3.5.2 Der Gegenübertragungstraum und die prospektive Funktion

Eine Kollegin, die bei mir supervidierte, hatte die Behandlung eines Jungen mit Aufmerksamkeitsdefiziten, Bewegungsunruhe und depressiver Entwicklung erfolgreich abgeschlossen. Ihre spiegelnde Haltung sowie das „Containen" seiner Ängste hatten zur immer besseren Symbolisierungsfähigkeit des 10-jährigen Patienten geführt. Ein symbolvermittelter Umgang mit eigenen Affekten, aber auch mit den Dingen seiner Umwelt war ihm bedingt möglich geworden, die Symptome hatten sich merklich verringert. Die Mutter hatte während der Therapie ihren Freund geheiratet; der Junge, voller Vaterhunger, entwickelte zu ihm einen engen Kontakt. Vor der letzten Stunde mit ihrem Patienten hatte die Therapeutin den folgenden Traum:

„Rainer kommt zu seiner letzten Stunde. Er erzählt mir, dass er heute von seinem Stiefvater abgeholt würde. Er würde ihm auch ein Fahrrad mitbringen. Dann ist auch die Mutter anwesend. Sie fahren zu dritt los, Rainer neben seinem Stiefvater, die Mutter hinterher. Ich habe ein gutes Gefühl, als sie wegfahren."

Seine Beziehungen zu Mutter **und** Stiefvater erlebt die Behandlerin mittlerweile stabil. Der Stiefvater wurde zum Dritten, und sie kann loslassen, kann die drei in die Zukunft fahren lassen. Das Selbst des Patienten und die Fähigkeit seines Ich, Ängste abzupuffern und Aggression zu kontrollieren, erlebt sie als verändert, und die Bewegungsunruhe findet im Traum ihren symbolischen Ausdruck über das Fahren mit dem Fahrrad. Mit Erreichen des dritten Objektes – seinem Stiefvater – erlebt der Junge Trennung von der Mutter nicht mehr als zerstörerisch. Natürlich ist auch dieser Traum eine Wunscherfüllung. Vor dem Hintergrund, wie die Therapeutin die veränderten Beziehungen und Strukturen wahrnimmt, weist der Traum aber auch prospektiv in eine erfreuliche Zukunft (Heinemann & Hopf, 1996, S. 89 f.).

3.5.3 Der Gegenübertragungstraum dient der eigenen Psychohygiene

Auch Petersen schrieb über den „eigenen Traum als technisches Hilfsmittel bzw. Korrektiv" (1994, S. 53). Die Autorin versteht in ihrem Artikel solche Träume von Patienten auch als einen wichtigen Beitrag zur eigenen Psychohygiene.

Sie schildert ein überzeugendes Beispiel (S. 56 f.). In der Woche vorher hatte sie zwei Familien zum Vorgespräch eingeladen. Der eine Fall interessierte sie sehr, der andere war sehr dringlich. Sie machte sich Gedanken, wie sie diese Fälle noch „unterbringen" könnte. Dabei war eine Überlegung, nachmittags schon um 14.00 Uhr mit den Stunden zu beginnen. Mit diesem Entschluss fuhr sie zum Gespräch mit dem ersten der beiden Patienten in Richtung Praxis. Auf der Fahrt fiel ihr der Traum der vorigen Nacht ein:

„Ich will zur Praxis fahren; denke, dass ich früh genug losfahren kann, aber merke mit zunehmender Unruhe, dass es immer später wird und ich zu spät kommen werde, wenn es so weiter läuft. Ich sehe dann erst, was mich so hindert. Ich habe zu Hause noch viele Kleinigkeiten zu erledigen, die alle ihre Berechtigung haben und an die ich vorher nicht gedacht hatte."

Nach einer Reihe von Assoziationen zu diesem manifesten Inhalt und dem Studium der vorkommenden Themen kam ihr der Einfall, was die Uhrzeit 14.00 Uhr wohl bedeutete. Wenn sie beide Fälle noch untergebracht hätte, hätte sie sich selbst in eine große Stresssituation versetzt. Sie korrigierte ihre Entscheidung und bot den beiden Patienten – wie ursprünglich einmal geplant – einen Platz auf der Warteliste an. Petersen stellte zudem fest, dass ihre Mitteilung bei einem der Patienten sogar einen positiven Effekt hatte. Er stellte fest, dass die Therapeutin angesichts seiner Problematik nicht gleich in Panik oder Hektik geraten war, sondern dass sie ihm zutraute, auch noch warten zu können, was den Glauben an sich und seine Selbstheilungstendenzen anregte.

3.5.4 Bearbeitung von Schuld; Versuch der Wiedergutmachung in einem Gegenübertragungstraum

Ich möchte diesen Abschnitt mit einem eigenen Beispiel beschließen. Ich hatte die Behandlung eines 10-jährigen Mädchens mit Ängsten und einer erheblichen Zwangsstruktur begonnen. Die kleine Patientin wollte jedoch keine Therapie und zeigte sich in den Stunden abweisend, vermeidend und unterschwellig höchst aggressiv. Dieses widerständige Verhalten wurde von Stunde zu Stunde immer ausgeprägter. Sie verweigerte jedes Mal vorher, in die Stunden zu gehen. Nach mühseligem Überreden ihrer Mutter, welche die Therapie unbedingt wollte, ging Sonja schließlich zornerfüllt mit und veranstaltete in der Stunde mit mir ihren analen Kleinkrieg. Dabei war relativ deutlich, dass sie auf mich eine negative Vaterübertragung entwickelt hatte. Der Vater war in der Familie nur wenig präsent, die Eltern hatten große Probleme miteinander und bereits über Trennung gesprochen. Vom Vater fühlte sich meine Patientin im Stich gelassen, und sie hasste ihn, weil er sie nicht liebte. Unterschwellig hatte sie zwar eine große Sehnsucht nach ihm, aber sie konnte ihm nur ihre kalte Abweisung zeigen. Sie setzte darum auch alles daran, dass die Therapie bei mir beendet würde. Ich sprach lange mit beiden Eltern, auch noch einmal mit Sonja, die mich höhnisch abblitzen ließ. Schließlich verlängerte ich die Kurzzeittherapie nicht, mit der ich wohlweislich begonnen hatte, und beendete die Behandlung von Sonja. Ich fühlte mich erleichtert. Ich stand damals unter großem Druck, weil ich zu viele Therapien als Kriseninterventionen begonnen hatte, die ich fortführen musste, und war über jede freie Stunde froh. Nach einiger Zeit hatte ich den folgenden Traum:

„*Die Mutter Sonjas ruft mich an, um einen Termin für das Mädchen zu vereinbaren. Ich stelle schuldbewusst fest, dass ich aus Zeitgründen eine längere Pause gemacht hatte. Zum Termin kommt Sonja in meine erste Praxis, die ich damals in einem Dachgeschoss hatte. Ich will anschließend mit ihr einen neuen Termin vereinbaren, habe aber keinen frei, was mich unter großen Druck setzt. Ich verabrede mich mit ihr in meiner jetzigen Praxis, die ich parallel führe. Gleichzeitig fühle ich, dass ich noch andere Kinder vernachlässige. Ich habe noch mehrere Praxen, bin völlig überfordert und komme nicht mehr nach, alle Patienten mit den notwendigen Stunden zu versorgen.*"

Unabhängig davon, dass ich in jenem Traum auch meine eigene damalige Überforderung dargestellt habe, ging es vorrangig um meine Schuldgefühle hinsichtlich Sonja. Ich hatte die Vaterübertragung nicht ausreichend durchgearbeitet und hatte das Mädchen möglicherweise im Stich gelassen wie der eigene Vater: Ich hatte nicht ausreichend um Sonja und die Fortführung ihrer Behandlung gekämpft. Ich war froh gewesen, eine Stunde frei zu bekommen und hatte wegen meiner eigenen Vorteile die Widerstände des Mädchens nicht richtig eingeordnet und bewusst gemacht. Ich habe diesen Traum in ähnlicher Weise immer wieder geträumt, und Sonja hat sich auf diese Weise jene Stunden geholt, die sie real gebraucht hätte. Die missglückte Behandlung des Mädchens in meinen Träumen verstand ich schließlich als Anerkennen von Schuld und Versuch einer Wiedergutmachung, weil ich die Konflikte vieler Patienten nicht immer ausreichend verstanden hatte. Als ich mir diese Deutung mit allen Zusammenhängen bewusst machte, trat dieser Traum nicht mehr auf.

4 Psychotherapie

4.1 Träume in der psychotherapeutischen Behandlung von Kindern und Jugendlichen

4.1.1 Einleitung

Es existiert im deutschen Raum nur wenig Literatur über die Einbeziehung von Träumen in tiefenpsychologisch fundierte oder analytische Kinder- und Jugendlichen-Psychotherapien (u. a. Fahrig & Horn, 1983; Petersen, 1994; Stähle, 2006; Hopf, 1985, 2006).

Petersen unterscheidet in ihrem Artikel spontan in der Sitzung erinnerte, jedoch früher geträumte Träume, von den aktuellen. Die früher geträumten Träume versteht sie als sog. Deckerinnerungen. Petersen sucht Auslöser für die spontane Erinnerung und interpretiert die Traumbilder vor dem Hintergrund ihrer zum Ausdruck kommenden Themen, aber auch ihrer aktuellen Auslöser. Petersen achtet auch auf die Lebensumstände, unter denen der Traum einst geträumt wurde. Die aktuellen Träume sieht sie immer bezogen auf die aktuelle therapeutische Situation, als Reaktion auf Haltungen und Äußerungen des Analytikers (S. 49 f.). Hierüber wurde schon im Abschnitt zur Diagnostik diskutiert.

Zwei Fragen stehen in Traumseminaren zumeist im Vordergrund: Wie kann man Kinder überhaupt zum Erzählen von Träumen bei Untersuchungen oder in analytischen Psychotherapien „motivieren"? Auch hierüber wurde ebenfalls bereits im vorherigen Kapitel berichtet. Die andere drängende Frage ist, wie man mit **Kindern** an ihren Träumen arbeiten kann. Der Umgang mit den Träumen von Jugendlichen ist vielen, die Träume einbeziehen, eher vertraut. Im Mittelpunkt dieses Kapitels soll darum der – gelegentlich – deutende Umgang mit Kinderträumen stehen: Was kann einem Kind aus den Erkenntnissen des Pädagogen, Arztes oder Therapeuten mitgeteilt werden? Ich habe keine ausführliche Fallgeschichte dargestellt, die Traumserien in einem späteren Abschnitt zeigen therapeutische Heilungsprozesse an den Veränderungen der Träume. Ich wollte vielmehr den Umgang mit Träumen in unterschiedlichen Situationen verdeutlichen, mit dem Initialtraum, im stationären Setting, am Beispiel von Träumen und Malen etc. Vielleicht so viel: Ein Therapeut kann immer die Stimmung des Traumes aufnehmen, wirken lassen und mit den Trauminhalten „spielen". Er kann ich-stärkend mit einem Traum, insbesondere mit Angstträumen umgehen, indem er anspricht, wie positiv es ist, dass der Patient seine Ängste träumen und aushalten konnte. Und er kann immer unterstreichen, was der erzählte Traum für die Beziehung eines Kindes zu seinem Therapeuten bedeutet. Von einer stringenten Erarbeitung von Träumen in der klinischen Praxis habe ich abgesehen, weil hierüber bereits ausführlich im Bereich von Erwachsenenträumen gearbeitet wurde und vieles übertragbar ist, manches allerdings auch nicht. So schreibt Altman, dass Träume im Dienst des Widerstandes als Bestechungen, Geschenke oder Möglichkeiten der Ablenkung benutzt werden könnten, was mir bei Kindern so nicht begegnet ist (S. 86). Ich verweise im Hinblick auf die Praxis der Traumdeutung vor allem auf Altman (1992), Ermann (1983, 2005) sowie auf Deserno (1999).

4.1.2 Initialträume

Der erste Traumbericht in einer Behandlung, auch wenn er erst in späteren Stunden erfolgt, wird Initialtraum genannt. Er folgt in der Regel auf die Etablierung einer einigermaßen stabilen Beziehung und einer positiven Übertragung. Der Initialtraum zeigt die **gesamte** Psychodynamik auf, die für den Analytiker allerdings nicht immer ganz zu verstehen ist, und er stellt einen Versuch des Patienten dar, zu einer für ihn spezifischen, neuen Form von **Kommunikation und Konfliktlösung** zu gelangen. Der Initialtraum kann bis zur Beendigung der Analyse nutzbar gemacht werden, da er Aspekte von Gegenwart, Vergangenheit und Zukunft in sich vereinigt und aufzeigt, was erst die weitere Behandlung bestätigen oder erklären kann – er enthält letztendlich das unbewusste Therapieprogramm (vgl. Becker, 1972). Der Initialtraum kann in seiner gesamten Vielschichtigkeit wohl erst am Ende einer Behandlung ganz verstanden werden. Diese Komplexität des Initialtraums macht Deutungen allerdings unmöglich (vor allem riskant!), weil das Ich des Patienten zu jenem Zeitpunkt in der Regel noch nicht imstande ist, ohne vermehrte Abwehr auf sie zu reagieren. Auch Altman (1992) betont, dass durch vorschnelle Deutungen lediglich Angst und Abwehr verstärkt würden: „Vorsicht bei der Entwicklung des Behandlungsbündnisses soll unsere vornehmste Überlegung während der gesamten Analyse, besonders aber zu ihrem Beginn, sein" (S. 55).

Im Folgenden einige Beispiele für Initialträume.

Felix (14;6 Jahre)

Felix kam wegen Schulversagens und depressiven Verstimmungen zu mir in analytische Psychotherapie. Rasch wurde deutlich, dass nicht Felix das Problem war, sondern seine Mutter; die außerordentlich rigide, streng und kontrollierend war. Sie hatte sich von ihrem Mann getrennt, weil ihr dieser „zu weich und passiv" gewesen sei, und wollte jetzt ihren Sohn zu „Leistungsbereitschaft und Erfolg im Leben" erziehen. Sie suchte therapeutische Hilfe, weil sich dieser „ähnlich schlaff wie sein Vater" zeigte. Schon im ersten Gespräch hatte sie sich eindringend, kontrollierend und bestimmend gezeigt, so dass ich mir ernsthaft überlegte, ob eine Therapie mit dieser Mutter überhaupt möglich wäre. Obwohl Felix vom Alter her bereits Jugendlicher war, müsste unbedingt mit seinen Eltern gearbeitet werden, weil die Mutter ansonsten rasch für einen Abbruch sorgen würde.

Bereits in der zweiten Stunde berichtete Felix von einem Traum, der ihn „sehr aufgeregt" hätte.

„Ich habe geträumt, ein Mann operiert mir die Warzen an meinem Bein weg. Dabei hat er höhnisch gelacht. Er sah aus wie der Joker aus Batman. Dann hat er mir mein Bein wegoperiert. Ich habe Angst gekriegt und bin aufgewacht. Danach habe ich nach meinem Bein gegriffen und war froh, dass es noch da war."

Zum Traum hatte Felix die folgenden Assoziationen: Seine Mutter musste zum Hautarzt, und Felix musste sie dorthin begleiten. Als sie dort waren, hätte sie gemeint, wenn er schon mal mit hier wäre, könnte der Arzt auch gleich mal seine Warzen anschauen. Der hatte sie dann allerdings nicht nur angeschaut, sondern, ohne ihn zu fragen, auch gleich wegoperiert. Das wäre sehr schmerzhaft gewesen, und er hätte noch abends voller Schmerzen im Bett gelegen. In der darauffolgenden Nacht hätte er dann diesen quälenden Traum gehabt.

Offensichtlich ist die Angst von Felix seiner Mutter gegenüber so groß, dass er alle Eigenschaften, die er bei ihr hasst, dem Arzt zugeschrieben hat. Dieser ist rücksichtslos, er achtet ihn und seine eigenen Wünsche nicht, und er kastriert ihn. Ich habe Felix' Traumbild auch als Übertragungsangebot erlebt: Seine Mutter hatte ihn bei mir, wie beim Hautarzt abgeliefert, ich sollte ihn behandeln, ohne dass ich mit ihm ausreichend darüber gesprochen hätte, ob er das überhaupt wollte. Felix hatte selbstverständlich der Behandlung bei mir – vordergründig – zugestimmt. Er fühlte sich jedoch hilflos und ausgeliefert, er fürchtete, von mir so kastriert und „zurecht- und glattgehobelt" zu werden, so wie das seine Mutter wünschte. Nach dem Aufwachen stellte er allerdings fest, dass er sein Bein noch hatte – diesen Teil habe ich als ersten, leisen Triumph empfunden. Auch wenn der Initialtraum nicht gedeutet werden soll, habe ich die bewussten Anteile des Traumes aufgegriffen und zu Felix gemeint, dass es wohl oft Situationen gäbe, in denen er sich hilflos und ausgeliefert erlebte. Aber der Traum hätte ihn offensichtlich auch aufgeregt; ich ginge darum davon aus, dass er das so nicht belassen wollte. Daraufhin haben wir mit der Therapie begonnen. Der Initialtraum hat zur Etablierung des Behandlungsbündnisses erheblich beigetragen.

Jan (14;2 Jahre)

Jan erzählte in der ersten Stunde, er habe einen Traum, der sich ständig wiederhole.

„Ich laufe auf Eisenbahnschienen. Hinter mir kommt der Zug, und ich kann die Schienen nicht verlassen, kann nicht ausweichen. Ich gerate in Angst und Panik."

Jan litt unter schweren Denk- und Waschzwängen, die sich mit beginnender Pubertät enorm verstärkt hatten. Wiederholungsträume deuten immer auf schwere, chronifizierte und derzeit nicht lösbare Konflikte oder auf traumatische Träume (s. Kap. 5). Das Traumbild liefert eine Selbstdarstellung seiner jetzigen Krise. Der Einbruch des Triebhaften, über den Zug symbolisiert, kann nicht ausreichend bewältigt, abgewehrt werden – Jan kann die Schienen nicht verlassen; subjektstufig wird so der Zwang in ein eindrückliches Bild geformt. Ich sagte Jan lediglich, dass ich nach seiner Traumerzählung erst richtig wüsste, wie es ihm meistens ginge, was ihn sehr erleichterte. Die Eltern hatten seine Zwänge oft bagatellisiert.

Björn (18 Jahre)

Der junge Mann hatte wegen Nackenschmerzen, Gangstörungen und massiven depressiven Verstimmungen mit einer analytischen Psychotherapie begonnen. In der ersten Stunde erzählte er den folgenden Traum, den er wohl mit etwa 16 Jahren geträumt hatte:

„Ich will mit dem Zug nach B. fahren. Aber der Zug hält dauernd an. Das geschieht immer häufiger. Ich werde zunehmend unruhiger, schließlich hilflos und verzweifelt, weil ich nicht ans Ziel komme."

Dieser Traum verdeutlicht eine massive Krise der Adoleszenz. Die Lebensreise beginnt zu stocken, ein Lebensziel rückt in immer weitere Ferne. Es war nicht schwer für Björn, die stockende Zugfahrt mit seinem jetzigen Lebensgefühl in Zusammenhang zu bringen.

Jens (14 Jahre)

Von Jens habe ich bereits zwei Beispiele gebracht, welche die Gefährdung des Jugendlichen deutlich gemacht haben. Bereits sein Initialtraum zeigte, wie fragil die zugrunde liegende Psychodynamik war (s. Zeichnung 9 und 10, gesonderter Bildteil):

„Zwei Heere mit Helmen kämpften lautlos auf einem fremden Planeten. Ich bin als neutraler Beobachter dabei. Die eine Gruppe hat den Krieg begonnen, um die Menschheit zu versklaven. Ein erschöpfter und geschwächter Kämpfer, dessen Gesicht durch das Sichtglas nicht zu erkennen ist, taucht plötzlich groß und schemenhaft, wie auf einem Fernsehschirm, vor mir auf und hastet weiter."

Ich finde in dem Traum eine sehr zwiespältig Grundstimmung – vor allem in der Tatsache, dass die mörderische Versklavung des eines Teils der Menschheit stumm wie hinter Aquariumswänden verläuft und der Träumer als neutraler Beobachter die Kämpfe wie unbeteiligt verfolgt. Die Masse bleibt wegen der Helme gesichtslos und anonym, Menschen sind zu Robotern geworden und auch das Individuum, welches für kurze Zeit aus der Masse heraustritt, jener erschöpfte und geschwächte Kämpfer, bleibt verhüllt und schemenhaft, wie auf einem Fernsehschirm. Unübersehbar ist, dass immer wieder auch die Symptome angesprochen werden, welche die Behandlung erforderlich gemacht hatten: „Erschöpft, geschwächt, fremd" etc. Es ist nicht die Erde, auf der die Kämpfe stattfinden, sondern ein fremder Planet, wo primitive, destruktive Kräfte ungesteuert toben. Der neutrale Betrachter und Träumer erlebt sie völlig fremd: Sie sind von seinem Bewusstsein abgeriegelt. Seine unheimliche Wirkung bezieht der Traum auch aus der Tatsache, dass man in ihm so gar keinen Tagesrest aus der realen Welt von Jens zu entdecken vermag. Es macht den Anschein, als stammten alle Teile des Traums nur aus den Phantasien des auf sich bezogenen Jungen.

Ich habe diesen Traum und seine Affekte einfach in mich aufgenommen. Der Traum hat mich damals sehr beunruhigt.

4.1.3 Ein Gespräch über Träume während einer stationären Psychotherapie

Im folgenden Abschnitt will ich über ein spontanes Gespräch mit einem Kind über seine Träume berichten. Solche eher beiläufigen Gespräche habe ich häufig mit Kindern geführt. Winnicott hat über seine eigene Arbeitsweise gesagt, dass er nur wenig interpretieren würde. Eine Interpretation hielte er nicht eigentlich für therapeutisch, sie fördere lediglich das, was wirklich therapeutisch sei, **nämlich das erneute Durchleben angsteinflößender Erfahrungen.** Mit Hilfe der Ich-Stärkung durch den Therapeuten könne das Kind solche Schlüssel-Erlebnisse zum erstenmal in seine Gesamtpersönlichkeit assimilieren (Winnicott, 1973 b, S. 180). Vor diesem theoretischen Hintergrund habe ich das folgende Gespräch mit einem traumatisierten Kind geführt.

Lars war von seinem drogenabhängigen Vater in den ersten Lebensmonaten seines Lebens schwer misshandelt worden. Wenn die Mutter zum Arbeiten weg war, hatte ihn dieser mit Faustschlägen traktiert, ihn getreten, den Kopf in eine beschmutzte Windel gedrückt und vieles Schlimme mehr getan. Weil er danach ständig gegenüber anderen Kindern gewalttätig wurde, war Lars in jenes Therapiezentrum gekommen, dessen therapeutischer Leiter ich war. Hier setzten sich seine gewalttätigen Attacken fort. So schlug er einem gleichaltrigen Kind mit einer Eisenstange in den Rücken, dass es fast bewusstlos wurde. Lars reinszenierte sein Trauma, er suchte sich von seinen Gefühlen von Hilflosigkeit zu befreien, indem er sich selbst zum Täter machte. Es stellte sich allerdings bald die Frage, ob er je zur Mutter zurückkehren könnte, ob diese ihn halten und aushalten könnte. Sie hatte das zwar immer eindeutig bekannt, wobei stets Ambivalenzen spürbar waren. Als Lars in einem längeren Ferienabschnitt wiederum ein Kind attackierte und dabei sehr verletzte, entschied die Mutter für sich, ihr Kind in eine professionelle Pflegestelle mit älteren, erfahrenen Pflegeeltern zu geben, wie das vorher schon andiskutiert worden war. Sie sagte allerdings Lars nichts von ihrer Entscheidung, zu der sie sich mit langen Grübeleien durchgerungen hatte, sondern versicherte ihm, dass er selbstverständlich bald zu ihr zurückkehren würde.

In der ersten Nacht im Therapiezentrum schlief Lars unruhig. Am Nachmittag sagte er seiner Erzieherin, er hätte geträumt und wollte das dem Hans (das war ich) berichten. Lars kam gelegentlich zu mir ins Büro, um etwas zu erzählen. Er suchte einen Vater, der ihm zuhörte und ihn verstand, einen anderen, als er gehabt hatte. Lars freute sich sehr, mich zu sehen. Er wollte heute ganz lange mit mir reden. Ihm würden viele Gedanken durch den Kopf gehen, von manchen wollte er gar nicht, dass sie da wären. Es wären ganz schlimme Gedanken, aber sie kämen immer wieder. Der Freund, den seine Mutter verlassen hatte, hatte ihn auch geschlagen. Trotzdem hätte er ihn auch gern gehabt. Er sagte, da wäre etwas Komisches. Er hätte Angst, dass seine Erzieherin Hildegard Drogen nehmen könnte. Dann würde sie so werden wie sein Vater, der ihn geschlagen hätte. Ich sagte zu Lars, dass er vielleicht denke, dass ihn sein Vater schon gern hatte, aber wegen der Drogen oft nicht anders konnte. Lars wurde sehr nachdenklich, driftete schließlich in eine völlig abwesende Haltung ab. Ich fragte nach längerer Zeit, ob er etwas geträumt hätte. Ob er mir einen guten oder einen bösen Traum erzählen sollte, fragte er. Ich meinte, dass ich ihm die Reihenfolge überlassen würde. Daraufhin erzählte er:

„Ich bin mit meiner Mutter Ballon geflogen. Wir sind hoch hinauf gestiegen, und dann ist der Ballon mit uns abgestürzt. Ich habe Angst gehabt."

Ich gehe davon aus, dass Lars die Absichten seiner Mutter unbewusst erspürt hatte und den Zusammenbruch seiner hochfliegenden Hoffnungen mit dem Traumbild vom Absturz illustriert hatte (über Zusammenhänge von Flug- und Falltraum wird in Kap. 5 gesprochen). Ich denke, dass es im Zusammenhang der Traumerzählung meine Aufgabe war, den Absturz von Lars zu mildern und ihn aufzufangen.

Nach einer Weile erzählte Lars den guten Traum:

„Meine Mutter war hier und hat bei mir gesessen. Und mir aus einem Buch vorgelesen."

Ich sagte zu ihm, dass ich verstünde, dass ihm seine Mutter oft fehlen würde, obwohl er die Hildegard hätte. Das sei so, meinte Lars. Es gebe aber noch schlimmere Dinge als geschlagen zu werden. Irgendwann würde er mir einmal einen Traum von seinem Vater erzählen. Jetzt wollte er das noch nicht, weil er Angst davor hätte. Aber er wolle mir schon einmal verraten, welche schlimmeren Dinge das seien: jemanden in den Bauch stechen. Er würde das aber niemals wirklich tun, er wolle kein Mörder sein. Er wolle auch nicht ins Gefängnis. Ich erfuhr somit, welche beunruhigenden Phantasien im Kopf des schwer traumatisierten Kindes kreisten und ihn quälten. Gelegentlich verschaffte er sich über Ausagieren Luft, aber dann quälte ihn sein Über-Ich – es war ein Teufelskreis von dranghaften Phantasien und sich ständig schuldig fühlen.

Lars kam noch einmal auf Drogen zu sprechen. Die seien gefährlich, dass hätte er bei seinem Vater erlebt. Urplötzlich fragte er mich, wie alt ich denn sei, hundert Jahre oder bloß achtzig? In der Gegenübertragung spürte ich, wie sehr er die alten Männer suchte, die ihn umsorgen und ihm vor allem nichts Böses antun sollten. Er wollte schließlich nicht allein ins Haus zurückgehen, weil er jetzt zu „dünnhäutig" war. Ich rief dort an, dass ihn seine Erzieherin abholen und heimbegleiten sollte.

Lars kam später zu Pflegeeltern, bei denen er sich sehr wohl fühlte und die ihn liebevoll versorgten. Zum Zeitpunkt, als ich dieses Kapitel schrieb, besuchte er die dritte Klasse einer Grundschule mit überdurchschnittlichen Leistungen. Die Pflegeeltern hatten berichtet, dass es Lars gut ginge und dass es schon längere Zeit zu keinen aggressiven Durchbrüchen mehr gekommen wäre.

4.1.4 Träumen und Malen – Traumserie eines Kindes

Zwischen kreativem Gestalten und Träumen bestehen gemäß Waser (2005, S. 6) wechselseitige Beziehungen, die sich nicht nur darauf beschränken, dass bildnerisches Gestalten die Erinnerung an Träume anregt. Die Zusammenschau von Gestaltungen und in Beziehung stehenden Träumen führt vielmehr zu einem erweiterten Verstehen und zu geistiger Entfaltung. Es ist eine weit verbreitete Praxis, Kinder ihre nächtlichen Träume auch malen zu lassen. Mit einem Beispiel wurde verdeutlicht, wie das auch in Alltagssituationen geschehen kann (S. 62). Diese Praxis hat Winnicott häufig angewandt, um in einem intermediären Raum in vorsprachlicher Weise zu kommunizieren und Symbolisierungsprozesse anzuregen.

Vorgeschichte

Eine 31-jährige Frau rief mich an, weil ihr Sohn Sascha, acht Jahre alt, der jüngere ihrer beiden Söhne, unter häufigen Angstträumen leiden würde. Obwohl anders vereinbart, kam sie zum ersten Gespräch allein, „ihr Mann hätte sich nicht frei nehmen können". Sie berichtete mir, dass Sascha jede Nacht aus Alpträumen aufwachen würde und in das Bett des Vaters wollte. Sie selbst litte ebenfalls unter Schlafstörungen und würde – getrennt vom Mann – im Bett ihres älteren Sohnes Lukas schlafen, weil ihr Mann schnarche. Sascha käme jede Nacht zum Vater ins Bett, weil den das weniger stören würde als sie selbst. Der Junge war während seiner gesamten frühen Kindheit wegen einer schweren Erkrankung seiner Nieren in ärztlicher Behandlung gewesen und hatte auch schon mehrere lebensbedrohliche Operationen hinter sich. In seinen Angstträumen käme immer wieder ein Mann vor, der einem anderen die Beine abschneiden würde. Sascha klammerte sehr an seiner Mutter und wollte – gemäß ihren Darstellungen – kaum von ihrer Seite weichen.

Ich erlebte die nächtlichen familiären Inszenierungen höchst befremdlich, die Mutter wollte jedoch über die Beziehung zu ihrem Ehemann nichts weiter berichten. Ich spürte allerdings ihm gegenüber viel unterschwellige Vorbehalte und Vorwürfe. Wir vereinbarten eine Stunde mit Sascha.

Erste Stunde

Am Morgen, vor der ersten Stunde mit Sascha, rief mich die Mutter an, Sascha wollte nicht allein zu mir ins Spielzimmer kommen. Außerdem hätte er geäußert, dass er auch allein daheim spielen könnte. Ich ahnte, wer da nicht wollte, dass Sascha allein käme, und nahm das Verkleben der beiden als vorrangig primär mütterlichen Wunsch wahr, spürte aber auch leisen Trotz des Jungen. Ich sagte also der Mutter, dass sie zunächst mit in das Zimmer kommen könnte.

Die beiden kamen pünktlich. Zunächst trat die Mutter ein, sie trug einen riesigen Bär mit sich. Sascha war ein etwas kleinwüchsiger, schwarzhaariger Junge, der versuchte, ein abweisend-trotziges Gesicht zu machen, und er verweigerte Handschlag sowie Blickkontakt. Wir setzten uns gegenüber, der Riesenbär wurde uns an die Seite gesetzt, und die Mutter nahm wachsam in einer Ecke Platz. Ich hatte mit ihr und Sascha vereinbart, dass die Mutter nach einiger Zeit gehen würde, was sie allerdings nicht tat. Sie mischte sich immer wieder in unser Gespräch ein, um hilfreich zu vermitteln, Ergänzungen zu liefern etc. Ich erlebte Sascha während der gesamten Stunde abweisend, arrogant und mich sehr von oben herab behandelnd. Immer wieder sah er zur Mutter hin, ich nahm hinter seiner abweisenden Fassade Angst wahr, zu einem anderen Menschen eine Beziehung aufzunehmen. Ich schlug ihm direkt vor, über seine Träume zu sprechen oder diese zu malen. Ich war überrascht, dass Sascha das bereitwillig tat. Sascha erzählte seinen Traum, indem er langsam vor sich hin redete und gleichzeitig malte (s. Zeichnung 11, gesonderter Bildteil):

„Eine Hexe hat jemanden in einen Saurier verwandelt. Eigentlich wollte sie, dass der ein Frosch würde, aber das hat nicht geklappt. Sie wendet sich ab, weil sie jetzt Angst vor dem Saurier hatte."

Auf meine Nachfragen meinte er, dass er die Hexe aus Hänsel und Gretel, den Frosch aus dem Froschkönig kennen würde. Es fällt auf, dass Sascha alle Bilder hastig auf das Papier „hingeworfen" hat!

Sein zweiter Traum (s. Zeichnung 12, gesonderter Bildteil):

„Ein Mensch ist im Haus. Er schneidet sich seine Beine ab, es regnet, die Sonne ist traurig, vielleicht hagelt es auch."

Er hatte mir den Traum anders als seine Mutter erzählt, der Mann schneidet in seiner Erzählung keinem anderem die Beine ab, sondern **sich selbst**. Eine höchst depressive Stimmung ergriff mich, ich war über den Kontrast der beiden Träume sehr erschrocken und verstand zunächst überhaupt nicht, was Sascha mir mit dem abweichenden Traumbild sagen wollte. Die Mutter war über diese Traumerzählung von Sascha sichtlich betroffen und schaute entsetzt zu uns herüber.

Als ich Sascha vorschlug, etwas mit dem Material des Scenokasten zu bauen, war er wieder oben auf und sprach mit kindlicher Stimme, aber spürbar entwertend und abweisend. Er würde nur die Bauklötze verwenden, alles andere darin fände er blöd und Mädchenkram. Ich wusste aus dem Bericht der Mutter, dass er in der Schule neben einem Mädchen saß und ständig Angst hätte, darum ausgelacht zu werden.

Ich vereinbarte mit der Mutter, dass wir abwarten würden, wie sich die häusliche Situation und Saschas Ängste weiterentwickeln würden. Eine Therapie zu beginnen, erschien mir zum jetzigen Zeitpunkt nicht sinnvoll; die häusliche Situation erlebte ich zu undurchsichtig, ja dubios.

Zweite Stunde

Einige Wochen später rief mich zu meinem höchsten Erstaunen Saschas Vater an. Sascha wollte wieder mit dem Traum-Mann über seine Träume sprechen, weil er dann keine Angst mehr haben müsste. Seit dem ersten Kontakt mit mir wären die ängstigenden Träume völlig verschwunden, aber jetzt wären sie wieder gekommen. Die Mutter hätte die Familie wegen eines anderen Mannes verlassen, und die Kinder wären sehr traurig. Der Vater brachte Sascha, wie vereinbart, zur Stunde. Es gab keinen Bären mehr. Ich besprach mit dem Jungen am Eingang, dass er dieses Mal ohne seinen Vater zu mir kommen würde, was er spontan nickend bejahte.

Sascha wirkte desorientiert und niedergeschlagen. Er teilte mir gleich mit, dass die Mama jetzt bei einem anderen Mann wohnen würde. Er war sehr enttäuscht von ihr: „Warum schläft die Mama jetzt mit diesem Mann in einem Bett? Mit dem Papa wollte sie nicht mehr in ein Bett, weil sie nicht schlafen konnte, weil er geschnarcht hat. Warum kann sie bei dem schlafen?"

Dann erzählte er von einem Zauberer, der nachts in sein Bett kam und zeichnete diesen wiederum auf (s. Zeichnung 13, gesonderter Bildteil).

Ich führte mit den Eltern Gespräche und überwies die Mutter rasch zu einer ärztlichen Kollegin, weil sie mir in bedrohlicher psychischer Verfassung erschien.

Dritte Stunde

Ich wusste von der Kollegin, dass die Mutter – nach völligem Zusammenbruch und Aufenthalt in einer psychosomatischen Klinik – inzwischen wieder in der Familie lebte. Die Mutter rief mich wiederum an, Sascha wollte aufs neue mit mir sprechen, weil er wieder Angstträume hätte. Er würde mittlerweile gegenüber ihr häufiger trotzig verweigern. Er hätte die Trennung gut bewältigt und – nach Meinung der Mutter – dabei einen Schritt nach vorne gemacht.

Mir fiel auf, dass er auch – jetzt mit der Mutter – kein Stofftier mehr mitbrachte. Sascha sagte sofort, mich dieses Mal freudig anstrahlend, dass er wieder mit mir sprechen und mir seine Träume berichten wollte.

„Ein Freund, Lukas (der ältere Bruder) und ich haben Karten gespielt. Da ist ein Mann gekommen, der hat uns in sein Haus mitgenommen (Freund der Mutter?). Dort waren viele andere Kinder, die lagen, hatten Stricke um die Hände, und er hat uns auch gefesselt. Dann hat er einige von den gefesselten Kindern in sein Auto gepackt und ist zum Angeln gefahren. Dann weiß ich nichts mehr."

Sascha malte die Szenen (s. Zeichnung 14, gesonderter Bildteil). Der Mann hatte einen Hut auf und einen dicken Bauch. Er phantasierte die Traumgeschichte zu Ende und geriet dabei in einen munteren, ja aufgeregten Ton:

„Der Traum ist gut ausgegangen. Es hat eine Schere rumgelegen. Der Mann hat sie versehentlich liegen lassen. Da kam ein anderer Mann, der hat uns befreit. Er hat die Polizei angerufen, die haben den Mann gefesselt und die anderen Kinder befreit. Eigentlich wollte der böse Zauberer die Kinder an Haie verfüttern."

(Hat ihn die Mutter „zum Fraß vorgeworfen?" Sie war nicht da, hat die Kinder im Stich gelassen.)

Sascha fiel noch ein Traum ein, den er aber schon vor längerer Zeit gehabt hätte (s. Zeichnung 15, gesonderter Bildteil).

„Ein Mann hat da gesurft. Da wurde er von Haien angegriffen. Der Surflehrer ist gekommen und hat die Haie vertrieben."

Die Geschichte ist echt passiert. Der Papa ist zu weit hinausgesurft, ich bin voll Angst aus dem Wasser raus. Da hat der Papa einen schlafenden Hai gesehen. Er ist ganz schnell ans Ufer gekommen, und ich wollte dann nicht mehr ins Wasser."

4 Psychotherapie

Interpretation

Ich habe mich bei der Darstellung dieser Fallgeschichte, die nur drei Stunden dauerte, so weit das möglich war, ausschließlich auf die Interaktionen und Arbeit mit dem Kind beschränkt, obwohl zusätzliche Informationen über die Paar- und Familiendynamik höchst spannend und erhellend gewesen wären. Dies geschah zum einen aus Gründen der Diskretion, aber auch, um zu fokussieren, wie ich mit dem Kind psychotherapeutisch gearbeitet habe. Ich habe mit Sascha ausschließlich über seine Träume gesprochen, sie malen lassen und in der dritten Stunde auch zu ihnen fabulieren lassen.

Ich will im Folgenden darstellen, was da – vielleicht – geschehen ist und wie ich die Dynamik verstanden habe. Saschas Mutter kam wegen der Angstträume ihres Kindes, wahrscheinlich auch, weil sie Hilfe für sich selbst suchte. Zum damaligen Zeitpunkt bestand bereits das Verhältnis zu dem anderen Mann, und ich vermute, dass nicht nur ich, sondern auch Sascha davon ahnte. In ihrer Not teilte mir die Mutter jedoch nichts über sich selbst und ihre Beziehungen, sondern nur von Saschas Ängsten mit. Der Eindruck entstand, dass die zurückliegenden lebensbedrohlichen Operationen massive traumatische Folgen nach sich gezogen hatten und sich jetzt in Gestalt von Angstträumen niederschlugen. Dieser Meinung war ich zwar immer noch, aber das waren zum damaligen Zeitpunkt nicht die ausschließlichen Auslöser für die Angstträume. Diese lagen auch in der Familiendynamik!

Mutter und Sohn konnten sich nicht trennen. Ich vermute, weil die Mutter – auch – erfahren wollte, was Sascha mir mitteilen würde. Sascha war zu diesem Zeitpunkt ambivalent. Er ahnte, dass die Mutter mir nicht alles gesagt hatte, und er wollte wissen, wer ich war. Ich will darum im Folgenden versuchen, unsere Kommunikation in Foki zu formulieren.

Für den ersten Traum von Sascha:

„Eine Hexe hat jemanden in einen Saurier verwandelt. Eigentlich wollte sie, dass der ein Frosch würde, aber das hat nicht geklappt. Sie wendet sich ab, weil sie jetzt Angst vor dem Saurier hatte",
habe ich den folgenden Fokus formuliert:

> Meine Mutter will mich klein machen. Ich mache **ihr** Angst, da weicht sie zurück und hat Angst vor mir.

So hatte ich das zu diesem Zeitpunkt verstanden. Ich habe die Hexe als seine Mutter und ihn als Prinz „Frosch" (aus dem Froschkönig) verstanden. Natürlich könnte der Fokus auch anders lauten. Ich hatte jedoch damals den Eindruck, dass mich Sascha verstanden hatte, als ich diesen Fokus für mich entwickelte.

Seinen zweiten Traum habe ich zunächst nicht verstanden.

„Ein Mensch ist im Haus. Er schneidet sich seine Beine ab, es regnet, die Sonne ist traurig, vielleicht hagelt es auch."

Ich ahnte, dass es mit dem operierenden Arzt, mit seinen Ängsten und depressiven Affekten zu tun hatte. Aber warum erzählte Sascha mir diesen Traum anders, als er ihn seiner Mutter erzählt hatte? Ich denke, das ist genau der entscheidende Moment.

4.1 Träume in der psychotherapeutischen Behandlung

> Der Fokus: Meine Eltern sind zu sehr mit sich beschäftigt. Meine Mutter begreift meine Ängste nicht, sie erzählt meine Geschichte anders, als sie ist. Ich bin traurig und allein, weil ich fürchte, keine Eltern zu haben, die mir helfen.

Von da an hoffte Sascha auf meine Mithilfe, und seine Ängste verringerten sich zunächst.

Sascha wollte beim nächsten Mal aus eigenem Antrieb zu mir, damit ich es nicht zulassen würde, dass sich seine Eltern trennten. Ich vermute, dass er mit dem Zauberer, der in sein Bett kam, auch mich meinte.

Über die Arbeit mit den Eltern konnte der Konflikt zunächst ansatzweise gelöst werden. In der dritten Stunde mit Sascha wurde das Vergangene reflektiert. Durch einige Träume zieht sich, dass es in größter Not immer wieder auch hilfreiche Männer gibt, den Zauberer (aber auch der andere Mann hatte Zauberkräfte, zumindest hatte er die Mutter „verzaubert"), der „andere" Mann, der Surflehrer. Letzterer hat den Vater gerettet, der in allergrößte Gefahr geraten war.

Ich wollte mit diesem Beispiel aufzeigen, wie mit einem Kind in einer Krisenintervention über Träume kommuniziert wurde. Auch in diesem Fall erschien es mir, wie zuvor bei Lars, entscheidend zu sein, an erster Stelle das Kind und seine Situation zu begreifen, seine Träume aufzunehmen und nicht vorrangig deutend seine „Einsicht" zu verändern suchen.

4.1.5 Kindertraum und Märchen (Amplifikation)

Amplifikation bedeutet, dass ein Traumbild durch gerichtete Assoziationen und mit Parallelen aus der menschlichen Symbol- und Geistesgeschichte erweitert und vertieft wird. Unter **gerichteter Assoziation** versteht C. G. Jung, dass die spontanen Einfälle immer von der beschriebenen Traumsituation ausgehen und sich stets darauf beziehen sollen. Die Bilder können aus der Mythologie, der Mystik, der Religion, Ethnologie, Kunst und noch vielem mehr stammen (Jaffé, 1984, S. 408 f.). Für den Kindertraum bieten sich vor allem Märchen an, von denen große Sammlungen existieren.

Max ist acht Jahre alt, und er ist das einzige Kind seiner Eltern. Zwei Jahre bevor er zur Welt kam, hatte die Mutter eine Totgeburt gehabt. Deshalb war sie während der Schwangerschaft mit Max besonders ängstlich und voller Sorge, sie könnte auch dieses Kind verlieren.

Max kam ohne Komplikationen zur Welt. Doch von Anfang an behandelte ihn die Mutter überfürsorglich, hegte, pflegte und umsorgte ihn. Als Max begann, im Zimmer herumzukrabbeln, und die Umgebung erkunden wollte, versuchte sie ihn zu schützen, damit er sich nicht weh tun oder gar verletzen sollte. Ihre Ängste, dem Kind könnte etwas geschehen, steigerten sich noch, als der Junge zu laufen begann. Binnen kurzem entwickelte Max große Ängste, allein zu bleiben, und bald wollte er jede Nacht in das Bett der Eltern. Dies begann den Vater mehr und mehr zu ärgern, später zu kränken, denn längst sah er die Sorge seiner Frau als übertrieben an.

Er fühlte sich vernachlässigt und als überflüssiger „Dritter im Bunde". Er reagierte darauf, dass ihn letztendlich niemand brauchte, zunächst eifersüchtig, später gekränkt und zog sich resigniert immer mehr zurück. Zufällig – oder auch nicht – wurde ihm eine Arbeitsstelle, weit weg vom Wohnort, angeboten. Er wurde zum Wochenend-Vater, der sich jedoch auch dann als Störenfried erlebte, wenn er heimkam. Die Schwierigkeiten von Max, sich von der Mutter zu lösen, blieben und manifestierten sich in allen sozialen Schwellensituationen, als er in den Kindergarten kam und als er eingeschult wurde. Jedes Mal wurde es für Max zum Problem, sich von seiner Mutter zu trennen: Er weinte, klammerte sich an die Mutter und wirkte im Kindergarten und in der Schule still, verträumt und wehrlos. Dies wurde zwar mit der Zeit besser, doch blieb die Mutter weiterhin sein wichtigster Bezugspunkt.

Max ist acht Jahre alt, da hat er in regelmäßigen Abständen den folgenden Traum, aus dem er jedes Mal voller Angst erwacht:

„Eine Hexe kommt langsam auf mich zu und will mich auffressen. Ich will fortrennen, aber es geht nicht. Der Hexe kann man nicht entkommen."

Es bietet sich wohl an, mit Max über das Märchen von Hänsel und Gretel zu sprechen, die Parallele zu seinem Traum ist deutlich. Hänsel und Gretel gelingt es, sich von der bösen Hexe zu befreien. Sie haben somit erfahren, dass es möglich ist, sich in einer gefährlichen Welt auch ohne Mutter und Vater durchzusetzen, also auch als Kind mit den eigenen Ängsten vor dem Alleinsein fertig zu werden. Das ist der hilfreiche Gedanke, die Lösung, die dieses Märchen anbietet.

Märchen sind nicht nur einfache spannende Geschichten, sie sind – wie Christiane Lutz (1988, S. 157) schreibt – „voll tiefgründigem Wissen über jene Spannungen und Konflikte, wie sie sich bei Eltern und ihren Kindern täglich neu zeigen." Darüber hinaus bietet das Märchen dem Individuum Lösungsmöglichkeiten an, alle seine Entwicklungsmöglichkeiten zu verwirklichen.

Bruno Bettelheim hat das Märchen von Hänsel und Gretel einer ausführlichen psychologischen Deutung unterzogen. Für ihn steht das Lebkuchenhaus für eine gute Mutter, die ihren Körper für die Ernährung ihrer Kinder zur Verfügung stellt: Aber in jener Zeit der frühen Einheit mit der Mutter lebt das Kind gleichsam in totaler Verschmelzung mit ihr. Es ist noch kein psychisch selbständiges, also autonomes Wesen und existiert darum in Abhängigkeit. Wird das Kind älter und verbleibt in diesem Zustand, gerät allerdings seine Existenz in Gefahr. Denn dann ist die Hexe darauf aus, die Kinder zu fressen. Im Märchen zwingen diese bösen Absichten der Hexe die Kinder, endlich die Gefahren von Gier und Abhängigkeit zu erkennen. Um zu überleben, müssen Hänsel und Gretel also aktiv werden, so, wie Max Initiative ergreifen müsste, um sich aus der Fixierung an die Mutter zu lösen und sich weiterzuentwickeln. Dabei ist es nicht notwendig, die Symbolik des Märchens in allen Details zu verstehen oder diese gar einem Kind „deuten" zu wollen. Allein die Tatsache, dass Märchen erzählt und wichtig genommen werden, erlaubt den Kindern, mit ihren Phantasien spielen zu dürfen. Dann können sie sich, vorwegnehmend in der Phantasie, auch ganz legitim mit den bedrohlichen Erwachsenen und deren dunklen Seiten auseinander setzen. Dann darf auch Max Strategien entwickeln, wie er die **böse** Mutter bekämpfen und ihr entkommen und den Weg zum Vater finden kann.

Max' Traum spiegelt also die höchst problematische Mutter-Kind-Beziehung wider, wie sie von Geburt an bis zu diesem Zeitpunkt bestand. Die Hexe verkörpert die negativen und dunklen Anteile der Mutter, welche kleine Kinder nicht frei gibt und ins Leben lässt. Sie hält nicht nur Kuchen und Gebäck bereit, damit die Kinder Nahrung bekommen und größer werden. Sie will sie auch in den Backofen (das meint den Mutterschoß) stecken, so dass die Kinder wieder eins mit ihr werden sollen. Diese Bedeutung hatte die Hexe auch in der Traumgeschichte von Michael, der vor ihr und sogar vor ihren Abbildungen panische Ängste entwickelt hatte.

Natürlich muss das kleine Kind zunächst behütet, beschützt und mit emotionaler Nahrung versorgt werden, weil es die Gefahren dieser Welt noch nicht ausreichend kennt und realistisch einschätzen kann. Verhält sich eine Mutter jetzt abwartend, gleichgültig, oder ist sie nur mit sich selber und ihren Konflikten befasst, so überlässt sie das Kind zu früh sich selber und schickt es in eine Welt, der es noch nicht gewachsen ist. So haben das die Eltern von Hänsel und Gretel getan, die nicht ausreichend Nahrung für sich selbst hatten, sprich, ihre eigenen Probleme nicht bewältigen konnten. Darum haben sie ihre Kinder in den Wald geschickt, auch wenn der Vater das zunächst nicht wollte. Ein Kind kann dieser großen Welt noch nicht gewachsen sein, und es wird vielleicht mit Größenphantasien zu überleben versuchen oder sich von der Hexe verführen lassen und regressive Befriedigungen suchen.

Hänsel und Gretel sind autonom und aktiv geworden. Hänsel hat sich nicht einfach dick füttern lassen; er hat seine Gier gezähmt, und er hat der Hexe ein Knöchlein statt seines Fingers gezeigt. Er hat phallische Qualitäten entwickelt. Gretel konnte daraufhin die Hexe in den Backofen zurückbefördern, die Kinder finden den Weg zurück zum Vater.

Die Arbeit mit Amplifikationen ist nicht mehr auf die Jung'sche analytische Psychologie beschränkt, sie wird durchaus auch von Psychoanalytikern wie etwa Wurmser geschätzt. Wenn ein individueller Konflikt durch kollektive Erkenntnisse erhellt wird, so kann dies für eine fortschreitende Einsicht immer höchst bedeutsam werden.

4.1.6 Traum eines Jungen nach einer ausgefallenen Stunde

Im Folgenden will ich über den Traum eines damals 5;3 Jahre alten Jungen berichten. Eric war ein schwer depriviertes Kind. Seine alkoholkranke Mutter hatte ihn mit wenigen Wochen ins Krankenhaus gebracht und nicht mehr abgeholt. Mit etwa 11 Monaten war er von einem kinderlosen Ehepaar adoptiert worden. Er fiel im Kindergarten durch enorme Bewegungsunruhe und aggressives Verhalten auf, so dass er bald nicht mehr aushaltbar war. Er kam zu mir in psychoanalytische Behandlung.

Um die 45. Stunde musste ich aus privaten Gründen kurzfristig eine Stunde absagen. In die nächste Stunde kam er etwas verlegen. Er schaute sich lange im Raum um, prüfte alles, fasste aber nichts an. Ich sagte zu ihm: „Du guckst dir gerade alles an. Wie wenn du zum ersten Mal da wärst." Eric schwieg. Dann kam

er zu mir, lächelte mich an und zeigte mir sein Auto. Sagte schließlich beiläufig, dass er heute Nacht geträumt hätte.
„*Ein böser Mann war* **hier**. *Ich hab' ihn ins Wasser geworfen. Dann ist er ertrunken!*"
Ich sagte ihm, dass es wohl schwer für ihn war, dass ich die letzte Stunde abgesagt habe. „Da war ich ein böser Mann." Eric nickte. Wir spielten jetzt Kasperle. Böse Männer müssen auftreten, die von ihm getötet oder dem Krokodil zum Fraß vorgeworfen werden.

Eric hat sich von bösen Mächten verfolgt erlebt und musste sie wieder ins Unbewusste zurücktreiben, um mich und sich wieder gut zu erleben. Ich habe lediglich den Übertragungsanteil dieses Traumes in Beziehung zum Tagesrest gedeutet, indem ich deutlich machte, dass ich böse gewesen wäre.

Zum Schluss dieser Stunde konnte er sich nicht von mir trennen. Als ihn die Oma abholte, wollte er nicht gehen und schrie erbärmlich. Eric konnte sich nicht trennen, weil er sich nicht mehr ausreichend vorstellen konnte, dass die Mutter wiederkommen würde. Erst Symbolisierungsfähigkeit schafft bekanntlich einem Kind die Möglichkeit, Trennungen samt den dazugehörenden Unlustgefühlen auszuhalten. Diese Fähigkeit, Trennungen mittels Schaffung von inneren Bildern, Symbolen zu bewältigen, hatte Eric wegen der vielen kumulativen Traumata und Trennungen während seiner frühen Kindheit nicht erwerben können.

4.1.7 Ich-stärkende Arbeit mit einem niederstrukturierten Traum

Die 14½-jährige Sandra war wegen ihrer Magersuchtsproblematik auf dem Hintergrund einer gestörten Individuation in psychotherapeutischer Behandlung und erzählte – etwa um die 30. Stunde – den folgenden Traum:

„*Ich muss etwas ganz Schreckliches erzählen, und ich hab das Gefühl von Ekel und dass es mir weh tut die ganze Zeit seit dem Traum. Ich hab' im Bett gelegen und war unten nackt. Und dann war da ein Mann, es war vielleicht mein Vater und hat auf mir gelegen. Und dann hat es ganz arg wehgetan, ein furchtbarer Schmerz, und den Schmerz spüre ich jetzt noch.*"

Dieser Traum weist verschiedene Merkmale auf, wie sie für niederstrukturierte Träume von Jugendlichen typisch sind: alptraumhaftes Entsetzen, welches durch nichts gemildert wird und sich noch tagelang im Wachzustand fortsetzt, der manifeste, grob sexuelle Inzest im Traum und der sichtbare Mangel an Symbolisierungsfähigkeit. Eine besondere Eigenart dieses Traumes ist zudem, dass nicht nur die Affekte bis in das Wachleben reichen, sondern sogar körperliche Schmerzempfindungen. Dies erklärt sich möglicherweise daraus, dass es dem Ich noch nicht ausreichend gelingt, Sekundärprozesse zu benützen, und dass es unerträgliche Konfliktspannungen nur mit Hilfe von primitiv-somatischen Aktionen abreagieren kann.

Es ist nicht hilfreich, an einen solchen Traum mittels Assoziationen analysierend-deutend heranzugehen, weil, wie bereits erwähnt wurde, hierdurch die vorliegende Ich-Integration noch geschwächt würde. Genauso schädlich wäre es jedoch, den Traum nicht zu beachten, was Kränkungen und neue Ängste nach sich ziehen könnte, weil die Jugendliche sehr leicht die Unsicherheit und die Scheu des Therapeuten spüren würde. Es erscheint deshalb angemessen, auf Assoziationen zu verzichten, den manifesten Trauminhalt zu betrachten und die dem Therapeuten bekannten anamnestischen Daten und Mitteilungen der vergangenen Stunde mit einzubeziehen. So kann ich erkennen, dass verschiedene Erlebnisebenen in dem Traumbild verwoben sind.

Als Sandra zwölf Jahre war, kurz vor Ausbruch der Anorexiesymptomatik, wurde sie überfallartig von einem damals 17-jährigen Jungen geküsst und betastet. Tagelang, so weiß ich von ihr, hätte sie damals Ekel und Abscheu verspürt. Mit sechs Jahren war das Mädchen beim Schlittenfahren verunglückt und hatte sich an der Scheide verletzt. Als es sich zu Hause auskleidete, war das Höschen voller Blut, und Sandra fürchtete zu verbluten. Unter entwürdigenden Bedingungen wurde das Kind in der Nacht auf dem Gang des Krankenhauses von einem wenig einfühlsamen, groben Arzt untersucht. Anschließend fand eine schmerzhafte Operation statt.

Zum Vater hatte das Mädchen praktisch keine Beziehung, es war, als existierte er nicht. Die Mutter bedeutete Sandra alles, diese Beziehung war – was nicht verwunderlich – äußerst ambivalent: Sandra hatte vor einiger Zeit erzählt, dass sie als kleines Kind oft vor der übermächtigen Mutter Angst, ja geheimes Grauen gespürt hätte. Bis zum vierten Lebensjahr hätte sie tatsächlich geglaubt, ihre Mutter wäre ein verkleideter Mann.

Vor dem Hintergrund dieser Erkenntnisse ergaben sich verschiedene Konsequenzen für ein therapeutisches Vorgehen. Einmal, wie schon erwähnt, war es primär notwendig, das Entsetzen und das Ausgeliefertsein der Patientin mitzutragen. Eine Aufgabe des Therapeuten ist es darum, so lange Geborgenheit und Schutz zu spenden, bis Sandra diese Funktionen allmählich verinnerlichen könnte. Sandra erzählte später den Eltern, sie stellte sich während der Erzählung von schrecklichen Träumen vor, sie säße auf dem Schoß des Therapeuten und hielte sich an dessen Bart fest. Dass heißt jedoch nicht, die Wirkung eines solchen Traumes herunterspielen zu wollen. Es ist vielmehr wichtig, der Patientin zu verstehen zu geben, dass ein solcher Traum berechtigterweise schwere Ängste auslösen kann, dass uns allen ein solcher Traum aber auch dazu verhelfen kann, stärker zu werden und die schockierenden Impulse aus unserem Inneren besser auszuhalten.

Andererseits hat mir dieser Traum auch das immense Ausmaß von Kränkung und Verletzung der Patientin aufgezeigt. Durch ihr Leben zog sich eine Kette von Vergewaltigungen, welche mit der männlich identifizierten Mutter ihren Anfang nahm, die Sandra bis jetzt narzisstisch ausbeutet. Der Traum zeigt auch, wie Stork (1977) schreibt, dass eine überstarke Bindung an die Mutter sich wie ein Inzestwunsch darstellt, wenn der Vater nicht vermittelnd eingreifen kann (Stork, 1977, S. 184).

Ich bin bei der Bearbeitung dieses Traumes nicht auf diese frühe infantile Erlebnisebene eingegangen, sondern lediglich auf die Affekte in Bezug zu den vergangenen realen Erlebnissen und Träumen. Ich gab also Sandra zu verstehen, dass ich ihren Ekel nach dem Erlebnis mit dem Jungen nach diesem Traum noch besser verstünde. Ich würde jetzt besser begreifen, wie einsam sie sich damals im Krankenhaus gefühlt hätte und welche – nicht nur körperlichen – Schmerzen sie erleiden musste. Ich versuchte damit, die sexuell grob dargestellte Vergewaltigung im Traum auf eine allgemeinere Ebene zu heben. Nach einer Weile des Schweigens meinte das Mädchen, dass es das Erlebnis mit dem Jungen inzwischen anders sehen könnte. Neulich wäre sie ihm begegnet und hätte ihn sogar angelacht. Ich entnahm dieser Aussage, dass das von früher Kindheit in seiner Weiblichkeit verletzte Mädchen die damalige Attacke des Jungen mittlerweile **auch** zärtlich gefärbt erinnern kann. Ich hätte es jedoch für verfrüht gehalten, bereits auf die ambivalente Beziehung zur Mutter und die auf sie projizierten aggressiven Impulse einzugehen.

4.1.8 Traum und Szene zum Abschluss einer Therapie

Leon war wegen Ängsten, depressiver Symptome und aggressiven Verhaltens in der Schule in analytische Psychotherapie gekommen. Er lebte bei seiner allein erziehenden Mutter; diese schilderte ihn als eher schüchternen und zurückhaltenden Jungen, freundlich und angepasst.

Als Leon vier Jahre alt gewesen war, hatten sich seine Eltern getrennt, „weil sie sich nicht mehr verstanden hatten". Kurz darauf hatte sich der Vater, nach depressiver Erkrankung, suizidiert. Leon hatte seinen Vater sehr geliebt, bereits die abrupte Trennung hatte ihn sehr verstört. Als er vom Tod des Vaters hörte, wurde er zu dem stillen, zurückgezogenen Jungen, wie ihn mir die Mutter vorgestellt hatte.

Ich hatte mit ihm eine tiefenpsychologisch fundierte, niederfrequente Therapie durchgeführt, die relativ rasch zur erheblichen Besserung seiner Symptomatik beitrug. Während der Behandlung wechselte Leon auf das Gymnasium, was sein Selbstwertgefühl enorm steigerte. Rasch gewann er Freunde, und seine Mutter und ich waren mit seiner Entwicklung sehr zufrieden. Ich besprach sowohl mit der Mutter als auch mit Leon, dass wir in etwa drei Monaten die Therapie beenden könnten.

Das Therapieende muss vor allem mit Kindern, die traumatische Trennungen erlebt haben, sorgfältig vorbereitet werden. Dies war bei Leon in besonderem Maß der Fall, hatte er doch den Vater zweimal verloren und eine stabile positive Übertragung auf mich entwickelt. Immer wieder lenkte ich darum Leons Blick auf unser Therapieende, sprach mit ihm über den genauen Termin, wann unser Abschied anstünde.

Als Leon zur letzten Stunde kam, sprach ich zu Beginn an, dass wir uns heute trennen würden. Er erstarrte sichtlich – er hatte es völlig vergessen. Er schien sich auch nicht daran zu erinnern, dass wir immer wieder darüber gesprochen hatten. Langsam dämmerte es ihm, dass wir den heutigen Termin angedacht hatten, aber er hatte es offensichtlich nicht ernst genommen. Ich sprach den Anfang an, seinen damaligen Traum aus der allerersten Stunde. Ich fragte Leon, ob er auch heute Nacht, vor unserem letzten Termin, etwas geträumt hätte. Leon schüttelte traurig den Kopf, er hätte nichts geträumt. Langes, drückendes depressives Schweigen.

Ich fühlte mich in der Gegenübertragung schuldig. Ob das Ende zu früh angesetzt worden war?

Nach längerer Zeit meinte Leon, jetzt erinnerte er die heutige Nacht. Er könnte sich zwar an nichts im Einzelnen erinnern, aber er wüsste, er wäre aus einem Alptraum aufgewacht.

Zwar fühlte ich mich immer noch schuldig, aber Leon hatte jetzt ein Bild geschaffen, das unsere heutige Trennung und seine vergangenen Trennungen in Szene setzte. Es waren Alpträume gewesen, aus denen er erwachte, so wie unsere heutige Trennung ein Alptraum war. Aber Leon war aus dem Alptraum aufgewacht. Dies bedeutete, dass er wieder in die Realität zurückgekehrt war. Wir hatten beide unsere Symbolisierungsfähigkeit wiedergewonnen. Danach konnten wir uns gut voneinander trennen.

4.1.9 Traumserien von Jugendlichen

Mehrere Träume, die über einen längeren Zeitraum aufgeschrieben wurden oder die im Laufe einer Nacht nach Weckungen aus verschiedenen Schlafstadien erinnert wurden, werden auch als „Traumserie" bezeichnet. In der Regel werden Träume isoliert betrachtet, jeder für sich, nur selten kohärent in Traumserien. Es bedeutet immer einen größeren Aufwand, Träume aus den Stundenprotokollen herauszusuchen und aneinander zu reihen. Die Traumserie beleuchtet allerdings die Probleme eines Träumers zusätzlich von verschiedenen Seiten und zeigt neue Lösungsmöglichkeiten auf. Vor allem lassen sich der therapeutische Prozess und die strukturellen Veränderungen eindrücklich erkennen.

C. G. Jung hat bei der Betrachtung und Untersuchung von Traumserien eine weitreichende Entdeckung gemacht: Er stellte fest, dass sich ein ganz besonderer Entwicklungsvorgang in der Persönlichkeit erkennen lässt. Bei genauer Betrachtung würden sich die Kompensationsakte jeden Traumes einem Plan einordnen. Eine lange Traumserie erscheine wie ein in planvollen Stufen verlaufender Entwicklungs- und Ordnungsprozess. Den in der Symbolik langer Traumserien sich ausdrückenden unbewussten Vorgang hat Jung auch als Individuationsprozess bezeichnet (Jung, 1993, S. 141). Dieckmann (1990) hat gemeint, dass die Beachtung der Traumserie eine wesentliche Erleichterung für die Deutungsarbeit darstellen würde: Die nachfolgenden Träume würden zusätzliches Material liefern, das in den vorangegangenen liegen geblieben oder nicht erfasst worden ist. Ich möchte im Folgenden zwei Traumserien von Jugendlichen vorstellen, in denen die zuvor erwähnten Prozesse beobachtet werden können (S. 163).

Traumserie von Rebecca
(bei Behandlungsbeginn 15 Jahre) (vgl. Heinemann & Hopf, 2001, S. 185)

Rebecca wurde als drittes von drei Mädchen geboren, und die Eltern verhehlten nicht, dass das eine riesige Enttäuschung für sie gewesen wäre. Insbesondere der Vater war lange traurig, keinen Sohn zu haben, und er hatte immer Schwierigkeiten, Rebecca anzusehen und anzunehmen. Überwiegend kümmerte er sich um die beiden älteren Töchter, so dass Rebecca Augapfel ihrer Mutter wurde. Sie sei unglaublich lieb gewesen, sehr angepasst und habe sich immer am liebsten zu Hause aufgehalten, was der Mutter entgegengekommen sei. Vor der Schule, vor Klassenarbeiten und vor Prüfungen hatte sie immer Angst. Sie war – weil auch noch ein Jahr zu früh eingeschult – stets die Kleinste und Schwächste in der Gruppe, was sie jedoch immer mit ihrem Verstand wettmachte.

Seit ihrem sechsten Lebensjahr fiel den Eltern auf, dass Rebecca anfing, sich wie ein kleiner Junge zu gebärden und auch so zu kleiden. Mit etwa zwölf Jahren begann sie, auffallend häufig zu putzen und aufzuräumen. Alles musste in ihrer Umgebung überschaubar und geordnet sein. Schließlich erlitt Rebecca bei einem Schulunfall eine Gehirnerschütterung und brach sich das Nasenbein, das operiert werden musste. Seither fürchtete sie, nicht mehr so attraktiv wie früher zu sein, fand sich zunehmend hässlich und begann immer häufiger zu grübeln. Ohne dass es die Eltern so recht merkten, fing sie auch an, immer weniger zu essen. Während der großen Ferien fuhr sie für vier Wochen auf einen Bauernhof. Als sie zurückkehrte, war die Familie hell entsetzt; die Schwestern und die Mutter brachen in Weinen aus. Rebecca war zum Skelett abgemagert, hatte ein bekümmertes „Totenkopf-Gesicht" und wirkte im Polohemd und den Shorts wie ein Biafra-Kind. Die Mutter drängte ihre Tochter, wieder mehr zu essen, was Rebecca auch folgsam tat. Die Mutter begann, sie rigide zu kontrollieren. Zum Zeitpunkt der Kontaktaufnahme bei mir hatte Rebecca zwar wieder etwas zugenommen, zeigte jedoch noch immer erhebliches Untergewicht. Die Menstruation war mittlerweile ausgeblieben. Rebecca, die früher gerne draußen spielte, vor allem mit Jungen Fußball, begann, sich wieder mehr an die Mutter zu klammern. Sie ging mit ihr zum Einkaufen, half ihr bei allen häuslichen Angelegenheiten, kochte und backte, bis es dieser so richtig lästig wurde. Die Mutter cremte Rebecca – auf ihren Wunsch – ein, weil die Haut sehr rau war, und erst als Rebecca sogar bei ihr schlafen wollte, zog sie einen energischen Schlussstrich. Rebeccas Mutter vertraute mir an, dass sie sich an der „Abnehmerei" Rebeccas mitschuldig fühlte. Sie und ihr Mann wären Schlankheitsfanatiker und verabscheuten dicke Menschen. Sie achteten immer sehr darauf, nicht zuzunehmen, um modische Kleidung tragen zu können. Sehr früh hätte sie den Hang Rebeccas zu Süßigkeiten etwas bremsen wollen, indem sie immer wieder warnte, dass sie zu dick würde. Einmal hätte sie auch gemeint, dass Rebecca doch reichlich stramme Schenkel habe. Diese Äußerung hätte Rebecca vermutlich verletzt, sie wäre rot angelaufen und sie selbst sehr erschrocken darüber, Rebecca so tief gekränkt zu haben.

In den ersten Therapiestunden wurden das Harmonisieren Rebeccas und ihre grundlegende Angst vor aggressiven Auseinandersetzungen überdeutlich. Es war kaum zu ertragen, wie sie die Eltern idealisierte. Insbesondere den Vater schilderte sie mir in glühenden Farben, wie stark er sei, wie souverän er in seiner Baufirma tätig sei und dass sie ihm oft helfe. Keine Stunde sei ihr zu viel, ihm Steine zu reichen, Mörtel anzurühren usw. Ich spürte die chronische Trauer des Mädchens darüber, dass sie vom Vater trotz aller Anstrengungen so wenig gesehen und beachtet wurde. Da der Vater so gerne Kaffee trank, backte sie ihm jeden Tag einen Kuchen, damit er abends nach dem Essen etwas Süßes bekäme. Die Mutter wirkte in den Augen ihrer Tochter streng, zwanghaft und wenig glücklich, so dass sie kaum Verlockendes ausstrahlte, mit dem sich Rebecca identifizieren mochte. Rebecca hatte sich bislang lediglich unterworfen, denn ein phallisches Rivalisieren bereitete ihr zu viel Angst. Dies war auch bei dem Test „Familie in Tieren", die sie bei der psychodiagnostischen Untersuchung zeichnete, deutlich geworden. Sie malte die Mutter als riesigen Elefanten, der seinen Rüssel drohend erhob, den Vater – obwohl in der Realität ein Muskelprotz – als kleine Schildkröte. Es war schwer für sie, sich mit der Mutter zu identifizieren, aber sie kämpfte innerlich auch mit der ödipalen Enttäuschung am Vater, der sich wie eine Schildkröte zurückzog.

So setzten wir die Therapie fort, die mir viel Freude bereitete, denn Rebecca suchte auch mich in der Übertragung rundum zufrieden zu stellen. So war sie es gewohnt. Sie suchte die Aufmerksamkeit des Vaters, und im Zuge dieser positiven Übertragungen war sie natürlich auch eine folgsame Patientin, die reichhaltiges unbewusstes Material ablieferte. Gleich in der ersten Stunde nach den Vorgesprächen erzählte Rebecca den folgenden Initialtraum:

„Ich sah viele Leute, sie standen vor einem großen Loch. Es war irgendwie eine halbe Baugrube. Ich habe darin eine weiße Hühnerfeder gesehen, aber kein Hühnchen. Ich dachte, es ist tot, und es tat mir leid."

Es ist kaum in Worte zu fassen, welch traurig-depressive Stimmung sich beim und nach dem Erzählen dieses Traumes mit einem Mal breit machte. Rebecca zeigte mir die Baugrube des Vaters, der sie nie sah und nicht einmal das kleine Hühnchen genügend beachtete, das abgemagert und gerupft vom Bauernhof zurückgekehrt war. Nur eine weiße Hühnerfeder war noch von ihr übrig geblieben. Ich erschrak über die Leere, über die zugrunde liegende depressive Entwicklung und eine nicht mehr zu übersehende Todessehnsucht. Das hatte ich bislang so noch gar nicht wahrgenommen, da Rebecca mit ihrer hohen Intelligenz und ihrem Funktionieren ja immer genügte und beschwichtigte – auch bei mir. Ein Abgrund tat sich jetzt auf. Ich spürte, dass das Mädchen so nicht mehr weiterleben konnte.

Rebecca erzählte viel von der Schule. Sie hatte überall die besten Leistungen und war nicht nur fleißig, sondern vor allem auch sehr ehrgeizig. Ich gewann den Eindruck, dass mittlerweile überall, wohin Rebecca kam, bereits ein Vater war, dem sie gefallen wollte. Doch überall geschah das Gleiche. Keiner nahm sie so recht zur Kenntnis. Sie war nur ein kleines, unsicheres Mädchen, das man nicht sonderlich ernst nehmen musste. Jedermann wusste, dass sie trotzdem alles bestens machen werde. In einer der nächsten Stunden erzählte Rebecca den folgenden Traum:

„Ich bringe einen selbstgebackenen Kuchen in die Schule mit. Er schmeckt nicht, er ist nicht süß genug."

In diesem Traumbild wird zum einen ihre andauernde Beschäftigung mit dem Essen, Backen und Kochen erkennbar, aber auch ihre zentrale Problematik, es immer allen recht machen zu wollen. Doch letztendlich gelang es ihr nie, den Vater zufrieden zu stellen – der Kuchen war nicht süß genug –, sie selbst erschien ihm nie als seine „süße" Tochter. Ich sprach in diesem Zusammenhang die Enttäuschung Rebeccas an, dass sie es immer recht machen wolle, aber trotzdem so wenig Anerkennung erhalten würde. Das sei zu spüren, wenn sie mir vielsagende

Träume mitteile, mit denen wir sie immer besser verstehen könnten. Rebecca lief rot an und strahlte.

Über Wochen erzählte sie mir daraufhin, dass sie sich in einen Jungen verliebt hätte, der sie jedoch nicht zur Kenntnis nahm, so wie ihr das bislang immer widerfahren wäre. Rebecca setzte wiederum ihren Grundkonflikt in Szene. Doch nahm sie das nicht mehr einfach hin, sie war jetzt zutiefst unglücklich, und ich spürte, wie sie immer vernehmlicher in der Übertragung um mich warb. Dann erzählte sie wieder einen erschreckenden Traum:

„Ein Junge aus ihrer Klasse, den man ‚Zipfel' nannte, habe das Gesicht ihrer Freundin Carmen mit den Füßen zertrampelt. Carmen sei danach im Gesicht ganz blutig gewesen."

Die Assoziationen über „Zipfel" führten zu einer eigenartigen Geschichte. Rebecca wusste, dass der Junge wegen eines Hodenhochstandes mit Hormonen behandelt worden war. Das hatte den Jungen in ihrer Phantasie so gefährlich gemacht. Hormone, welche auch die Pubertät auslösten, ließen diesen Jungen ausrasten, und eben dieselben Hormone hatten auch ihre bisherige Normalität zerstört. Mir wurde klar, welchen Schock Rebecca empfunden hatte, als sie feststellte, dass sie es nicht geschafft hatte, als Tochter geliebt zu werden, dass sie es aber noch weniger schaffte, geliebter Sohn des Vaters zu werden. In einem weiteren Traum, etwa um die 30. Stunde, deutete sich ein erster Entwicklungsschritt an:

„Bin in einem Zimmer, vielleicht auch im Keller (wie im Schullandheim) von einer Frau eingesperrt. In dem Zimmer ist eine Fleisch fressende Pflanze. Sie nickt uns zu und verbündet sich mit uns. Die Frau kommt mit einem alten Arzt."

Der alte Arzt war der Kinderpsychiater, der Rebecca zu mir verwiesen hatte und der sie mit seiner gütigen, väterlichen Art sehr beeindruckt hatte. Sie war im Haus eingesperrt, von der Fleisch fressenden Pflanze bedroht und wurde dennoch nicht zerstört. Aber dann kam die – ehemals böse – Frau, die Mutter, mit einem Mann, um sie aus der Gefangenschaft zu erlösen. Rebecca zeigte so wahrscheinlich ihren künftigen Weg auf. Weder die Symbiose mit der Mutter, noch die „Fleisch fressende" Magersucht waren eine **konstruktive** Lösung, sondern der Vater, der sie aus der Gefangenschaft befreit, damit sie eine Frau würde. Dieser Vater war ich mittlerweile in der Übertragung.

In einem letzten Traum deutete sich die beginnende Heilung an. Rebecca hatte zugenommen und mittlerweile beinahe Normalgewicht, fühlte sich recht wohl „in ihrer Haut" und hatte vielerlei Kontakte zu Klassenkameraden aufgebaut. Sie träumte das Folgende:

„Ich bin mit einem anderen gleichaltrigen Mädchen in ein Haus verbannt, weil wir aussätzig sind. Gleichzeitig weiß ich, dass ich wieder gesund werde."

Zum Aussätzigsein fiel ihr ein Witz ein. Ein Leprakranker hätte Fleischbrocken aus sich gezupft, um sich geworfen und gerufen: Sie liebt mich, sie liebt mich nicht, sie liebt mich. Sie war jener Leprakranke, der sein Fleisch verlor, weil er wissen wollte, ob er geliebt wird. Musste sie nicht mehr weiter abnehmen, weil diese Frage mittlerweile für sie – zumindest ansatzweise – geklärt war?

Die Therapie lief über etwa 150 Stunden. In jener Zeit entwickelte sich Rebecca zu einem ausgesprochen hübschen Mädchen, das nicht nur vom Vater, sondern von vielen Jungen entdeckt wurde. Die ehedem harmonische positive Übertragung war sehr kritischen und aggressiven Auseinandersetzungen gewichen.

Traumserie von Stefan
(bei Behandlungsbeginn 17 Jahre) (vgl. Heinemann & Hopf, 2001, S. 246)

Etwa eine Woche vor einer wichtigen Prüfung im Gymnasium zeigte sich Stefan zunehmend niedergeschlagen, gedankenverloren und sprach nur noch wenig. Auf Befragen seiner Eltern gab er an, dass er die vertraute Umgebung völlig verändert erleben würde, „wie in einem Traum". Er äußerte zudem die Befürchtung, er könnte der zunehmenden Unordnung im Hause seiner Eltern nicht mehr Herr werden. Wegen seines „Ordnungs-Tics" war Stefan übrigens wiederholt in Auseinandersetzungen mit seiner Mutter geraten. Nach kurzer Besserung seines Zustandes geriet Stefan erneut in schwere Niedergeschlagenheit und in ein dauerndes Grübeln. Während eines Wochenendes war der junge Mann allein zu Hause, seine Eltern waren zu einem Kurzurlaub verreist. Weil die Ängste immer unerträglicher wurden, suchte Stefan seinen Hausarzt auf.

Um einer möglichen suizidalen Gefährdung entgegenzuwirken, wurde Stefan von diesem wegen Verdachts auf Schizophrenie in ein PLK eingewiesen, nach achtwöchigem stationärem Aufenthalt wieder entlassen. Seither traten die Zustände regelmäßig alle drei Wochen auf; Stefan fühlte sich extrem allein und voller Angst, erlebte die Umwelt wie hinter Glasscheiben und blieb meist im Bett, bis sich die Zustände von selber ein wenig besserten. Zunehmend fühlte sich Stefan unter dem Einfluss von Zwangsgedanken, die überwiegend um die Gefährdung der Umwelt und die Bedrohung seiner eigenen Gesundheit kreisen. Die Diagnose der Klinik lautete: Panikartige Ängste, Derealisationserscheinungen mit Niedergeschlagenheit und Traurigsein, depressive Verstimmungen mit Zwangsdenken und -handeln sowie einer ausgeprägten Aggressionshemmung. Schwere Störung der Adoleszenz vor dem Hintergrund einer misslungenen Loslösung und Individuation.

In unserer ersten Begegnung, als wir über das Behandlungsbündnis sprachen und auch über Träume, kam Stefan die folgende Erinnerung an einen Traum, als er vielleicht zwölf oder 13 Jahre alt gewesen war:

„Ich bin allein. Ich sehe, wie links und rechts zunächst Rinnsale, dann Bäche und Flüsse entstehen. Immer mehr. Es wird ein ganzes Netz, vom Festland bleibt immer weniger übrig. Ich bin schließlich ganz umgeben von Wasser, bin nur noch auf einer kleinen Insel, sie wird jedoch auch schon immer kleiner, ich werde langsam überschwemmt."

Stefans Traum von der Fragmentierung und Auflösung seines Selbstes faszinierte und erschreckte mich gleichermaßen. Sein schwaches Selbst wurde auf Grund des Triebeinbruches regelrecht zerbröselt und vom Unbewussten überflutet. Ich stellte nach dieser ersten Stunde mit Stefan fest, dass ich selbst dysphorisch wurde und die gedrückte Stimmung aus der Stunde mitnahm.

So begannen wir mit der Therapie. Anfänglich war alles ungemein zäh. Es kam zu endlos langen Schweigepausen, vor allem war die in der Gegenübertragung wahrnehmbare Angst fast nicht aushaltbar. Sie schien in alle Fugen des Therapiezimmers zu kriechen, und sie lastete noch lange nach dem Ende jeder Stunde schwer auf mir. Hinzu kam noch meine ganz reale Besorgnis, ob es mir wohl gelänge, den Jugendlichen aus dem bedrohlichen Bereich seiner Gefährdung heraus zu begleiten. Stefan berichtete immer wieder aus seinem Alltag, dass er morgens lange schlafe, aber nicht zu lange, um keine schlimmen Träume zu erleben, dass er tagsüber der Mutter helfe, sich abends Vorträge im Rundfunk anhörte. Dabei berichtete er auch Skurriles. Da er immer nur eine Sendung anhören konnte, nahm er weitere per Kassette auf. Es war ihm jedoch irgendwann nicht mehr möglich, alle von ihm aufgenommenen Kassetten abzuhören, und so war er mit Ordnern und Katalogisieren beschäftigt. Dabei kam es immer wieder erneut zu Befürchtungen, die Unordnung in der Familie hole ihn ein, und er könne ihrer nicht mehr Herr werden. Eine berufliche Ausbildung schien erst einmal in weite Ferne gerückt, und zunächst war es das vorrangige Therapieziel, dass Stefan seine zwei Stunden pro Woche regelmäßig erhielt. Anfänglich wurde er von der Mutter gebracht, was er jedoch nicht weiter erwähnte. Als die Tage wärmer wurden, kam er allein mit dem Fahrrad. Ritualhaft begannen die Stunden mit längerem Schweigen, in der Gegenübertragung wuchs immer wieder meine Besorgnis um ihn. Jedoch unterließ ich es anzufangen, um ihm die Möglichkeit zu lassen, für sich selbst einzustehen. In der 15. Stunde erzählte Stefan einen Traum.

„*Ich war auf einem Bahnhof, etwa dort, wo mein Vater arbeitet. Ein Zug ist mit großer Geschwindigkeit hereingefahren und konnte nicht mehr bremsen.*" *Eine lange Schweigepause entstand. Endlich erzählte Stefan weiter.* „*Der Lokführer weinte, aber er war auch zornig. Er dachte, er habe jemanden überfahren.*"

Blitzartig kamen mir Assoziationen zu Stefans Verhältnis zu seinem Vater. Hatte er ihn nicht in seiner Kindheit mit seinem Zorn überfahren? Hatte er nicht später geweint, weil seine Mutter gestorben war, und war es nicht Stefans großes Problem, mit den eigenen Aggressionen und destruktiven Phantasien leben zu können? In der Tat hatten ihn die adoleszenten Triebe samt Phantasien überrollt, er konnte nicht mehr bremsen, nur noch indem er schwerste Ängste und psychosenahe Symptome entwickelte. Stefan beschrieb mit seinem Traum auch unsere Beziehung in der Therapie. Er schien sich oft von mir überfahren zu fühlen. Ich drang in ihn ein, wie ein Zug in den Bahnhof. Tatsächlich ging es mir selbst oft schlecht, überwältigten mich Angst und Depression, aber auch oft Zorn, weil alles so zu stocken schien.

Wenig später berichtete Stefan, dass er sich an einer Fachschule angemeldet hätte und von jetzt an den Unterricht besuchen würde. Stefan fuhr jeden Tag zum Unterricht. Nach anfänglicher Anstrengung lief es ganz gut, und er war stolz auf sich, trotz seiner Ängste. Da er ein intelligenter junger Mann war, fielen ihm Lernen und Mitarbeit leicht.

Mit einem Mal war es, als sei ein Damm gebrochen, und Stefan erzählte im Verlauf der kommenden Stunden weitere Träume.

„*Geträumt habe ich auch etwas. Da war so ein komischer Traum. Meine ganze Familie kam darin vor. Wir wanderten durch einen Sumpf hindurch, und dann kamen wir zu einer kleinen Burg. Dort gingen wir hinein, d.h. meine Familie ging hinein, ich bin draußen geblieben. Auf einmal wurde ich verfolgt und wollte ich auch rein in die Burg.*"

Ihm fiel schließlich dazu ein, dass es ein Räuber der Bremer Stadtmusikanten gewesen sein könnte. Die gefährliche Destruktivität bekam mit dem Bild des Räubers auch menschliche Züge. Weiter fiel ihm ein, dass es im Urlaub bei einer Wanderung mit dem Vater zu einem heftigen Angstanfall gekommen sei.

Zur nächsten Stunde kam er und erzählte, dass er nicht zur Schule gehen konnte, weil er wiederum einen schweren Angstanfall hatte. Er habe nachts längere Zeit wach gelegen, wäre schließlich nochmals eingeschlafen und morgens mit Ängsten erwacht. Er hatte den folgenden „komischen" Traum:

„Ich war in der Nachbarstadt bei der Fahrschule, aber der Fahrlehrer war nicht da. Ich habe darum daheim angerufen, dass mich jemand abholt. Da kamen auf einmal gruppenweise Skinheads und haben mich bedroht. Aber dann waren sie doch irgendwie weg. Dann war da ein Traum vor einem Haus, ich weiß aber nicht, wie es weitergeht."

Bislang hatte er Konflikte im Traum immer gelöst, indem er in eine Burg flüchtete, ein Haus aufsuchte etc. Ihm fiel zu dem Traum noch ein, dass er sich einsam und allein gelassen gefühlt hätte. In diesem Zusammenhang kamen wir darauf zu sprechen, dass er nie einen Freund besaß und immer sehr einsam gewesen wäre.

Es kamen zwei Wochen Ferien und die Stunden fielen aus. Nach den Ferien berichtete Stefan, dass es ihm eine ganze Woche schlecht gegangen sei. Er hätte sogar geglaubt, alles wäre auf einmal wie früher. Ich ging natürlich davon aus, dass die Unterbrechung der Therapie zu großen Verlustängsten geführt hatte. Stefan erzählte wiederum einen „komischen" Traum.

„Ein Flugzeug flog über unsere Häuser, ganz dicht, in Kurven über die Dächer, und es war sehr gefährlich. Dann ist das Flugzeug plötzlich gesunken und in unsere Garageneinfahrt hineingeflogen. Ich hatte entsetzliche Angst, dass es mich trifft."

In der 20. Stunde schließlich erinnerte er sich wieder an den Urlaub, als er mit dem Vater allein wandern war. Mit einem Male kamen auch schöne Erinnerungen, und er erinnerte sich an einen Traum, den er in der vergangenen Woche geträumt hatte:

„Ich bin mit meinem Vater auf einem Floß den Fluss entlanggefahren. Es war irgendwie wunderschön."

Stefan hatte mittlerweile zum Vater ein gutes Verhältnis aufgebaut, beide spielten miteinander im Musikverein, waren zusammen bei Kursen, und er hatte mit ihm einen gemeinsamen Urlaub verbracht. Er konnte ihn jetzt aus der Nähe weich und menschlich erleben, und die frühere Angst vor ihm wich. Stefans Selbst wurde stabiler, und er begann sich zunehmend aus der – für ihn – gefährlichen Nähe zur Mutter zu entfernen.

Die Behandlung wurde etwa zwei Jahre lang fortgeführt. Während dieser Zeit besuchte Stefan die Fachschule und schloss sein Examen erfolgreich ab. Es kam aber immer wieder zu gelegentlichen Angsteinbrüchen. Im zweiten Jahr erlebte sich Stefan stabiler und überwiegend angstfrei. Da er in der näheren Umgebung keine Stelle bekam, zog er in eine Stadt, etwa 300 km von seinem jetzigen Wohnort entfernt. Die Behandlung musste aus diesem Grunde (nach etwa 130 Sitzungen) abgebrochen werden, was ich auch positiv erleben konnte, denn Stefan fühlte sich stark und stabil. Nach einem Jahr rief er mich an, weil er eine Bescheinigung brauchte, und teilte mir mit, dass es ihm gut ginge. Er hatte keine Angsteinbrüche mehr und vor allem Anschluss an eine Gruppe von Gleichaltrigen gefunden.

In dieser Traumserie ist wiederum der Heilungsprozess eindrücklich zu beobachten. Die Träume verlieren immer mehr ihre negativen, bedrohlichen Affekte, und sie enthalten immer mehr Beziehungen. Eine Entwicklung vom ersten, niederstrukturierten Traum hin zum gut symbolisierten, prospektiv erfreulichen letzten Traum ist ebenfalls deutlich zu erkennen.

4.2 Übertragung im Traum

Gemäß Altman ist der Traum auch die „via regia" zur Aufklärung der Übertragung. Der Traum offenbart seiner Meinung nach die vorherrschende Vorstellung vom Analytiker durch die Rolle, die der Träumer ihm zuteilt. „Er kann als Diener, Clown, Autofahrer, Präsident oder Monster erscheinen. Entsprechend wird die analytische Praxis in einen Operationssaal, ein Gefängnis, ein Museum, eine Toilette (in der die Geschäfte erledigt werden), ins Ausland (mit fremden Sprachen), ein Restaurant, Theater, Geschäft oder eine Bücherei verwandelt" (S. 92). Ich will im Folgenden an einem Traumbeispiel aufzeigen, wie der Übertragungsaspekt eines Traumes von mir aufgegriffen wurde.

4.2.1 Zwischen Grandiosität und Ängsten vor Nähe und Überwältigung

Dominik war wegen seiner Ängstlichkeit, Kontakte aufzunehmen, mit elf Jahren zu mir in analytische Psychotherapie gekommen. Der Vater hatte die Familie nach heftigen Streitereien bereits im zweiten Lebensjahr des Jungen verlassen; es hatte sich eine äußerst ambivalente Mutter-Sohn-Beziehung entwickelt. Probleme bereiteten dem Jungen mittlerweile aber auch eine depressive Grundstimmung sowie seine unkontrollierten Wutdurchbrüche, unter denen die ganze Familie litt. Er neigte dazu, andere Menschen auf Distanz zu halten, gleichzeitig stellte er gerne ein wenig großspurig seine Stärken heraus, um sich vor imaginären Gefahren zu schützen. Im folgenden Traum bildete sich sein Grundkonflikt zwischen Ängsten vor Überwältigung durch die Mutter und grandiosen Sehnsüchten ab.

In die 98. Stunde kam Dominik wie immer: Er strich an mir vorbei, ohne Blickkontakt und ohne mich spürbar wahrzunehmen, reichte flüchtig eine feuchte Hand, die er ebenso rasch entzog. Da sah er auf meinem Schreibtisch, an dem er vorbeigehen musste, um das Praxiszimmer zu betreten, bei meinen Unterlagen das Belegexemplar meines ersten Buches über Kinderträume, das mir mit der Post zugesandt worden war. Dominik reagierte überrascht, ja sichtlich entsetzt. Das Entsetzen wandelte sich jedoch in freudige Erregung. Blitzschnell nahm er das

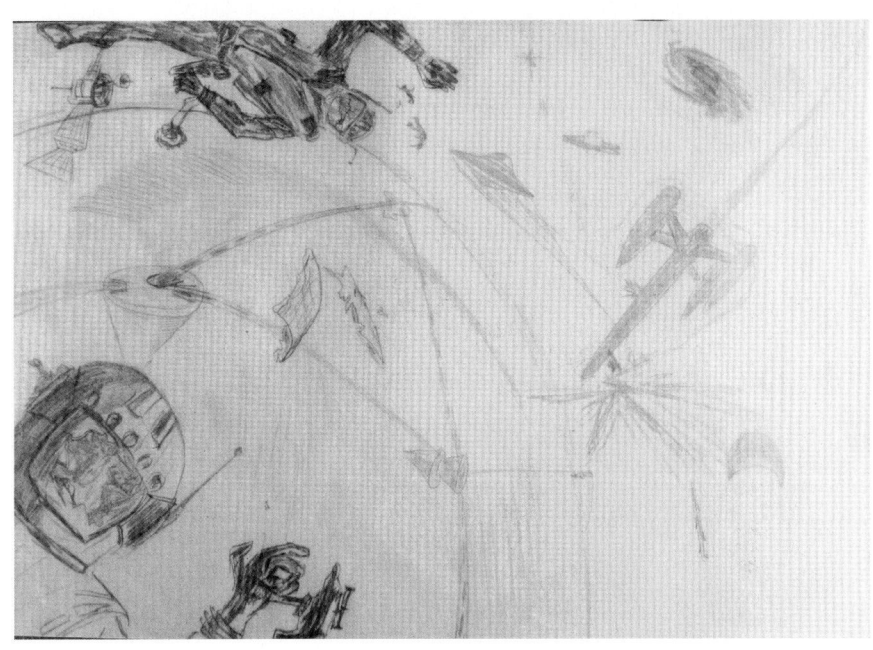

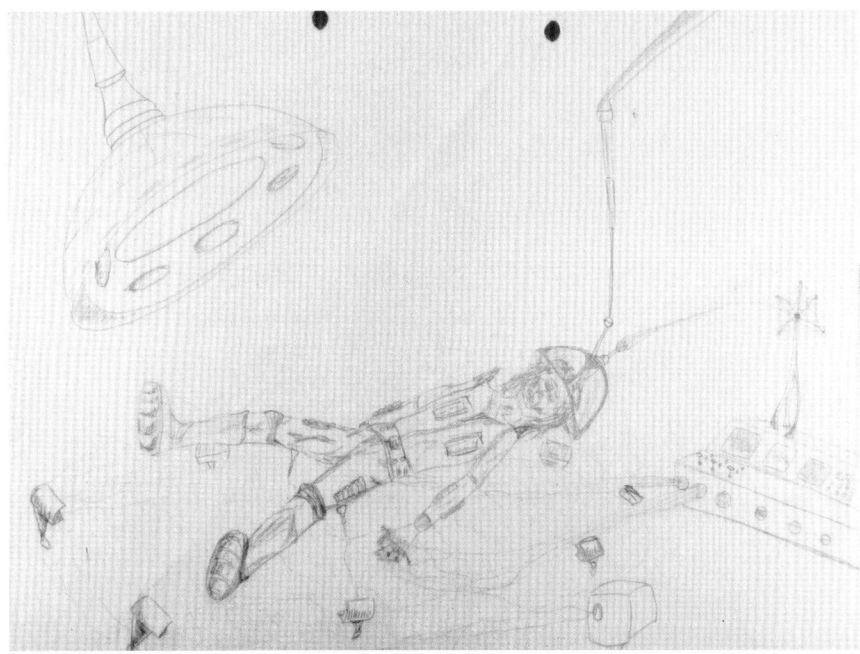

Zeichnung 9 und 10: Unbekannte Kämpfer im Kosmos

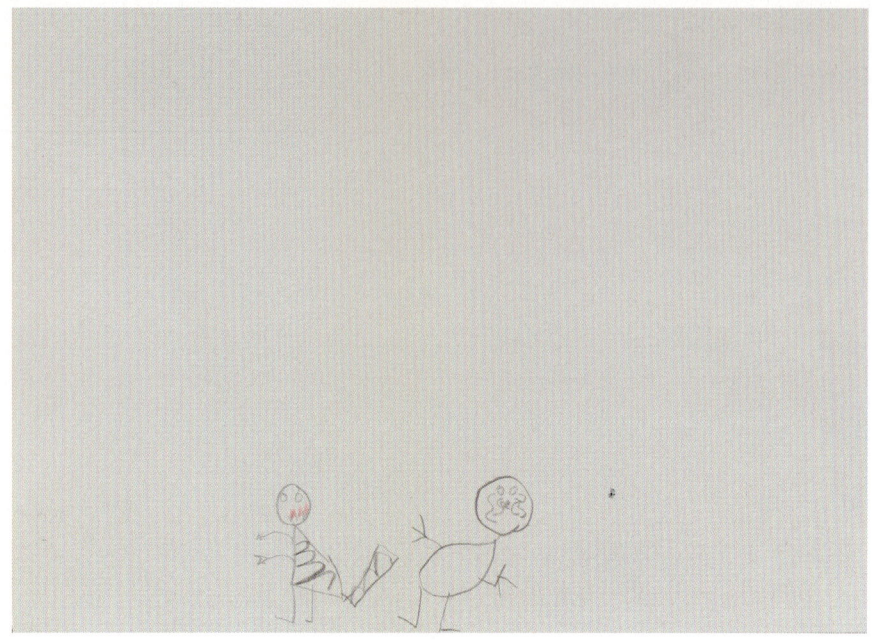

Zeichnung 11: Links der Saurier, rechts die Hexe

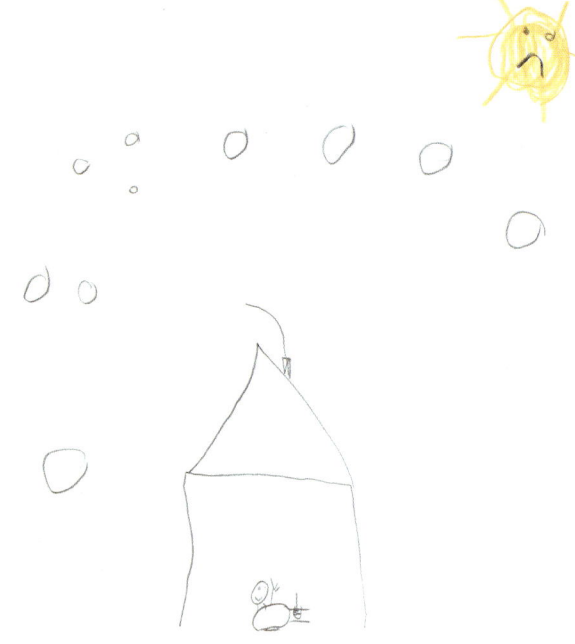

Zeichnung 12: Ein Mensch schneidet sich die Beine ab.

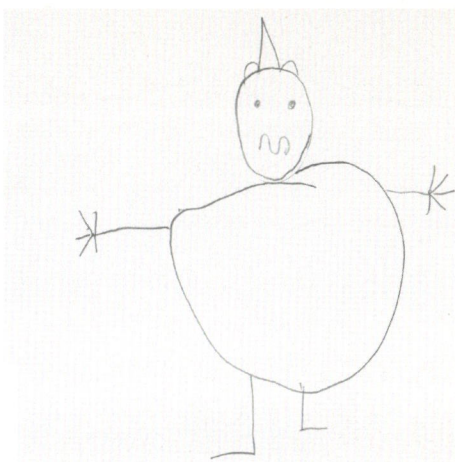

Zeichnung 13: Der Zauberer

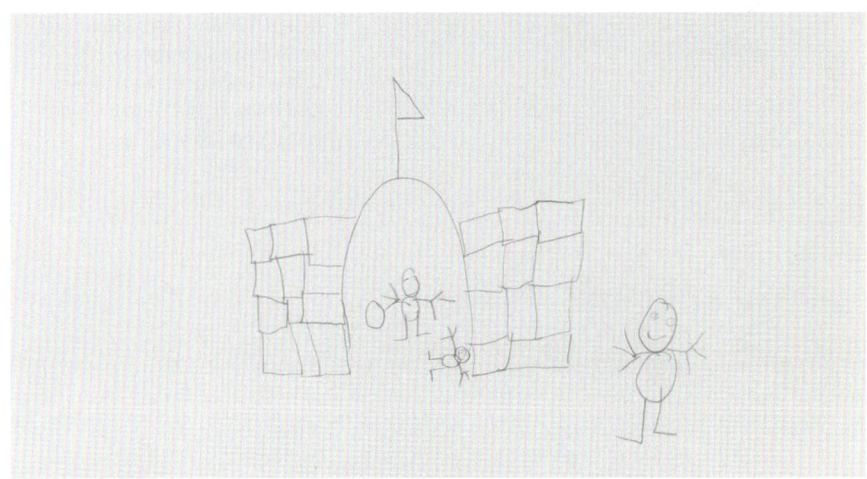

Zeichnung 14: Die gefesselten Kinder

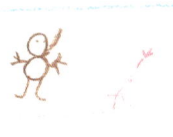

Zeichnung 15: Ein Mann wird von Haien angegriffen

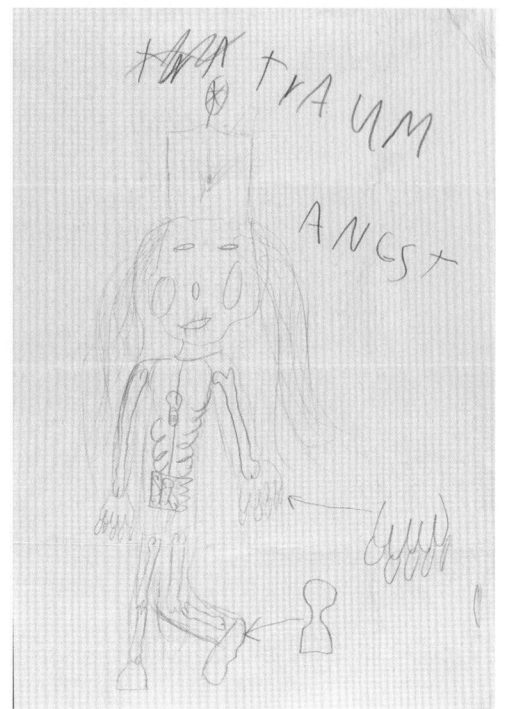

Zeichnung 16:
Einem 12-jährigen Jungen war im Traum ein grauenvolles Wesen begegnet. Er malte es und erklärte die Details an der Hand und am Fuß.

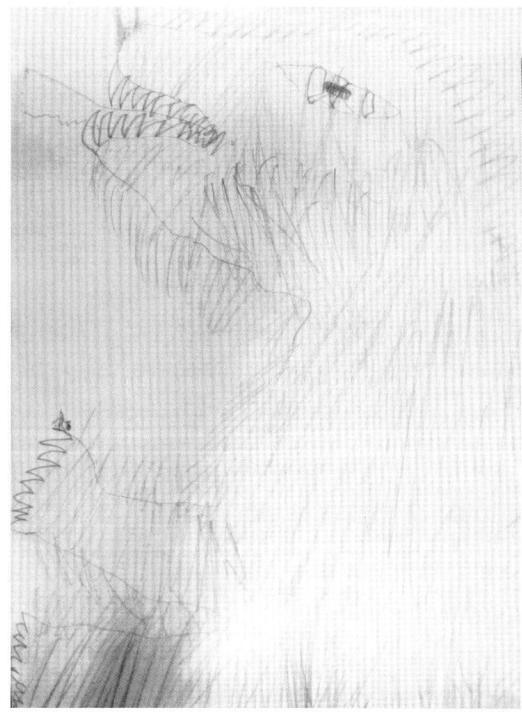

Zeichnung 17:
Dieses Bild stammt von einem 11-jährigen Jungen mit schweren Zwängen. Auf der Hand des King Kong sitzt ein winziges menschliches Wesen.

Buch in die Hand und blätterte darin herum. Er schaute mich zum ersten Mal direkt an und fragte: „Welche Träume stehen da drin?"

Ich machte zunächst eine Pause, da das Geschehnis für mich unerwartet kam und ich die rechten Worte finden wollte. Ich spürte zum einen Dominiks Angst, ich würde nicht vertraulich mit seinen Mitteilungen umgehen. Oft hatte er sich über seine Mutter geärgert, die mir Angelegenheiten erzählt hatte, die er gerne für sich behalten hätte. Andererseits sah ich seinen leuchtenden Augen an, dass er freudig erregt war, womöglich berühmt zu werden.

Ich sagte also: „Du meinst, ich würde deine Träume verkaufen?"

Dominik wurde jetzt drängender: „Sagen Sie, stehen auch Träume von mir darin?"

Ich antwortete: „Da hätte ich dich vorher gefragt. Es stehen nur Träume von Kindern darin, die **nicht** bei mir in therapeutischer Behandlung sind."

Dominik war sichtlich enttäuscht. Ganz hastig teilte er mit: „Ich habe heute Nacht auch geträumt." Er sagte das so, als wollte er zeigen, dass er viel beeindruckendere Träume hätte als die Kinder aus dem Traumbuch. Er erzählte den folgenden Traum:

„Ich war in der Schule. Da ist eine Katze gekommen, der hatte man ein Gehirn reinoperiert. Sie wurde ferngesteuert. Da war auch eine Frau, die hat aus einer Türe herausgeschaut. Von ihr wurde die Katze gelenkt. Ich bin sehr darüber erschrocken."

Ihm fiel zu dem Traum ein, dass die Frau im Traum einer Lehrerin seiner Schule geähnelt hätte. Die mochte er nicht sonderlich, sie war etwa so alt wie seine Mutter. Dominiks Katze war vor einiger Zeit verschwunden; darunter hatte er sehr gelitten, und er hatte lange getrauert.

In seinem Traum nahm ich Dominiks Angst vor Nähe und Abhängigkeit deutlich und nicht entstellt wahr. Er empfand Nähe als Überwältigung und als drohenden Verlust seiner Identität. Ich sagte zu ihm: „Du hast Angst, ich könnte dir ins Gehirn sehen und dich beeinflussen, wenn du mir hier etwas erzählst. Dann fühlst du dich ausgeliefert." Zögerlich antwortete der Junge: „Eigentlich nicht. Aber im Traum war es richtig schlimm, wie die Frau die Katze gelenkt hat." Ich antwortete darauf: „Die Katze hatte keinen eigenen Willen mehr. Sie musste tun, was die Frau wollte." Dominik: „Genau! Das habe ich so schlimm gefunden, dass sie so wehrlos und der Frau ganz ausgeliefert war."

Ich wollte jetzt, wo wir so dicht an den Konflikten dran waren, noch einen anderen Aspekt verdeutlichen und meinte: „Aber die Frau ist wahrscheinlich berühmt geworden mit dem, was sie gemacht hat. So berühmt, wie du manchmal sein möchtest. Beispielsweise, wenn ich den Traum in mein Buch aufnehmen würde." Mit leuchtenden Augen meinte Dominik: „Machen Sie das! Berühmt sein ist toll!"

Dann verlor er sichtlich die Lust an einer weiteren Diskussion und wandte sich etwas anderem zu.

Träumt ein Patient von seinem Therapeuten, was gar nicht so selten vorkommt, so werden die Übertragungsaspekte der Träumerin oder des Träumers besonders augenfällig. Solche Träume sind in der Regel schambesetzt, oft überlegen die

Träumenden, ob sie einen solchen Traum überhaupt erzählen, insbesondere wenn er für den Analytiker wenig schmeichelhaft ist. Zu solchen Träume meint Altman, dass in ihnen auch Reaktionen auf die Analyse und den Analytiker, die nicht aus der Vergangenheit stammten, also keine Neuauflage alter Beziehungen wären, sondern auf aktuellen Ereignissen beruhten, ebenfalls aufgegriffen würden. Darum müsse man zwischen Darstellungen unterscheiden, die deutlich machen, wie der Analytiker wirklich ist, und solchen, die ihn mit Eigenschaften früherer Vorbilder ausstatteten. In jedem Fall muss daran gedacht werden, ob es zu realen Verletzungen in der Analyse gekommen ist, die in Träumen des Patienten ihren Niederschlag finden. Ermann hat hierzu gemeint, dass destruktive Phänomene in der Analyse auch durch tatsächliche Verletzungen ausgelöst werden, die der Analytiker mit seinem Verhalten, seinen Interventionen oder oft auch nur mit subliminal gespürten Befindlichkeiten, wie Wut, Langeweile oder Erregung erzeugt (S. 335). Ich gehe davon aus, dass es nicht die zweierlei Möglichkeiten gibt, die Altman beschrieben hat, sondern dass in Träumen vom Analytiker immer beides enthalten ist, das reale Erleben und die wiederbelebten unbewussten Reaktionen. Im Folgenden das eindrückliche Beispiel einer jungen Frau, die von ihrem Analytiker geträumt hat.

4.2.2 Eine Patientin träumt vom Therapeuten

Frau C. hatte sich im Alter von 19 Jahren an mich gewandt. Es quälte sie, dass sie fortwährend an Essen denken musste, weil sie unbedingt dünner sein wollte. Vor allem aber litt sie unter der Neigung, sich abzukapseln, und sie spürte eine tiefe Traurigkeit in sich. Wir begannen mit einer analytischen Psychotherapie. Ich erlebte eine sympathische junge Frau, intelligent und mit großer Empathie, gleichlaufend auch mit einer großen Angst vor Nähe. Die analytische Situation flößte ihr große Angst ein, ob der emotionalen Nähe und Intimität, die zwischen uns entstand.

In der 32. Stunde erzählte sie den folgenden Traum, der ihre zentralen Konflikte enthielt:

„*Bin in unserem Bad, Sie sind auch da. Sie kommen mir mit Ihrem Gesicht ganz nahe. Ihr Gesicht ist geschminkt, die Augen schwarz mit Kajalstift bemalt, erinnert an Gothic. Sie sehen aus wie Dracula, ich habe große Angst vor Ihnen. Ich bin nackt und bin gespannt, was Sie dazu sagen werden, wenn Sie meinen Körper sehen. Sie haben jedoch nur gemeint, dass alle Menschen gleich seien, wenn sie nackt seien. Ich war enttäuscht von Ihnen, da waren Sie nämlich wie mein Vater, weil Sie nichts Besonderes an mir finden konnten. Sie waren auch nackt, jedoch von mir abgewandt. Da sah ich eine Wunde an Ihrer Seite, die entsetzlich blutete. Ich wachte mit großer Angst auf, dachte sofort, Sie müssten das gleiche geträumt haben.*"

Zwei Jahre nach Abschluss der Behandlung bat ich Fräulein C. zu beschreiben, wie sie jenen Traum aus heutiger Sicht wahrnehmen und verstehen würde. Ich will nur ihre Interpretationen anfügen, weil sie so umfassend und einfühlsam sind und sich von meinen eigenen kaum unterschieden hätten.

„In unserer Familie war es üblich, dass intime Dinge, die nur die Familie betrafen, im Bad besprochen wurden. Wenn beispielsweise mein Bruder über längere Zeit weg gewesen war, so war das Bad der geschützte Raum, in dem man sich wieder annäherte und über Erlebtes berichtete. Wenn ich etwas zu sagen hatte, dass ich lange aufgeschoben hatte, so war es auch meist im Bad (etwa eine schlechte Note oder ein Treffen, das ich bisher verschwiegen hatte). Niemand Fremdes hatte hierhin Zutritt, und somit blieb auch das Besprochene in diesem Raum zurück. In der Familie.

In meinem Traum war es nun so, dass mir mein Therapeut zu nahe kam. Eine mir eigentlich fremde Person hatte Zutritt gefunden zu einem Raum, in den sie nicht hineingehörte. Sie hatte nicht das Recht, ihn zu betreten, und tat es trotzdem. Mit dem Gesicht kommt er direkt auf mich zu. Ich mag es nicht, wenn man mir zu nahe kommt. Manche Menschen kommen einem im Alltag sehr nahe, wenn sie mit einem sprechen. Ich mag das nicht. Das ist mir zuviel. Ich fühlte mich in diesem Moment völlig hilflos und klein.

Diese große Intimität/Nähe machte mir entsetzliche Angst. Angst davor, nicht mehr frei sein zu können. Das Gefühl, zu viel von mir preisgegeben zu haben.

Generell fällt es mir schwer, Nähe aufzubauen oder sie annehmen zu können. Dies ist besonders bei Männern der Fall. Angefangen bei meinem Vater, den ich zwar sehr mag, ihm dies jedoch nicht zeigen kann.

Jemanden zu lieben, fällt mir sehr schwer, weil ich selten das Gefühl habe, dass diese Liebe erwidert wird. Ich selbst will jedoch geliebt werden als die Person, die ich eigentlich bin.

Mich jemandem seelisch auszuliefern, ist mir äußerst unangenehm und macht mir große Angst. Obwohl ich mich sehr nach der absoluten Liebe, absoluter Nähe sehne und sie mir wünsche. Trotzdem habe ich bisher jede Beziehung frühzeitig beendet, in der ich das Gefühl hatte, zuviel von mir preisgeben zu müssen oder aus der etwas ‚Ernstes' hätte werden können.

Die Angst in meinem Traum ist jedoch nicht nur ‚beängstigend', sondern irgendwie auch sexuell anregend. Die extreme Nähe gefällt mir auch auf der einen Seite. Der Kajalstift um die Augen meines Therapeuten gefällt mir eigentlich, alles an ihm wirkt irgendwie düster, einschüchternd und so mächtig mir gegenüber. Er erinnert mich in diesem Traum an Dracula, was für mich nicht nur etwas Beängstigendes bedeutet, sondern vielmehr Sinnlichkeit verkörpert, absolute Hingabe und Offenheit.

Im Traum bin ich nackt im Bad. Das ist normal in meiner Familie. Niemand hatte Scheu, sich vor den Anderen nackt zu zeigen. Das änderte sich auch nicht in der Pubertät. Wobei es mir vor meinem Vater unangenehm ist, weil ich nicht weiß, ob ich ihm dann überhaupt gefalle und was er in den Momenten, wenn er mich sieht, denkt. Und irgendwie ist es mir ihm gegenüber peinlich.

In dem Moment, in dem mein Therapeut anwesend ist, fühle ich mich mehr als körperlich nackt. Ich fühle mich völlig seelisch ausgeliefert und durchschaut. Als ob er alles über mich wüsste und dies gegen mich verwenden könne.

Ich fühle mich im gleichen Moment unwohl in meinem Körper, weil mein Therapeut mich so sehen kann, wie ich aussehe. Ich bin nicht wirklich zufrieden mit meinem Körper. Finde mich oft zu dick. Ich schäme mich, dass er mich nun so sehen kann.

Im Traum erwarte ich dennoch ein positives Feedback von ihm, ein Kompliment etwa, dass ich ihm gefalle.

Dies bleibt natürlich aus. Stattdessen bekomme ich das Gefühl vermittelt, niemand Besonderes zu sein. Ein Mensch, wie alle anderen auch. Ein verbaler Schlag ins Gesicht, eine Demütigung von der Person, der man sein Innerstes anvertraut hat.

Von meinem Vater bin ich es gewohnt, Kommentare (nicht unbedingt zurechtweisender Natur, aber er übersieht es eben nicht mal diskret) über mein Gewicht zu bekommen, statt einmal Komplimente. Immer habe ich das Gefühl, ich würde ihm zu dick sein. Ich bin nicht so schlank wie meine Mutter und werde es nie sein, aber es fällt mir schwer, das zu akzeptieren. Aber eigentlich nur dann, wenn ich zu Hause bei meinen Eltern bin und damit direkt konfrontiert bin.

Die Angst vor zu viel Nähe ist in meinem Traum zwar das zentrale Thema, aber es geht auch noch um etwas anderes. Auch mein Therapeut ist nackt – ich sehe ihn jedoch nur von hinten – und er blutet extrem stark. Er verliert etwas von seinem Lebenssaft. Das Blut zu sehen, schreckte mich nicht vor Ekel, sondern es gibt mir das Gefühl, dass mein Therapeut auch ein Mensch ist, der wie alle anderen auch zu leiden hat. Kein Übermensch, der perfekt ist.

Nach dem Aufwachen fühle ich mich sehr schlecht. Der Traum ist mir auch sehr peinlich, und ich überlege lange, ihn meinem Therapeuten überhaupt zu erzählen. Der Traum war zwischen mir und ihm so intim, dass ich das Gefühl habe, er hat ihn ebenso geträumt oder sieht es mir irgendwie an."

5 Traumtypen

5.1 Alpträume, Angstträume, Katastrophenträume

Gemäß Schredl (1999, S. 117) werden mit **Alpträumen** Träume bezeichnet, die solch heftige Affekte und somatische Begleiterscheinungen aufweisen, dass das träumende Kind am Ende erwacht. Oft schreit es, schlägt um sich, und es kann einige Minuten dauern, ehe es zu sich kommt, und lange, ehe es orientiert ist. Am nächsten Morgen erinnert sich das Kind in der Regel nicht mehr an den Vorfall. Alpträume kommen in den ersten beiden Schlafzyklen im Tiefschlaf vor, dabei ist ein sprunghafter Anstieg der körperlichen Erregung zu beobachten (Strauch, 2006, S. 95). Diese spezifischen Alpträume werden auch als „Pavor nocturnus" diagnostiziert. Müdigkeit und Stress können die Entstehung von Alpträumen begünstigen; dem Pavor nocturnus liegen – meist – massive unbewusste Konflikte zugrunde, die therapeutisch aufgearbeitet werden müssen.

Angstträume werden hingegen vorwiegend im REM-Schlaf erlebt. Auch aus Angstträumen erwachen Kinder oft mit Herzklopfen und anderen somatischen Begleiterscheinungen, sie sind jedoch orientiert und erinnern sich gut an ihren Traum. Angstträume können ganz unterschiedliche Ursachen haben. Sie treten gehäuft nach Traumatisierungen auf, wie im folgenden Abschnitt beschrieben. Niederstrukturierte Träume können auch als Ausdruck namenloser Angst gesehen werden; wie bereits diskutiert, sind es oft Träume von schwer regredierten und Borderline-Patienten mit „konkretistischen Darstellungen von somatisch-affektiven Zuständen". Alle bekannten Angstformen können sich in Kinderträumen niederschlagen, wie paranoide Ängste, Ängste vor Fragmentierung, vor Nähe, vor Verletzung, Trennungs- und Verlustängste, Ängste vor Liebesverlust sowie Scham- und Schuldängste (s. Zeichnung 16, gesonderter Bildteil).

Beim **Katastrophentraum** handelt es sich um einen Traumtyp, der nach klinischer Erfahrung zwar seltener auftritt als der Falltraum, in dem sich allerdings Gefühle von Angst, Verzweiflung und Panik so heftig manifestieren können, dass solche Träume lange erinnert werden. Es können Traumbilder vom Kosmos sein, Weltuntergangsträume, in denen alles in einen Strudel von Chaos und Zerstörung hineingezogen wird, mit vernichtenden Atombombenexplosionen etc. Siebenthal (1953) beschrieb die kosmischen Träume und Katastrophenträume als Ergebnis der „Geworfenheit des frühen Menschen", seiner Einsamkeit und seiner damaligen Hilflosigkeit, als er sich den Naturgewalten ausgeliefert sah. Jeder Mensch müsse diese Erfahrung aufs Neue machen. Dieckmann (1978) zählte die Katastrophenträume in Anlehnung an Jung zu den archetypischen Träumen, die in allen Schwellensituationen des psychischen Entwicklungsprozesses, in lebensgeschichtlichen Situationen und größeren Krisen, aber auch bei beginnenden psychotischen Erkrankungen auftreten können (S. 91). Gemäß Rohde-Dachser (1983) kann sich in den Traumbildern von Katastrophen und Zerstörung eine archaische Aggression ausdrücken, zumeist mit tödlicher Bedrohung des eigenen Selbst, bis hin zur Fragmentierung, die im Traum häufig durch beschädigte Körperteile verbildlicht wird (s. a. niederstukturierte Träume, S. 72 f.).

An dieser Stelle soll kurz über den Einfluss von Film, Fernsehen, Videospielen und DVD auf die Träume von Kindern gesprochen werden. Betrachten von Filmen und Ähnlichem zieht in der Regel regressives Verhalten nach sich und kann intensive Übertragungen mobilisieren. Darum kann es immer zu den gleichen Prozessen kommen, wie bei einem real erlebten Tagesrest. Das Thema eines Filmes mobilisiert entsprechende unbewusste Konflikte des Betrachters, die dann mehr oder weniger verschlüsselt im nächtlichen Traum auftauchen können. Träumt also ein Kind vom Dracula, King Kong oder anderen monströsen Filmhelden, die es tags zuvor gesehen hat, so hat das seinen Sinn und tiefe Bedeutung wie bei allen Tagesresten (s. Zeichnung 17, gesonderter Bildteil).

Einen gravierenden Unterschied zwischen Film und Realerfahrung müssen wir im Auge behalten. Bei Ereignissen im täglichen Leben haben wir die Möglichkeit, uns auf das Kommende vorzubereiten. Wir können unsere Erinnerung, unsere Erfahrungen überprüfen und uns auf das, was kommt, vorbereiten. Bei Film u. ä. stehen solche Augenblicke nicht zur Verfügung, und der Zuschauer weiß auch oft nicht, was kommen wird. Dies ist vor allem bei solchen Filmen der Fall, die auf „Suspense", also auf gezieltes Schocken des Konsumenten, aus sind. Vor allem bei Vorschulkindern, die noch magisch-animistischem Denken verhaftet sind und deren Ich noch nicht stark genug ist, sich gegen solch massive Beeinflussungen zu wehren, können Filme dieser Art vermehrt Angstträume nach sich ziehen. Die vorhandene seelische Struktur kann völlig überfordert werden, so dass es zu traumatisierenden Geschehnissen mit nachfolgenden ängstigenden Träumen kommen kann.

5.2 Traumatische Träume

5.2.1 Ängste und Träume nach traumatischen Ereignissen

Vor einiger Zeit wurde mir von einem 9-jährigen Jungen berichtet, der von einem Hund, der ihm gut bekannt war, plötzlich angegriffen und ganz fürchterlich gebissen wurde. Er hatte danach panische Ängste vor **allen** Hunden und war bald nicht mehr zu bewegen, außer Haus zu gehen. Er hatte die Ängste generalisiert

5.2 Traumatische Träume

und bezog mittlerweile **alles** in seine Befürchtungen ein. Unsere seelische Struktur mit ihren Fähigkeiten, eine gefährliche Situation zu bewältigen, kann durch extreme Ereignisse wie Katastrophen oder Unfälle völlig überfordert und regelrecht außer Kraft gesetzt werden. Der Mensch gerät dann in einen Zustand von absoluter Hilflosigkeit. Er kann von anstürmenden Gefühlen so überflutet werden, dass sein Verständnis von der Welt und von seinem Selbst langfristig zutiefst erschüttert wird. Es kommt zu vielfältigen Abwehr- und Bewältigungsversuchen, und im Anschluss daran kann es mittel- und langfristig zu schwersten seelischen und körperlichen Störungen (posttraumatischen Belastungsstörungen, PTBS) kommen, die dringend einer Behandlung bedürfen. Die wesentlichen Kennzeichen der PTBS sind Depressionen, Flashbacks (hierunter versteht man aufflackernde traumatische Erinnerungen, die wie real erlebt werden) und wiederkehrende Alpträume. Traumatisierte Kinder können die Entwicklungsaufgaben der Adoleszenz nicht bewältigen.

Es existiert eine Fülle von empirischen Untersuchungen, die belegen, dass die vermehrten Belastungen – selbst nach längerer Zeit – zu Alpträumen führen können, ohne dass eine PTBS entstehen muss. Untersuchungen von Kindern machten deutlich, dass alle Opfer vermehrt an Alpträumen litten. Alpträume sollten darum immer **auch** als möglicher Hinweis auf ein mögliches Trauma beachtet werden (Schredl, 1999, S. 96). Die ausführlichste Untersuchung stammt von Leonore Terr (zit. n. Schredl, 1999, S. 96 f.). Sie untersuchte 25 Schulkinder (im Alter von 5 bis 14 Jahren) nach einem Kidnapping. Direkt nach dem Ereignis trat bei 13 Kindern gehäuft Pavor nocturnus auf, die Alpträume stellten exakte Wiederholungen des Traumas dar. Mit der Zeit veränderten sich jedoch der Inhalt, die Träume wurden seltener, doch die Angst in den Träumen blieb so intensiv wie zu Beginn. Innerhalb dieser Untersuchung wurden auch die häufig auftretenden Träume vom eigenen Tod, die nach Traumatisierungen gehäuft auftreten, als Folge eines Erlebens von völliger Ohnmacht gedeutet.

Ferenczi hat dem Freud'schen Prinzip der Wunsch erfüllenden Traumfunktion ein zweites Prinzip gegenüber gestellt, die Trauma lösende (traumatolytische) Funktion. In ihr geht es – gemäß Will (2003, S. 59) – „um die Wiederkehr unerledigter, traumatischer, sensibler, oft präverbaler Eindrücke, die nach Erledigung ringen" (vgl. Kap. 2, S. 42). Freud hat Ferenczis Argumente übernommen, dass psychische Traumata im Traum wiederbelebt werden können und dass dies der Annahme einer **generell** Wunsch erfüllenden Funktion des Traumes widerspricht, weil solche Träume in Angstentwicklung endeten. Darum hat Freud von da an nur noch vom „Versuch einer Wunscherfüllung" gesprochen (1933, S. 29–31).

Traumatische Träume unterscheiden sich deutlich von den üblichen nächtlichen Kinderträumen. Die geträumten Ängste sind so beunruhigend, dass es zu somatischen Reaktionen kommen kann, die noch lange nach dem Erwachen spürbar sind. Auch sind es in der Regel typische Wiederholungsträume, weil der in ihnen vorkommende Konflikt, anders als bei den üblichen nächtlichen Träumen, nicht aufgelöst werden kann. Es ist, als würde eine alte Schallplatte mit einem Kratzer abgespielt, und die Nadel würde immer wieder zurück springen. Horowitz (zit. n. Süßke, 2000) sprach in diesem Zusammenhang von „frozen states", also von eingefrorenen Zuständen. Die Angst wiederholt sich stereotyp, aber sie wird nicht geringer, es herrscht die Wiederkehr des ewig Gleichen. Siegel und Bulkeley schreiben hierzu: „Posttraumatische Träume konzentrieren sich schonungslos auf die Krise, mit der ein Kind konfrontiert war. Sie sind mit einigen Verzerrungen und Umwandlungen oft wie Rückblenden des quälenden Ereignisses. Die überwältigenden Emotionen, die mit dem Trauma verbunden sind, werden noch einmal durchgespielt" (1999, S. 164). Wir können letztendlich davon ausgehen, dass Flashbacks auch in Träumen vorkommen. Doch in den Träumen wiederholt sich nicht nur die traumatische Situation, die Träume bringen vielmehr psychodynamische Vorgänge wie Schutzverlust, Verlassenheit, Verrat, Ekel, Wut, Angst etc. zum Ausdruck (Süsske, 2000, S. 4).

5.2.2 Ein generalisiertes Angstsyndrom

Lennart war durch ein Unwetter mit Tornado und Gewitter traumatisiert worden. Seitdem geriet er in Angst und Panik bis hin zu Hyperventilieren, insbesondere bei Gewittern, aber auch schon bei Sturm oder starkem Regen. Schließlich klagte Lennart auch regelmäßig über Bauchschmerzen, wollte nicht mehr in die Schule bzw. musste von dort immer häufiger vorzeitig abgeholt werden. Als Zwillingskind einer depressiv strukturierten Mutter hatte er in seiner frühen Kindheit nicht ausreichende emotionale Stabilität erfahren und verfügte über keine ausreichenden Ressourcen für die Auseinandersetzungen während der analen Individuation. Er konnte die Konflikte der Wiederannäherung nicht lösen und blieb dort fixiert. Vor diesem Hintergrund dürfte der Schrecken, ohne real anwesende Mutter den Gewalten eines Unwetters mit Tornado und Gewitter hilflos ausgeliefert zu sein, von ihm als Trauma erlebt und verarbeitet worden sein. Die eigenen, wenig neutralisierten Aggressionspotentiale projizierte er von jetzt an auf Stürme und Gewitter. Die Ängste, zunächst vom Unwetter ausgelöst, hatten sich – wie nach Traumata bekannt – generalisiert. Während seiner Therapie erzählte er die folgenden Angstträume:

„Da war eine Schlange im Zimmer. Unter dem Bett habe ich ein Schlangennest gefunden. Ich habe der Schlange mit einem Stock ins Genick geschlagen."

„Da war alles ganz weiß. Dann laufe ich weiter. Da ist ein Zoll. Ich muss Geld reinwerfen und laufe weiter. Da war ein riesiges schwarz-braunes Teil. Ich bin reingefallen. Es war alles dunkel."

„Da waren ganz kleine Gänge. Da musste man sich durch quetschen. Ganz am Ende musste man Aufgaben lösen. Am Ende kam ein Riesen-Kaugummi. Er war rosa, so groß wie ein Haus. Anstatt dass ich den Kaugummi gegessen habe, hat der mich gegessen."

Durch alle Träume ziehen sich Bedrohungen, die den Träumer immer wieder hilflos werden lassen. Es wird erkennbar, wie das Trauma die vorhandene, wenig gefestigte Struktur überfordert hat. Es zeigen sich jene Ängste, die aufgrund der engen Mutterbindung und wegen fehlender Repräsentanzen entstanden sind. Im ersten Traum sind es vorrangig Ängste vor Sexualität, die gewaltsam unterdrückt werden – die Hilflosigkeit löst immer wieder heftige Aggressionen aus. Im zweiten Traum taucht das Über-Ich in Gestalt des Zolls und der Begleichung von Schuld auf; der Traum endet mit regressivem Fallen ins Nichts. Im letzten Traumteil wird nochmals die orale Thematik sowie die Verklebung mit der Mutter erkennbar, aber auch Angst, eingeschlossen oder sogar verschlungen zu werden.

Ein prinzipielles Problem soll kurz angesprochen werden. Nicht nur schreckliche Umstände, belastende Lebensereignisse oder gar Traumata entscheiden darüber, welche Störungen später vorliegen, die Angstträume nach sich ziehen können. Zu diesen Fragen existiert eine empirische Untersuchung. Cartwright hat überprüft, ob die Träume von Frauen, die sich in Scheidung befinden, charakteristische Merkmale besitzen (zit. n. Strauch & Meier, 1992, S. 189). Die Studie machte deutlich, dass nicht das einschneidende Lebensereignis als solches, sondern die **individuelle Auseinandersetzung mit dieser Situation** einen Einfluss auf die Träume haben konnte.

5.2.3 Misshandlungen und Missbrauch in Träumen

Traumatisierte Kinder wiederholen ihr Trauma unaufhörlich in der Realität. In Kap. 4 habe ich den vierjährigen Jens vorgestellt, der von seinem Vater misshandelt worden war. Er peinigte später andere Kinder und reinszenierte das Trauma so, indem er selbst zum Täter wurde und sich auf diese Weise von Gefühlen der Hilflosigkeit befreite. Dies ist ein beharrlicher Mechanismus, wie er von ehemaligen Opfern eingesetzt wird. Ein sechsjähriges Mädchen, das von einem Bekannten der Familie real vergewaltigt worden war, setzte dieses fürchterliche Geschehen ebenfalls permanent in Szene. Lara penetrierte Hühner mit einem Stock, quälte und verletzte diese sehr. Als sie nicht mehr zu den Hühnern konnte, legte sie immer wieder Feuer. Sowohl der eine wie der andere Vorgang erzeugte bei dem Mädchen mittlerweile sadistische Lustgefühle, die nach Wiederholung drängten.

Erlebte Hilflosigkeit sucht nach Bildern im Traum

Wenn eine traumatische Inszenierung in solch unverhüllter Weise in die Realität, in das Leben einbrechen kann, so können wir nachvollziehen, dass es unter nächtlichen Schlafbedingungen auch in die Träume eines Kindes eindringen kann. Siegel & Bulkeley (1999) schildern den Traum eines vier Jahre alten Jungen, der wiederholt von seinem heranwachsenden Bruder missbraucht worden war. Dieser Traum zeigt die zugrunde liegende Hilflosigkeit auf, die dazu führen kann, dass sich ein Kind lieber zum Täter macht, als grauenvolle Hilflosigkeit zu ertragen (S. 164):

„Ich hatte einen Traum, dass ich mitten auf dem Wasser war, ganz allein. Ich war am Ertrinken, rief und schrie um Hilfe, aber niemand hörte mich."

An diesem Traumbeispiel wird deutlich, worauf bereits vorher hingewiesen wurde. Es wird nicht einfach die traumatische Situation im Traum wiederholt, vielmehr werden die psychodynamischen Zusammenhänge mit begleitenden

Affekten dargestellt. Es geht in dem Traum des kleinen Jungen um Todesangst und Alleinsein, um Hilf- und Schutzlosigkeit. Dies gilt auch für den folgenden Traum:

Unterwerfung und Auflehnung

Steffen, ein junger Mann mit 18 Jahren, war wegen einer schweren Depression mit suizidalen Absichten und massiven Antriebshemmungen in Psychotherapie gekommen. Er hatte vor allem große Angst, sich seiner Familie gegenüber als Homosexueller zu „outen". Schuldgefühle quälten ihn pausenlos. Nach etwa einem Jahr Therapie erzählte er den folgenden Traum:

„Ich sehe einen schlanken, dunkelbraunen Mann, deute auf ihn und schreie: ‚Das ist ein Pädophiler!' Dann habe ich Verkehr mit einem etwa neunjährigen Jungen, den ich anal penetriere. Ich ekle mich, bin voller Schuldgefühle und schäme mich gleichzeitig."

Steffen berichtete danach voller Scham, dass ihn ein sechs Jahre älterer Junge, Sohn von Freunden der Eltern, zu sexuellen Handlungen überredet hätte, als er neun Jahre alt war. Von seinem neunten bis zum sechzehnten Lebensjahr wurde er von diesem Jungen regelmäßig, mindestens einmal in der Woche, anal penetriert. Er erzählt die Geschichte voller Schuldgefühle und meint, dass er das Geschehene bedauere und sich wünsche, es wäre nie vorgefallen.

Es ist davon auszugehen, dass er zunächst zu den sexuellen Handlungen gezwungen worden war. Der übergroße Reizeinbruch in das Leben des Kindes zeigte allerdings bald Folgen: Die Geheimhaltung der Vorgänge wirkte erregend, die spätere Belohnung durch den Orgasmus führte zu Fixierungen, die von nun an nach ständiger Wiederholung verlangten. Eine Lösung der adoleszenten Aufgaben war so nicht mehr möglich. Scham, Schuld, Todessehnsucht, wie bei dem kleinen Träumer im vorherigen Abschnitt, waren die Folge. In diesem Traum wird aber auch Feindseligkeit und Hass auf den Verführer szenisch dargestellt, der als Pädophiler bezeichnet wird. Was er ihm angetan hat, hat den jungen Mann so verstört, dass er in der Kindheit seine sexuelle Freiheit verloren hat: Er wurde auf eine Phantasie „fixiert".

Zwar ist dieser Traum eine fast fotografische Wiederholung der analen Penetration von damals. Aber jetzt ist Steffen der Aktive, der Täter, und er penetriert das Kind. Zwar befreit er sich auf diese Weise von Gefühlen der Hilflosigkeit, was immerhin einen gewissen Fortschritt bedeutet. Er will nicht mehr in masochistischer Weise alles über sich ergehen lassen. Aber damit ist die Täter-Opfer-Situation nur umgekehrt, noch lange nicht gelöst. Ekel, Schuld und Scham, vor allem Depression sind auch weiterhin vorhanden und bedürfen noch der weiteren Aufarbeitung in einer langen Therapie.

Ein Insektentraum

Eine Mutter oder ein Vater, die im Winnicott'schen Sinn gut genug sind, lieben ihr Kind vorbehaltlos, ohne eigene Wünsche und Absichten. Sie halten Inzestgrenzen ein. Ein Vater, eine Mutter, welche diese nicht ausreichend achten, können bei einem Kind die Entstehung von Störungen herbeiführen, die sich von solchen nach realem Inzest nicht unterscheiden. Im Folgenden eine Fallgeschichte aus einer Supervision:

Philipp war 17 Jahre alt, als er mit einer psychoanalytischen Therapie begann. Er litt unter Niedergeschlagenheit bis hin zu suizidalen Absichten. Er hatte massive Schlafstörungen, meist nur geringen Appetit, was zu erheblichem Untergewicht geführt hatte. Immer wollte er den Erwartungen anderer Menschen entsprechen und ihre Anerkennung bekommen. Vor allem wollte er den Wünschen seiner Mutter gerecht werden, mit der er – wenn sie nicht gerade einen Lover hatte – allein lebte.

Die Mutter war Bildhauerin und lebte ein Leben, das sie nach eigenen Aussagen vor allem genießen wollte. Sie hatte dem Jungen immer wieder vermittelt, dass er ihr Größter wäre und ihn in den Himmel gehoben. Dann hatte sie ihn ganz plötzlich wieder allein gelassen. Oft war er als Vorschulkind allein zu Hause gewesen, und Philipp erinnerte sich an eine furchtbare Gewitternacht, in der er mit panischen Ängsten allein zu Hause im Bett lag, weil die Mutter bei einer Verabredung war. Wenn er ihr „zu viel" wurde, wurde er zum Vater oder den Großeltern gebracht. Der Vater interessierte sich durchaus für seinen Sohn, studierte jedoch in einer entfernten Stadt und konnte dem Einfluss der Mutter darum nur wenig entgegensetzen. Philipps eigene Bedürfnisse waren von der Mutter nie erspürt oder gar beachtet worden. Es war ein Leben zwischen Verstoßenwerden und kuscheligen Umarmungen, wenn es der Mutter danach war. Philipp suchte ständig ihre Liebe, und er konnte sich in der ständigen Spannung zwischen „Verschmelzen wollen" und „Verstoßen werden" nicht von der Mutter lösen.

In der Präadoleszenz realisierte Philipp das freizügige Sexualleben seiner Mutter. Es kam zu massiven Leistungseinbrüchen in der Schule, weil sie Mittelpunkt seiner sexuellen Phantasien wurde. Er schnüffelte im Schlafzimmer der Mutter herum und stieß auf Dinge, die seine Erregung noch steigerten. Er fand einen Pornofilm, den sich die Mutter mit ihrem Liebhaber angesehen hatte, auch einen Sexfilm, hergestellt von ihrem Liebhaber, in dem sie sich dessen perversen Wünschen unterordnete. Die Filme hatte die Mutter liegen gelassen, vielleicht wollte sie Philipp auf diese Weise „aufklären". Er erfuhr auch von einer sexuellen Episode seiner Mutter mit einem Jugendlichen aus dem Bekanntenkreis.

In dieser Atmosphäre von Unabgegrenztheit, ständiger Stimulierung und ohne eine ausgleichende Korrektur durch einen grenzsetzenden Vater konnte Philipp seine ödipal-inzestuösen Wünsche nicht aufgeben. Er phantasierte ständig den Geschlechtsverkehr mit der Mutter, und seine Sexualisierung wurde zur Selbstmedikation seiner einsetzenden depressiven Verstimmungen. Er fühlte, wie ihn die Mutter seit früher Kindheit verführt und sexualisiert hatte, so dass er jetzt nicht mehr von ihr wegkam. Es gab keinen Raum mehr für eine sexuelle Beziehung zu einer anderen Frau.

In seiner Therapie wurde die Therapeutin rasch zur allmächtigen Mutter. Er fühlte sich ihr gegenüber klein, kläglich und unterlegen. Er hatte die Vorstellung, dass sie ihn völlig durchschaute. Und er stellte unmissverständlich fest: „Meine Mutter hat mich sexuell missbraucht." Er begann intensiv zu träumen. In seinen nächtlichen Bildern wurde Angst vor Destruktivität deutlich. Zunehmend versuchte er, sich von der Mutter abzusetzen. Diese hatte sich gerade von einem Liebhaber getrennt, litt darunter und wollte – wie früher – alles mit Phillip besprechen. Phillip hatte panische Ängste vor dieser Art Nähe, weil ihm klar war, dass das mühselig Aufgebaute rasch wieder von ihr zerstört werden könnte. In seiner 86. Stunde erzählte er den folgenden Traum:

„Kommt hoch wie ein Virus – Gefühl von kaputten Verhältnissen innerhalb der Familie. Etwas unheimlich Krankes, richtig Verwerfliches. Etwas Aggressives, das sich festgesetzt hat. Insekten auf meinem Kopf, wie Bremsen. Bremsen sind von allem am widerlichsten: Wie sie sich festsetzen. Ich habe versucht, die Türe aufzumachen, dass es rausfliegt, bzw. ich habe das Fenster aufgemacht. Die Jalousie ging kaputt. Ich habe von meinem kleinen defekten Radiowecker den Stecker rausgezogen. Ein widerliches Insekt kam aus der Steckdose. Insekten, die sich auf meinem Kopf festgebissen haben."

Nach diesem Traum äußerte er hinsichtlich seiner Mutter: „Mit meiner Mutter ist nichts geklärt. Ich kann mich nicht von ihr trennen, muss eine Trennung aber einfach haben, um aus diesen Abhängigkeiten rauszukommen. Ich muss von diesem Virus frei sein."

Es ist zu erkennen, wie sich aus Stimmungen und Gefühlen langsam Bilder formen. Die Therapeutin fühlte sich wie überfallen, schutzlos ausgeliefert und spürte schließlich nur noch Ekel. Sie erlebte die Insekten, die sich auf Philipps Kopf festgebissen hatten, wie die quälenden Inzestphantasien, von denen er nicht lassen konnte. Sie sprach den Doppelsinn von „Bremse" an, Insekt, aber auch der Möglichkeit „Halt" zu gebieten. Direkt danach fiel Philipp ein: „Bei meiner Firmung ging es mir schlecht. Es herrschte eine aufgeheizte sexuelle Atmosphäre – meine Mutter hat sich schrecklich aufgeführt." Er könnte sich nur von seiner Mutter trennen, wenn sie sterben würde. Er wüsste aber nicht, ob er von seinen sexuellen Phantasien lassen könnte, vielleicht wäre sie immer bei ihm. In seiner Phantasie von ihrem möglichen Sterben war der zugrunde liegende Hass kaum verkleidet. Es wird aber dennoch seine Sehnsucht nach Unabhängigkeit und Freiheit erkennbar.

Es ist zu vermuten, dass Philipp sich selbst in der Funktion des kleinen defekten Radioweckers sah. Bei Beziehungsschwierigkeiten der Mutter musste er für sie da sein und musste sie als ihr „ödipaler Prinz" aufmuntern. Aber er war nur so lang Partnerersatz, bis sie wieder etwas Besseres gefunden hatte. Philipp wollte diese Rolle nicht mehr spielen. Darum hatte er den Stecker herausgezogen. Aus der Steckdose, einem Vagina-Symbol, war wiederum ein widerliches Insekt gekrochen – er wurde vom Ekel eingeholt. Es ist auffallend, dass in diesem Traum keine lustvoll erlebte Sexualität vorkommt, sondern nur widerliche Überwältigung durch Virus und Insekten und die Erkenntnis, wie abnorm das Verhältnis zur Mutter ist.

Wie bereits mehrfach betont, replizieren Träume nach Traumata nicht einfach die traumatische Situation. Nach Süsske (2000, S. 4) träumen Missbrauchsopfer häufig von gesichtslosen männlichen Gestalten, Schatten, Schlangen, Würmern oder von isolierten Körperteilen. Auch wenn es unstatthaft ist, Traumsymbole einfach zu übersetzen, möchte ich im Hinblick von Philipps Traum das Folgende – unkommentiert – zitieren: „Die Heimsuchung durch Würmer und Insekten bedeutet Samen und Schwängerung" (Altman, 1992, S. 30).

5.2 Traumatische Träume

Ein „alltägliches" Trauma

Die 10-jährige Jessica hatte sich eines Morgens geweigert, in die Schule zu gehen, mit der lapidaren Begründung, sie hätte große Angst. Sie erkrankte wenig später an einer fiebrigen Erkältung, und danach begann sich Jessica immer häufiger zu weigern, in die Schule zu gehen, mit der stereotypen Erklärung, weil sie Angst hätte. Andererseits klagte das Mädchen darüber, dass es traurig wäre, dass es jetzt Lehrerin und Mitschüler nicht mehr sehen könnte. Anfänglich versuchte sich Jessica noch gelegentlich zu überwinden. Jedoch spätestens, wenn sie das Schulhaus betrat, überfiel sie Panik mit Zittern, Atemnot und Schweißausbrüchen, so dass sie wieder umkehren musste. Der Mutter, von Beruf Lehrerin, war es irgendwann nicht mehr möglich, Jessica noch zu überreden, in die Schule zu gehen, und Jessica blieb schließlich ganz zu Hause.

Als sie einige Wochen nach dem Symptomausbruch mit der Tochter wegen einer Blutentnahme zum Arzt fuhr, geriet das Mädchen unterwegs in panische Angst. Es wollte auf keinen Fall zum Arzt. Danach erzählte es der Mutter einen Vorfall, der offensichtlich am Anfang der Schulphobie gestanden hatte.

Hier muss ein Stück Lebensgeschichte vorausgeschickt werden: Die Eltern des Mädchens hatten spät geheiratet. Jessica wurde nach zehn Jahren Ehe geboren, als die Eltern schon nicht mehr daran glaubten, ein Kind zu bekommen. Als Jessica vier Jahre alt war, lernte der Vater eine andere Frau kennen und verließ gleichsam von heute auf morgen die Familie. Jessica klammerte sich von nun an noch stärker an die Mutter als vorher. In allen sozialen Situationen, welche Trennung verlangten, reagierte sie von nun an mit heftiger Angst.

Jessica hatte allerdings auch weiterhin zum Vater ein sehr enges Verhältnis und besuchte ihn, so oft sie konnte. Dieser hatte inzwischen geheiratet, und seine Frau hatte ein Kind geboren. Am Tag, als die Mutter mit dem Kind aus dem Krankenhaus zurückgekehrt war, setzten mit einem Mal bei der Ehefrau des Vaters wieder Blutungen ein. Sie reagierte mit gellenden Angstschreien, und auch der Ehemann geriet in Panik. Ein Notarzt wurde gerufen, die Ehefrau wurde in das Krankenhaus gebracht, konnte allerdings am nächsten Morgen wieder entlassen werden. Jessica hatte während des erschreckenden Vorfalls mit versteinertem Gesicht dabeigesessen und wurde später vom Vater zur Mutter zurückgefahren. Diese wurde weder von dem Mädchen noch vom Vater informiert, sie erfuhr erst durch Jessicas Erzählung während der – zuvor geschilderten – Fahrt zur Blutabnahme von dem Geschehen. Von diesem Vorfall an wollte Jessica jedenfalls nicht mehr in die Wohnung des Vaters und wollte ihn nicht mehr sehen. Wenig später kam es zu den vorher beschriebenen Ängsten, wenn Jessica zur Schule gehen wollte.

Zum Zeitpunkt, als Jessica zum ersten Kontakt zu mir kam, weil wir eine Therapie planten, war sie schon acht Wochen nicht mehr zur Schule gegangen. Sie war den ganzen Tag ununterbrochen zu Hause und war wieder zum kleinen Mädchen geworden, hörte überwiegend Märchenkassetten, malte und wartete vor allem auf die Mutter, die als Lehrerin jeden morgen zur Schule ging. Dabei äußerte Jessica ständig Befürchtungen, die Mutter könnte tödlich verunglücken.

Als auslösendes Ereignis für die Entstehung der Schulphobie kann der traumatische Vorfall am Abendbrottisch gesehen werden, als die Blutungen bei der Ehefrau einsetzten. Dem Mädchen wurde blitzartig bestätigt, dass seine unbewussten Todeswünsche in Erfüllung gegangen waren, und es wurde von Angst, Scham und Schuld regelrecht überschwemmt. Die Konflikte wurden unaushaltbar, die angstmachenden Inhalte erneut verdrängt. Jessica wollte von nun an den Vater nicht mehr besuchen, wenig später kam es zur Generalisierung, und sie verschob die Angst auf die Schule. Es kam zur Entstehung einer Phobie.

An ihren traumatischen Ängsten konnte ich während der Behandlung dieses Mädchens über einem Traum teilnehmen. Die Behandlung von Jessica hatte schon einige Zeit angedauert, im Verlauf war es unter anderem zu vielerlei Angstträumen gekommen. Eines Nachts hatte das Mädchen einen ganz fürchterlichen Traum und wollte daraufhin nicht zur Therapiestunde kommen, weil es fürchtete, diesen Traum mit seinem Schrecken erzählen zu müssen und die erneut aufkommende Angst nicht mehr auszuhalten. Schließlich überwand es sich und erzählte mir das Folgende:

„Ich stand auf dem Flur. Mein Hausherr, er ist Jäger, betrat mein Zimmer. Ich wusste nicht, was er darin wollte. Es war dunkel, und ich hatte schreckliche Angst vor dem, was passieren würde. Ich bin dann auch in mein Zimmer gegangen und habe die Schublade meines Nachttisches geöffnet – darin lag ein nackter, blutiger Hase!"

In diesem Traum mischen sich Ängste wegen des Einbruchs der Sexualität, Ängste vor Männern mit den traumatischen Erinnerungen. Es wird deutlich, dass mit beginnender Adoleszenz das wilde Männliche (Archetyp des „Wilden Mannes") in Gestalt eines Jägers das Zimmer des Mädchens, sprich seine innere Welt, betreten hat. Davor hatte Jessica ungeheure Angst, denn diese Angst vor Männern war ja lange Zeit auch von der Mutter geschürt worden. Die Schublade mit nacktem, blutigem Hasen weist auf das neugeborene Kind samt damals begleitenden mörderischen Aggressionen auf die Mutter hin. Die Situation am Abendbrottisch, mit dem ganzen damaligen Schrecken war von der Träumerin erinnert und wiederholt worden. Ich deutete darum dem Mädchen auch, dass mit diesem Traum viele schreckliche Erinnerungen wiedergekehrt wären, an welche es lange nicht mehr denken wollte. Und so schrecklich dieser Traum auch war, von nun an konnten die traumatischen Ängste samt den zugrunde liegenden unbewussten Konflikten, endlich bearbeitet und gelindert werden.

An posttraumatischen Träumen kann abgelesen werden, welche Phase ein Kind in seiner emotionalen Genesung bei der Aufarbeitung des Traumas erreicht hat und welche Konflikte es immer noch belasten. Setzt sich ein Kind in den Träumen zur Wehr und kämpft aktiv gegen die Bedrohung, so ist das ein gutes Zeichen (Siegel & Bulkeley, 1999, S. 167). Jessica hatte diesen Traum in unsere Beziehung getragen, sie stellte sich den Ängsten und den angsteinflößenden Erfahrungen mutig ein zweites Mal. Mit Hilfe meiner ichstärkenden Haltung konnte sie die überwältigenden Affekte kontinuierlich in die Gesamtpersönlichkeit assimilieren.

5.3 Falltraum und Flugtraum – ein Kontinuum?

Es existiert ein Mythos, der den Traum vom Fliegen mit nachfolgendem Absturz in wunderbarer Weise nachgezeichnet hat. Es ist jenes Gedicht des Dichters Ovid, welches über die Taten des Daedalus und des Ikarus berichtet. Daedalus möchte von der Insel Kreta fliehen, wohin er verbannt worden war und wo er von Minos festgehalten wird. Aus Leinenschnur, Federn und Wachs baut er sich Flügel und ahmt so die Schwingen der Vögel nach und kann durch die Lüfte schweben. Mit seinem Sohn Ikarus fliegt er von Kreta weg und ermahnt diesen zuvor, sich auf mittlerer Bahn zu halten. Denn wenn er zu tief ginge, würden die Wellen die Federn beschweren. Würde er zu hoch steigen, würden die Federn vom Feuer der Sonne versengt. Der Knabe beginnt sich jedoch über den kühnen Flug immer mehr zu freuen und will sich dem Himmel nähern. Aber die Nähe zur Sonne lässt das Wachs weich werden, Ikarus stürzt ins Meer, das später seinen Namen erhält.

5.3.1 Der Falltraum

Träume vom Fallen scheinen zunächst weit verbreitet zu sein: Die Anzahl derer, die irgendwann einen solchen Traum hatten und sich daran erinnerten, beträgt 52,3 % (Ward et al., 1961; zit. n. Saul & Curtis, 1967). Andererseits konnte Hall (1982) unter 2 668 Aktionen bei 1 000 berichteten Träumen nur lediglich 3 % „Fallen" ausmachen. Bei Kindern und Jugendlichen scheint der Sachverhalt ähnlich zu sein. Blanchard (1926) stellte fest, dass 11,6 % der Träumer ihrer Stichprobe Fallträume mitteilten, dies waren 7 % aller Träume. Bei Adoleszenten gab es wesentlich mehr Fallträume. Fischer (1928) berichtete von 14 % Fallträumen seiner Stichprobe. Kimmins (1931) berichtete außerdem von mehr Fallträumen bei Jungen als bei Mädchen. In meiner eigenen Untersuchung (Hopf, 1989b) von Kinderträumen hatten 7 % der Mädchen und 12 % der Jungen vom Fallen geträumt, auf die Geschlechtsunterschiede werde ich noch näher eingehen. Im Schlaflabor sieht es ganz anders aus, Träume vom Fallen oder Fliegen werden nach Wecken aus den Schlafphasen äußerst selten erzählt. Strauch und Meier (1992) sind darum der Meinung, dass diese besonderen Trauminhalte nicht zum Traumalltag gehören, sich aber wegen ihrer Auffälligkeit dem Gedächtnis besonders einprägen (S.124). Darum gilt es festzuhalten: **Die meisten Träume handeln nicht vom Fallen, aber die meisten Menschen erinnerten sich daran, dass sie zu irgendeiner Zeit einen solchen Traum hatten.**

Wird im Folgenden von einem Falltraum gesprochen, so ist unter den möglichen Varianten die Folgende gemeint: Der Träumer stürzt aus großer Höhe ins Ungewisse. In der Regel ist außer dem Traum-Ich keine Person zugegen; der Traum wird unlustvoll erlebt, oft mit Gefühlen von Angst oder gar Panik. Freud (1900) sah bereits Träume vom Fallen und Fliegen als zusammengehörig an. Tatsächlich folgt in manchen Träumen einem Zustand von Schweben der Fall in die Tiefe. Freud deutete solche Träume darum als Wiederholung von kindlichen Bewegungsspielen, was sicherlich nur für die eher seltenen Fallträume mit lustvoller Komponente gelten kann. Neben Muskelerotik charakterisierten die Fallträume bei Frauen für Freud (1900) einen Konflikt zwischen Hingabebedürfnis und Schuld, was er – ganz im Sprachduktus seiner Zeit – wie folgt beschrieb: „Wenn eine Frauenperson vom Fallen träumt, so hat das wohl regelmäßig einen sexuellen Sinn, sie wird eine ‚Gefallene'" (S. 213).

Den meisten Autoren, die sich später mit Fallträumen befassten, erschien allerdings eine ausschließlich sexuelle Bedeutung zu einseitig und begrenzt. Harris (1960) berichtete, dass von 3000 befragten männlichen Personen nur 38 % Verfolgungsträume (in denen das Traum-Ich angegriffen, bedroht und verfolgt wird) als ihre unlustvollsten Träume erlebt hatten, jedoch 42 % Fallträume.

Anna Freud hat die Trennungsangst – als Angst vor Objektverlust – der Stufe von biologischer Einheit zwischen Kind und Mutter zugeordnet, die Angst vor Liebesverlust den konstanten Objektbeziehungen (S. 2 247). Das Verhalten einer Mutter, die ihr Baby fallen lässt, wird als Ausdruck von extremer Lieblosigkeit und Feindseligkeit bewertet. Vor diesem Hintergrund folgerte Harris, dass der Fallraum die **Angst vor Objektverlust** widerspiegle, der Verfolgungstraum hingegen die **Angst vor Liebesverlust**. Er schloss hieraus, dass der Fallraum wohl mit unzureichender Mutter-Kind-Symbiose und unzureichend verinnerlichten Objektrepräsentanzen in Verbindung zu bringen sei (S. 607). Im Hinblick darauf, dass gemäß empirischen Erhebungen mehr Jungen vom Fallen träumen als Mädchen, würde diese Hypothese – wenn sie denn bestätigt werden könnte – weitreichende Überlegungen nach sich ziehen.

Saul & Curtis (1967) kritisierten, dass es Harris nie gelungen wäre, seine empirisch gewonnenen Schlussfolgerungen über die Assoziationen der Träumer (also durch Erschließung der latenten Traumgedanken) zu bestätigen. Andererseits zitierten die beiden Autoren auch Griffith, der zu ähnlichen Ergebnissen wie Harris gekommen war, indem er bei Kindern, welche gehäuft von Fallträumen berichteten, mehr unangenehme frühe Erinnerungen vorgefunden hatte, als bei solchen, die seltener Fallträume berichteten. Saul & Curtis (1967) vermuteten daher, dass der Traum vom Absturz wohl eher einen Impuls darstellte aufzugeben, sich gehen zu lassen, regressiven Tendenzen nachzugeben oder sich vor Mühe und Verantwortung zurückzuziehen. Hierbei wird nach Meinung der Autoren die Qualität des Traumes von einer „Balance von Kräften und Gegenkräften" bestimmt, wie sie während dieser Zeit beim Träumer bestünde. Freier Fall und Zerstörung, begleitet von Panikgefühlen, deuteten ihrer Auffassung nach auf eine unmittelbare Gefahr, anstürmenden Impulsen im Wachleben nachzugeben, es sind letztlich Bilder eines drohenden Kontrollverlustes.

Paulsen (1971) stellte Ähnliches fest, wenn sie im Fallraum den Verlust von Ich-Kontrolle oder Ich-Autonomie sah. Außerdem wies die Autorin auf die Möglichkeit einer Wandlungsthematik hin, gemäß dem Prinzip von „Stirb und Werde!". Das hatte auch Siebenthal (1953) so vermutet, indem er im Fliegen bereits die Möglichkeit von Fallen und im Fallen bereits ein Wiederaufsteigen sah.

Rohde-Dachser (1983) berichtete von Fallträumen mit massiver Autodestruktivität, die ihrer Beobachtung nach bei Borderline-Patienten häufig vorkämen.

5.3 Falltraum und Flugtraum

Absturzträume konnte sie nicht selten nach Enttäuschung an einem idealisierten Objekt oder nach dem Zusammenbruch einer narzisstischen Selbstvorstellung beobachten, was sich mit den vorher erwähnten Überlegungen von Saul & Curtis (1967) deckt. Diese Art von Absturzträumen ist eng verwandt mit den sog. kosmischen Träumen, Katastrophenträumen, also niederstrukturierten Träumen. In solchen wenig symbolisierten Träumen kann sich die von Winnicott so benannte „unvorstellbare Angst" abbilden, welche er mit den folgenden Varianten kennzeichnet: „Zusammenbrechen, unaufhörliches Fallen, keine Beziehung zum Körper haben, keine Orientierung haben" (Winnicott, 2002, S. 74). Ähnliche Überlegungen hat Esther Bick (1990) mit ihren Überlegungen zum frühen Hauterleben angestellt. Sie geht davon aus, dass frühe unintegrierte Persönlichkeitsanteile zusammengehalten werden können, wenn die Introjektion eines äußeren Objektes gelingt. Das bewahrende Objekt wird konkretistisch wie eine Haut erfahren, ein Misslingen kann zur Desintegration, zum Auseinanderfallen führen. Solche Ängste können in Fall- oder Katastrophenträumen geeignete Bilder finden. Der folgende Traum eines damals 14-jährigen Jungen, der an Höhenängsten litt, ist nur wenig symbolisiert:

„Ich bin auf einen Turm gestiegen, der aus rohen Baumstämmen gezimmert ist. Der Turm ragte bis in den Weltraum hinein. Ich war mittlerweile ganz oben und sah die Erde nicht mehr, nur noch schwarzen Weltraum um mich. Ich geriet in Panik, wusste nicht, wie ich da wieder hinuntersteigen sollte. Ich suchte mit einem Fuß vorsichtig die nächste Leitersprosse. Meine Angst wurde immer größer. Plötzlich rutschte ich ab, verlor den Halt und stürzte ins Dunkle. Meine Angst war grenzenlos, kurz vor dem Aufschlag erwachte ich."

Der Jugendliche war im Alter von sechs Jahren von einem Verwandten auf die Schulter genommen worden. Dieser hatte ihn nicht ausreichend festgehalten, der kleine Junge verlor den Halt, stürzte nach hinten auf den Boden und schlug sich dort den Kopf auf. Er war kurze Zeit bewusstlos gewesen und hatte danach an einer Gehirnerschütterung gelitten. Insofern können wir diesen Traum auch als traumatischen Traum bezeichnen. Kurz vor diesem Traum war er mit Ängsten auf einen Hochsitz gestiegen und hatte die Ängste des Traumes beim Hinabsteigen gefühlt.

Einen anderen Aspekt der Fallträume unterstrich Sharpe (1951, zit. n. Saul & Curtis, 1967), der sie rein sexuell interpretierte, als Ablauf von Masturbation, Erektion und Detumeszenz und damit letztendlich wieder bei Freud anknüpfte. Diese vergleichsweise schlichte Interpretation fand in der Tat Unterstützung durch Feststellungen der psychophysiologischen Traumforschung, dass die REM-Phasen immer von Erektionsphasen begleitet werden. Der Trauminhalt ist bei vollen Erektionen meist angenehm bis sexuell, bei inhibierten Erektionen unangenehm und unerotisch. Zwischen zehn und zwölf Jahren (also während des Triebschubs der Pubertät) erreicht die Gesamttumeszenzzeit bei Jungen ein Maximum; während dieser Zeit häufen sich bei Jungen auch die Schwebe- und Fallträume (vgl. Strunz, 1986c).

Im Folgenden ein Fallbeispiel, in dem auf – zunächst – lustvolle Bewegung Fallen ins Ungewisse folgt. Ein zwölfjähriges Mädchen träumte den folgenden Traum:

„Ich saß auf einer Riesenschaukel, die so hoch ist, dass man oben die Befestigung der Seile nicht sehen kann. Nun fange ich an zu schaukeln. Immer höher und immer schneller. Mir wird schwindelig, und ich lasse los. Dann falle ich und drehe mich dabei immer schneller und schneller. Ich fühle mich übel und schlecht und versuche, irgendwie zu stoppen und mich anzuhalten. Aber es gelingt mir nicht. Ich falle immer tiefer, aber nie kommt der Boden. Ich kann mir diesen Traum nicht erklären, weil ich normal nie Höhenangst habe."

Der Zusammenhang zwischen lustvollem Fliegen und ängstigendem Fallen wird erkennbar. Aber die Angstlust herrscht nicht lange vor. Es ist davon auszugehen, dass die Konfliktspannung zwischen Lust und der Angst, eine „Gefallene" zu sein, bei dem Mädchen zu Beginn seiner Adoleszenz keinen Kompromiss mehr zuließ. Es werden Ängste vor Kontrollverlust deutlich, auch solche, den elterlichen Halt zu verlieren und ins Unendliche zu fallen. Dennoch ist dieser Traum im Vergleich zum vorherigen relativ gut strukturiert.

5.3.2 Der Flugtraum

Flugtraum und Falltraum werden von den meisten Autoren im Kontext gesehen. Nach Siebenthal (1953) treten Flugträume bei Kindern seltener auf als Fallträume (Flugträume: 8%; Fallträume: 14%). In meiner eigenen empirischen Untersuchung von 291 Träumen von Kindern und Jugendlichen kam ich zu den folgenden Ergebnissen (Hopf, 1992b): Nur 6% aller Mädchenträume waren Schwebeträume im Vergleich zu 16% Schwebeträumen bei den Jungen. In Anlehnung an Balint (1960) möchte ich allerdings nicht alle Träume, in denen ein Träumer fliegt, als Flugtraum bezeichnen, sondern auf den sog. „Schwebetraum" eingrenzen, wo das Traum-Ich gleitet oder schwebt mit überwiegend lustvollen Gefühlen. Oft wird Schweben von einem Hoch- und Glücksgefühl begleitet, weil sich der Träumer angestaunt und bewundert sieht.

Freud (1900) sah kindliche Bewegungsspiele als gemeinsame Quelle von Flug- und Fallträumen. In Fußnoten von späteren Ausgaben der Traumdeutung hob er zudem noch auf Erinnerungen an Erektions- und Lustgefühle sowie an die Urszene ab (S. 275), was später im Schlaflabor – wie zuvor erwähnt – tatsächlich bestätigt wurde. Auf mögliche physiologische Reize bei der Entstehung von Flugträumen verwies auch Siebenthal (1953).

Solche – fast – unverhüllt sexuellen Träume gibt es in der Tat, aber bei näherem Hinsehen entpuppen sich auch solche Träume zumeist als äußerst komplex mit vielerlei unbewussten Motiven. Der dreizehnjährige Mark litt unter Verstimmungen, erlebte sich unkonzentriert und fühlte sich beim Lernen blockiert. Damit kam er auch in Konflikte mit seiner sehr leistungsorientierten Mutter, die immer sehr stolz auf ihren Sohn gewesen war. Mark erzählte den folgenden Traum:

„Ich rieb ganz schnell an meinem großen Zeh. Da bekam ich wunderschöne Gefühle und konnte plötzlich fliegen. Ich flog über unser Haus und ganz weit weg."

Der sexuelle Charakter des Traums ist unverkennbar, Reiben am Zeh, die anschließenden wunderschönen Gefühle samt Flugphantasien: Die Masturbation wird in diesem Bild auffallend unverhüllt dargestellt, wie zuvor von Freud erklärt. Aber gerade weil das Thema Sexualität so unverstellt und kaum symbolisch verhüllt vorgeführt wird, ist zu vermuten, dass noch anderes in dem Traumbild verschlüsselt ist. Denn ein Traum kann auch einmal direkte sexuelle Darstellungen wählen, um andere konflikthafte Themen zu verarbeiten.

Ich möchte an dieser Stelle zum tieferen Verständnis nochmals ein Märchen heranziehen, diesmal aus der Sammlung „Märchen aus tausendundeiner Nacht", das Märchen vom Aladin mit der Wunderlampe. Dieser „Ala ed Din" war der Sohn eines armen Schneiders, der es in seinem Leben zu nichts Rechtem gebracht hatte. Und jener Schneider gab alle Hoffnung für sich auf, setzte aber alle Hoffnungen in seinen Sohn. Aladin war jedoch ungeschickt und lebte mehr in seinen Träumen als im Alltag und hoffte auf ein Wunder. Tatsächlich bekam Aladin nach dem Tod seines schwachen Vaters und durch die Hilfe eines dämonischen Zauberers eine „Wunderlampe". Wenn er an dieser Lampe reiben würde, würde ihm ein „furchtbarer Riese" erscheinen, so groß, dass er das Zimmer zersprengen würde. Dieser Riese erfüllte Aladin jeden Wunsch, jede Phantasie, er konnte alles herbeischaffen und brachte Aladin auch an jeden Ort, an den er wollte.

Sicherlich ist auch im Reiben der Wunderlampe, im Erscheinen des Riesen und im Ausleben aller Phantasien eine sexuelle Bedeutung zu sehen. Der tiefere Sinn ist jedoch, dass es einem im Alltag unglücklichen und schwachen Menschen gelingt, sich mit Hilfe seiner (Größen-)Phantasien eine Welt zu schaffen, in der er Alleinherrscher ist und zum Größten wird. Versuchen wir einen Fokus für den Traum von Mark zu bilden, so könnte der lauten: Ich fühle mich groß und stark. Ich will die häusliche Bedrückung unter mir lassen und alle überflügeln.

Im folgenden Traum eines achtjährigen Jungen ist ebenfalls erkennbar, wie Schwebeträume ein schwaches, bedrohtes Selbstwertgefühl kompensieren können. Der kleine Träumer hatte bereits in der ersten Klasse Schulprobleme und litt sehr darunter, dass er – trotz Anstrengungen – keine herausragenden Leistungen aufweisen konnte und somit seine Eltern immer wieder enttäuschte. Der Vater wurde arbeitslos, schließlich konnte sich die Familie die schöne Wohnung, in der sie bislang gelebt hatte, nicht mehr leisten und zog in eine winzige Altbauwohnung. Alle waren sehr unglücklich darüber. Wenig später erzählte der Junge in der Therapiestunde von den folgenden Traumbildern:

„Manchmal träume ich, dass ich in der Schule kämpfe. Dann fliege ich über die anderen weg. Das ist wunderschön. Ich fühle mich dann leicht wie eine Feder."

Dass solche Träume zeitlos sind, hat mir der Traum eines etwa fünfjährigen Jungen bestätigt, den Ute Kardorff 1970 erfasst und in ihrer Sammlung veröffentlicht hat.

„Ich sprang am höchsten von allen. Fast zum Himmel. Und dann spuckte ich von oben auf die anderen Kinder runter. Die haben geschrien."

Kardorf schreibt: „Ein schüchternes Kerlchen, das brav neben den andern im Kindergarten spielt und nie auffällt" (1973, S. 24). In diesem Traum vom „Sprung bis in den Himmel" wird nicht nur ein schwaches Selbstwertgefühl kompensiert, sondern bereits Rache an jenen genommen, die das „schüchterne Kerlchen" wahrscheinlich gekränkt haben.

Noch ein anderer Aspekt: Balint (1960) hat Freuds (1930) Definition vom sog. „Ozeanischen Gefühl" aufgegriffen, welches dieser aus der Situation des Säuglings in den Armen der Mutter und dem „Einssein mit dem All" abgeleitet hatte. Vor dem Hindergrund von Ferenczis (1924) „Versuch einer Genitaltherorie" und seinen eigenen Überlegungen über „Primäre Liebe" kam er zu folgenden Überlegungen: „Gegenwärtig wird es wohl als selbstverständlich angenommen, dass die Flugträume und das ozeanische Gefühl als Wiederholung entweder der frühesten Mutter-Kind-Beziehung oder der noch früheren intrauterinen Existenz betrachtet werden müssen, während welcher wir wirklich eins mit unserem Universum waren und in der Amnion-Flüssigkeit wirklich, ohne dass wir praktisch ein Gewicht zu tragen hatten, schwebten" (S. 63).

Grunert (1977) griff Balints Vorstellungen auf, indem sie sich Flugträume und -phantasien als archaische Form einer Reaktionsbildung gegen die Urangst vorstellte, fallengelassen zu werden (den Boden unter den Füßen verlieren, verlassen, vernichtet werden), was bekanntlich beim Säugling erste beobachtbare Schreckreaktionen auslöst (S. 1 063): Der Schwebetraum sucht depressive Ängste und Affekte abzuwehren.

Katz (1968) brachte Flugträume in Zusammenhang mit dem Verlauf von Omnipotenzbestrebungen, die das Ich auf den verschiedenen Stufen der Ich-Entwicklung von der Kindheit bis zum Erwachsensein hin zu integrieren versucht. Er wies auf die Faszination über die neue magische Fähigkeit (Omnipotenz) und das Wagnis (vgl. Balints „thrills", Angstlust) hin, aber auch darauf, wie die beginnende Ich-Kontrolle zum Ausdruck kommt, die darin besteht, wieder sicher zur Erde zu gelangen (vgl. S. 162 f.).

Nach Rentrop (1980) ist der Traum vom Selberfliegen gekennzeichnet durch Objektlosigkeit und den Rückzug des Träumers auf die eigene Person. Er fasste wie folgt zusammen: „Ozeanisches Gefühl und Omnipotenzphantasien kennzeichnen diesen Traum, der die symbolische Darstellung der Rückkehr in den präobjektalen Zustand beinhaltet. Das Subjekt verschmilzt mit dem diffusen frühen Mutterobjekt zu einer omnipotenten Einheit" (S. 254).

Zusammenfassend kann gesagt werden, dass über die Bedeutung des Falltraumes unterschiedliche Meinungen bestehen. Es existieren rein sexuelle Interpretationen, wie Ablauf von Masturbation, Erektion und Detumeszenz und die alte Vorstellung, der Falltraum repräsentierte den Konflikt zwischen Hingabebedürfnis und Schuld (Freud, 1900). Der Falltraum spiegelt sicherlich die Angst vor Objektverlust wider, andererseits stellt das Abstürzen einen Impuls dar, aufzugeben und regressiven Tendenzen nachzugeben. Der Verlust an Ich-Kontrolle wird erkennbar. Absturzträume können aber auch die Verarbeitung von Enttäuschungen an einem idealisierten Objekt oder nach dem Zusammenbruch von narzisstischen Selbstvorstellungen sein, gleichsam als Pendant zum Schwebetraum.

Einiger ist man sich mittlerweile in der Interpretation der Schwebeträume. Sie werden als Ausdruck philobatischer Größenphantasien (Balint, 1960) und als symbolische Darstellung der Rückkehr in einen praeobjektalen Zustand gesehen, gekennzeichnet durch Objektverlust und Rückzug des Träumers auf die eigene Person. Einen solchen philobatischen Traum hat auch der Dichter August Winnig erzählt, dessen Traum ich zu Beginn zitiert habe (S. 14). In seinem Traum gelingt allerdings die Verleugnung der Realität nicht, weder herrschen Größenphantasien vor, noch existiert Angstlust. Der damals kleine Junge erkennt, dass er allein in dieser Welt ist. Er verspürt nur grauenhafte Angst und depressive Affekte. Insofern zeigt auch dieser Traum, was ein Mensch mit narzisstischen Verleugnungen abwehrt, nämlich Angst vor dem Alleinsein und Angst, ein nichtswürdiger Mensch in einer großen Welt zu sein.

Ich denke, Flug- und Falltraum erschließen sich noch auf andere Weise, wenn der Mythos vom Daedalus und Ikarus herangezogen wird. Daedalus will dem Schöpfer gleich sein, will dabei aber auch den Menschen nützlich werden. Seine Erfindungen können allerdings nur nützen, wenn sich der Mensch an Gesetze hält, die der Schöpfer ihm und der Natur gesetzt hat. Der Flug des Ikarus über das Meer repräsentiert wohl archetypisch die menschliche Entwicklung. Sie ist durch zwei Gefahren gekennzeichnet. In der Nähe des Wassers werden die Federn schwer, der Mensch kann in Depression versinken. Er muss unbedingt aufsteigen, er darf nicht im Unbewussten entschwinden. Phantasien von eigener Größe können die Realität allerdings auch verstellen, so dass der Mensch seine Grenzen nicht mehr ausreichend erkennt. Achtet er nicht das väterliche Gesetz, so stürzt er in die Tiefe.

Schwebetraum und Falltraum sind die Träume der narzisstisch-depressiven Entwicklung. Ängste, nicht gesehen, nicht gehalten zu werden, münden im depressiven Absturz. Mit Grandiosität, manischer Abwehr, können die zugrunde liegenden Ängste zeitweilig gemildert werden, der Schwebetraum kann depressive Ängste kompensierend verarbeiten.

5.4 Geschlechtsunterschiede in Träumen von Kindern und Jugendlichen

5.4.1 Untersuchungen über Geschlechtsunterschiede in den Träumen

Die empirische Traumforschung hat nachgewiesen, dass sich alle Persönlichkeitsvariablen auf den Inhalt und die Struktur der Träume von Kindern und Jugendlichen auswirken können. Die wichtigsten hiervon sind das Alter und der Stand der Entwicklung, die Kultur, die soziale Schicht, Quantität und Qualität einer psychischen Störung und natürlich das Geschlecht (u.a. Foulkes et al., 1968, 1969; Foulkes, 1979a, 1979b, 1982; Cartwright, 1982, Schredl, 1999).

Die Unterschiede zwischen den Traumerzählungen von weiblichen und männlichen Träumern wurden von verschiedenen Autoren untersucht und beschrieben. In seiner Aufarbeitung und Zusammenfassung von bisherigen Untersuchungen manifester Träume von Kindern (vor der Ära der Schlafforschung) diskutierte de Martino (1955) auch die Geschlechtsunterschiede. Bislang war festgestellt worden, dass Mädchen häufiger Träume mitteilten als Jungen, vor allem erzählten die

Mädchen mehr Details und lieferten adäquatere Beschreibungen der Traumcharaktere. Die Mädchen berichteten von mehr Trauminhalten, in denen sie gejagt oder bedroht wurden, sie hatten mehr offene Wunscherfüllungsträume als die Jungen und unterschieden sich auch durch die Art ihrer Wünsche. Im Alter von 5–12 Jahren kamen bei den Jungen mehr Träume von körperlicher Verletzung, Unfällen und vom Fallen vor. Sechsmal häufiger als die Mädchen hatten die Jungen Träume von Abenteuern und von Tapferkeit, aber auch mehr Angstträume, vor allem Furcht vor Räubern und Einbrechern. Außerdem hatten die Jungen mehr kinästhetische Träume und träumten häufiger von sportlichen Aktivitäten.

Van de Castle (1970) untersuchte mit Hilfe der Contentanalyse von Hall & van de Castle (1966) die Träume von 500 weiblichen und 500 männlichen College-Studenten. Er konnte feststellen, dass Frauen häufiger von zu Hause und der Familie träumten. Auch existierten in ihren Träumen mehr bekannte Leute, die zumeist detailliert beschrieben wurden. Sie hatten seltener aggressive Träume als Männer, und wenn sie von Aggressionen träumten, dann waren es verbale und nur selten körperliche. Zu Männern waren sie freundlicher als zu Frauen, und ihre Träume waren emotionaler und farbiger. Die Träume der Männer waren abenteuerlicher und enthielten mehr physische Aktivitäten. Aggressive Auseinandersetzungen fanden am häufigsten mit Männern außerhalb der Familie statt, die Hälfte aller Auseinandersetzungen war körperlich. Die Männer träumten vermehrt von anderen Männern und gehäuft von Erfolg und Misserfolg. In den Träumen der Männer existierten weniger freundschaftliche Beziehungen und wenn, dann überwiegend in Form von helfenden oder beschützerischen Akten. Interessant ist auch, dass Frauen häufiger von Emotionen träumten als Männer. Hall et al. (1982) stellten in einem Vergleich von zwei Untersuchungen aus den Jahren 1950 und 1980 fest, dass sich die bekannten Geschlechtsunterschiede innerhalb von 30 Jahren nicht wesentlich verändert hatten.

1983 veröffentlichten Fahrig und Horn eine Contentanalyse, die sie mit Träumen von Schülern und Kinderpatienten durchgeführt hatten. Sie verglichen ihre Ergebnisse mit Untersuchungsergebnissen, die Jorswieck bereits 1966 mit einer gleichen Untersuchung von Erwachsenen gewonnen hatte. Bei den „wichtigsten lebenserhaltenden Funktionen und Faktoren" konnten die beiden Autoren Übereinstimmung feststellen. Sie kamen zum Ergebnis, dass „Kindertraum und Erwachsenentraum inhaltlich weitgehend übereinstimmen und nur wenige altersspezifische Merkmale erkennen lassen" (S. 86). Es muss betont werden, dass dies für die Größen galt, die mittels **Contentanalysen**, also durch Auszählen einzelner Variablen, festgestellt und verglichen wurden.

Hall war bereits 1963 in einer contentanalytischen Untersuchung von Träumen von Mädchen, Frauen, Jungen und Männern aller Altersstufen zu dem Ergebnis gekommen, dass Jungen (Männer) häufiger von unbekannten Männern träumen als Mädchen (Frauen). Hall schloss hieraus in Anlehnung an das Freud'sche Konzept vom Ödipus-Komplex, dass der Fremde in den Träumen oft die Vorstellung des Kleinkindes vom Vater als feindlichem Fremdling wiedergibt (vgl. auch Hall & Domhoff, 1963).

Foulkes (1982) kam in seinen Untersuchungen von Laborträumen von Kindern zwar zum gleichen Ergebnis wie Hall, fand jedoch eine andere Erklärung dafür: Er ging davon aus, dass Jungen ihre Geschlechtsrollen-Identifikation so lernten, indem sie andere Männer erleben und so handeln wie sie (Identifikation). Mädchen würden dagegen ihre Rolle so erlernen, indem sie männliche Verhaltensweisen kennen lernen und sich als gegensätzlich erfahren und auch gegensätzliche Verhaltensweisen zeigen (reziprokes Lernen). Beide Hypothesen bleiben gleichermaßen spekulativ und wenig überzeugend.

Möglicherweise hängen die Geschlechtsunterschiede in den Träumen von unterschiedlichen Variablen, u. a. auch von der Intelligenz ab. So untersuchte Sternlicht (1966) eine Stichprobe von Träumen von geistig Behinderten. Eine Analyse der Inhalte ergab hier keinerlei signifikante Unterschiede zwischen den Geschlechtern.

Foulkes (1982) konnte mit seinen Untersuchungen von Laborträumen im Wesentlichen die bisher festgestellten Geschlechtsunterschiede in den Träumen der Kinder bestätigen. So träumten die fünf- bis siebenjährigen Jungen häufiger von männlichen Fremden, die Mädchen vermehrt von ihnen bekannten weiblichen Personen. Die Träume der Mädchen enthielten während der Präadoleszenz deutlich weniger offene und von anderen provozierte Aggressionen als jene der Jungen. Die 13- bis 15-jährigen Mädchen träumten signifikant häufiger als Jungen vom eigenen Heim oder von anderen Wohnungen. Die Träume der Jungen enthielten mehr offene Themen von Ärger und Feindseligkeit und waren insgesamt weniger erfreulich als die Träume der Mädchen. Foulkes geht davon aus, dass dieser Tatbestand deutlich macht, dass die Präadoleszenz für Jungen mehr Probleme mit sich bringt und darum auch schwerer zu bewältigen ist als für Mädchen.

Olivier (1987, S. 150) beschrieb die unterschiedlichen Grundhaltungen der Geschlechter so, dass der Mann fürchte, wieder eingeschlossen zu sein, während die Frau immer Angst habe, nicht genügend geliebt und begehrt zu werden. Es ist festzustellen, dass sich einige dieser frühen Prägungen und Ängste in den Träumen von Mädchen und Jungen kontinuierlich niederschlagen.

Ein interessantes Untersuchungsergebnis konnten Schredl, Loßnitzer & Vetter (zit. n. Schredl, 1999) mit einer größeren Stichprobe herausfinden. Das Geschlechtsverhältnis der Personen in Träumen steht in direktem Zusammenhang **mit den sozialen Wachkontakten**, was sicherlich auch auf Kinder und Jugendliche übertragbar ist. In einer anderen Untersuchung stellten Schredl und Pallmer (1998) fest, dass Jungen von mehr Monstern und größeren Tieren träumten, während in den Träumen von Mädchen eher Menschen oder kleinere Tiere auftauchten (S. 463 f.). Es ist davon auszugehen, dass diese Tatsache die bedrohlichere und massivere Aggression in den Träumen der Jungen abbildet.

In ihrer Untersuchung von 103 Kindern mittels eines Traumfragebogens stellte Keßels (2004) ebenfalls Geschlechtsunterschiede fest. Die Mädchen hatten häufiger Angstträume als Jungen, und die Träume der Mädchen spiegelten gemäß Keßels deutlich die Bedeutung der sozialen Beziehungen in ihrem Leben wider. Interessant ist auch, dass die Autorin eine Angsttraumverringerung durch Aufschreiben und Malen empirisch nachweisen konnte.

Zusammenfassend kann gesagt werden: Es existieren verschiedene Untersuchungen, welche die Träume von Mädchen mit denen der Jungen vergleichen, keine dieser Untersuchungen war jedoch hypothesengeleitet.

- Die Träume von Mädchen und Jungen unterscheiden sich deutlich; die Unterschiede bilden sich in der Regel kontinuierlich zum Wachleben ab. Welche Geschlechtsunterschiede sich abbilden und auf welche Art und Weise, hängt von verschiedenen Variablen ab (wahrscheinlich von der Intelligenz, dem Alter, der sozialen Schicht u. a.).
- Die Träume der Jungen und der Männer werden im Allgemeinen als unerfreulicher und aggressiver beschrieben als die Träume der Mädchen und Frauen. Die Jungen träumten sich auch häufiger als Held in Abenteuern und bei großen Taten.
- In Anlehnung an Cartwright (1982) kann verallgemeinernd gesagt werden, dass sich Mädchen (Frauen) in ihren Träumen mehr mit zwischenmenschlichen Beziehungen und dem Raum innerhalb der eigenen vier Wände befassen, Jungen (Männer) dagegen stärker mit aggressivem Streben und der Außenwelt.

5.4.2 Eine eigene Untersuchung

Geschlechtsunterschiede in Träumen von Mädchen und Jungen wurden also von verschiedenen Autoren festgestellt und beschrieben. Allerdings blieben die Ergebnisse deskriptiv, es gab kaum empirische Untersuchungen vor dem Hintergrund psychoanalytischer Erkenntnisse, und wenige Untersuchungen waren hypothesengeleitet. Lediglich der Ödipuskomplex wurde in einer Untersuchung zur Erklärung herangezogen (Hall, 1963).

Eine eigene Untersuchung von mehr als 400 Kinderträumen ging von Hypothesen aus, die aus Balints Arbeiten über die Störungen der frühen Objektbeziehungen abgeleitet wurden. Jungen haben mehr Träume vom Fliegen und vom Schweben, und sie sind auch häufiger von Flugobjekten fasziniert. Sie suchen das Risiko, die Angstlust und Grenzsituationen, überschätzen sich und unterschätzen Beziehungen. Der Psychoanalytiker Michael Balint hat diese Neigungen in einem faszinierenden Buch untersucht und beschrieben (1960). Er ging von der Hypothese aus, dass Fötus und Umwelt vor der Geburt harmonisch verschränkt waren und ineinander übergingen; es existierten keine Objekte, sondern nur Substanz und Raum ohne Grenzen. Die Geburt erzwingt schließlich eine neue Form von Anpassung, eine Trennung zwischen Mensch und Umwelt. Jetzt beginnt nach Balints Meinung die vorherige paradiesische Harmonie mit dem Grenzenlosen zu zerbrechen (vgl. 1960, S. 82).

Zur Abwehr der hieraus resultierenden archaischen Ängste bieten sich seinen Beobachtungen nach zwei Wege; als Reaktion auf die traumatische Entdeckung, dass Widerstand leistende und gleichzeitig unabhängige Objekte existieren, schafft sich das Kind entweder eine oknophile oder eine philobatische Welt: Während sich der Oknophile an unabhängige Objekte klammert, um mit seiner Angst vor dem Verlassenwerden fertig zu werden, meidet der Philobat enge Bindungen und sucht die Distanz, um diese Ängste kontrollieren zu können. Sowohl der Oknophile als auch der Philobat verleugnen unangenehme Seiten der Wirklichkeit, beide Haltungen sind für Balint gleichermaßen pathologisch. Der Oknophile ist immer argwöhnisch, misstrauisch, kritisch; der Philobat immer überlegen und

5.4 Geschlechtsunterschiede in Träumen

herablassend und braucht ständig „thrills", also Angstlust erzeugende Herausforderungen und Risiken (vgl. Balint, 1960, S. 74), und geht davon aus, dass die Welt für ihn da ist.

Die oknophile Welt besteht aus Objekten, getrennt durch furchterregende Leerräume: Das Verlangen des Oknophilen nach einem Objekt ist absolut. Wenn das Bedürfnis auftritt, hat auch das Objekt da zu sein, es wird einfach als vorhanden vorausgesetzt. Die oknophile Welt baut sich also aus physischer Nähe und Berührung auf. Die philobatische Welt hingegen besteht aus freundlichen Weiten, die mehr oder weniger dicht mit gefährlichen und unvorhersehbaren Objekten durchsetzt sind. Sichere Distanz und Fernsicht herrschen vor sowie ein zwanghaftes Bedürfnis, die Welt zu beobachten, denn der Philobat hält ständig nach Objekten Ausschau, welche die freundlichen Weiten stören könnten. Aufgrund seiner Ausrüstung („skills"), die er immer mehr verfeinert, hat der Philobat das Gefühl, mit jeder Situation fertig werden zu können. Ihm ist seine Freiheit wichtig, und er kümmert sich nicht darum, ob er geliebt wird oder nicht: Der Philobat kann nur die Objekte lieben, über die er nach seinem Gefühl vollständige und absolute Kontrolle hat. Der Oknophile reagiert, kurz gesagt, auf das Erscheinen von Objekten, indem er sich an sie klammert, sie introjiziert, da er sich ohne sie verloren und unsicher fühlt; allem Anschein nach neigt er dazu, seine Objektbeziehungen überzubesetzen. Beim Philobaten dagegen sind die eigenen Ich-Funktionen überbesetzt (vgl. 1960, S. 84); er wird darum nach Balint sehr gewandt und erreicht es, mit wenig oder gar keiner Hilfe von Objekten auszukommen; er glaubt, alles aus sich selbst aufgrund seiner überragenden Fähigkeiten bewältigen zu können.

Balint warnte zwar davor, Philobatismus, Aggressivität und Männlichkeit miteinander verbunden zu sehen, ebenso wie Oknophilie, Masochismus, Passivität und Weiblichkeit, und bezog sich dabei auf Freud. Allerdings wies er an anderer Stelle darauf hin, dass Philobatismus symbolisch eng mit Erektion und Potenz verwandt zu sein scheinen.

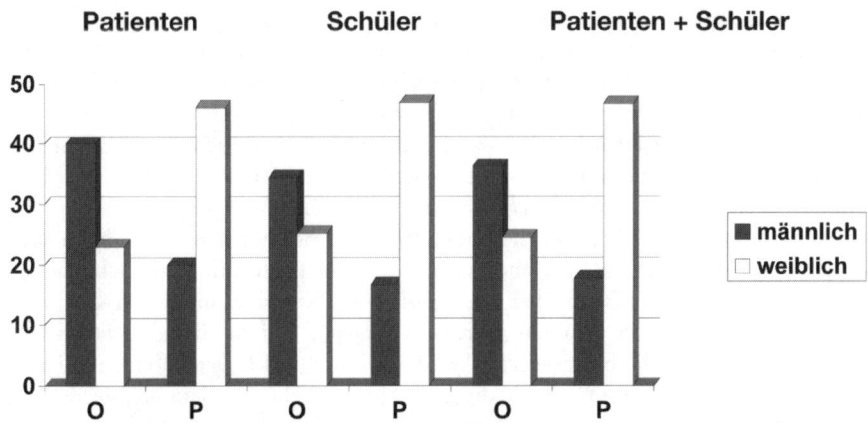

Abb. 5.1: „Oknophile" (O) und philobatische (P) Trauminhalte in Prozenten (Gesamt- und Teilstichproben)

5 Traumtypen

Ich kam mit meiner Untersuchung zu dem überraschenden Ergebnis, dass Jungen genau doppelt so viele philobatische Träume haben wie Mädchen, diese haben wiederum doppelt so viele oknophile Träume wie Jungen. Dass die kinetische Funktion von Jungen stärker libidinös besetzt wird, wurde mit dieser Untersuchung ebenfalls deutlich: Jungen träumen häufiger von Bewegungen, von mehr Abenteuern und grandiosen Phantasien (Hopf, 1992 b). Der erkennbare Zusammenhang zwischen den Problemen von Jungen mit Symbolisierung und der Abfuhr von Affekten sowie der Entstehung eines Hyperkinetischen Syndroms müsste intensiv untersucht werden (Heinemann & Hopf, 2006).

Bei den folgenden Traumtypen kam es zu signifikanten Geschlechtsunterschieden:

Tab. 5.1: Geschlechtsunterschiede bei Traumtypen

Trauminhalte	Mädchen	Jungen
Schweben	6%	16%
Fallen	7%	12%
Abenteuer, Held	8%	25%
Nähe, Trennung	14%	5%
Körperteile	9%	4%

Gehen wir davon aus, dass sich während des Träumens Eigenschaften des Träumers **kontinuierlich** zum Wachleben abbilden, so zeigen sich damit bestimmte Neigungen, welche Rendttorff (2003) vor dem Hintergrund einer Diskussion meiner Untersuchungen wie folgt beschreibt: „... dass damit eine Tendenz abgebildet wird, die in vielen Untersuchungen die geschlechttypischen Unterschiede zwischen Mädchen und Jungen zu fundieren scheint: Bei Mädchen und Frauen eine Problematik im Bereich Selbständigkeit, Autonomie, Abgrenzung und allem, was dazu gehört ... bei Jungen und Männern oftmals Probleme im Bereich von Beziehungsfähigkeit zu anderen und zu sich selbst: Empathie, Sichanvertrauen, Sicheinlassen, Aushalten von Schwäche, Grenzen akzeptieren" (S. 188).

Die oknophile Struktur kommt also häufiger bei den Mädchen vor, die philobatische mehr bei den Jungen, wenn davon ausgegangen wird, dass sich diese Tatsache *kontinuierlich zum Wachleben* in den Träumen abbildet.

Möglicherweise beeindruckt die philobatische Haltung zunächst als hoch entwickelt und die oknophile als eher primitiv, wenn beide nur oberflächlich betrachtet werden. Tatsächlich aber *anerkennt* der Oknophile immerhin die Existenz von Objekten, der Philobat regrediert dagegen auf die früheste Form der Weltbeziehung, auf die harmonische Verschränkung und *leugnet* somit die Existenz von Objekten. Damit scheint die philobatische Haltung letztlich chronologisch auf ein früheres Trauma zurückzuführen zu sein als die oknophile.

Dies wäre nach den vorliegenden Ergebnissen allerdings gleichbedeutend damit, dass die Beziehung zwischen Jungen und Mutterobjekt früher gestört würde als die zwischen Mädchen und ihren Müttern. Wie herausgearbeitet wurde, bricht nach Meinung verschiedener Autoren die Symbiose für Jungen früher auseinander als für Mädchen. Jungen würden verfrüht in eine Selbständigkeit entlassen, der sie möglicherweise noch nicht gewachsen wären. Darum beschreibt auch Chodorow (1985) das grundlegende weibliche Selbstgefühl als „Weltverbundenheit", das grundlegende männliche Selbstgefühl hingegen als „Separatheit".

Die empirisch gewonnenen Ergebnisse der vorliegenden Untersuchungen würden somit die theoretischen Arbeiten über die Entstehung der frühen Geschlechtsunterschiede teilweise stützen: Dass Mädchen eher oknophil träumen, Jungen dagegen mehr philobatisch, würde bedeuten, dass sich damit eine bedeutsame Ursache über die Entstehung früher Geschlechtsunterschiede kontinuierlich zum Wachleben in den Träumen abbildet. So ist vorstellbar, dass sich die Affinität der Jungen zum philobatischen Träumen daraus herleitet, dass sie tatsächlich oft zu früh aus der Symbiose mit der Mutter entlassen werden. Die häufigeren oknophilen Träume bei den Mädchen könnten in diesem Zusammenhang bedeuten, dass Mädchen eher narzisstisch überbesetzt und von den Müttern zu lange festgehalten würden.

Die vorliegenden Ergebnisse machen auch eine Korrektur der Definition oknophiler Träume notwendig: Katastrophenträume kamen sowohl bei den Mädchen als auch bei den Jungen etwa gleich häufig vor. Sie sind wahrscheinlich Ausdruck einer tiefgreifenden Störung, wie in der bisherigen Literatur beschrieben. Dagegen kommen die Fallträume signifikant häufiger bei den Jungen vor, was auch von allen bisherigen Untersuchungen so bestätigt werden konnte. Dies würde bedeuten, dass die empirisch gewonnenen Ergebnisse von Harris (1960), dass der Falltraum in erster Linie die Angst vor Objektverlust widerspiegeln würde, so nicht unbedingt aufrechtzuerhalten ist. Saul & Curtis hatten ja bereits 1967 kritisiert, dass es Harris wohl nie gelungen wäre, dies durch Erschließung des latenten Traumgehaltes zu bestätigen.

Nach den vorliegenden Ergebnissen ist der Falltraum wohl eher das Gegenstück zum Schwebetraum. Von daher bedeutet er, wie im letzten Kapitel ausgeführt, Enttäuschung am idealisierten Objekt und Zusammenbruch einer narzisstischen Selbstvorstellung (vgl. Rohde-Dachser, 1983). Hierauf deuten auch die vorkommenden Kombinationen von Fall- und Schwebeträumen bei Jungen hin, an denen das Kippen von Größenvorstellung zur Selbstaufgabe abgelesen werden kann (vgl. Kap. 5). Es wird vor diesem Hintergrund auch verstehbar, warum Mädchen (Frauen) häufiger manifest depressiv sind, während Jungen (Männer) stärker manisch abwehren und – vordergründig – häufiger narzisstische Persönlichkeitsmerkmale aufzeigen.

5.5 Epilog

Zu Beginn dieses Kapitels habe ich über die „Aura des Unheimlichen" gesprochen, welche Träume immer umgeben hat. Träume behalten etwas Rätselhaftes, nicht alles ist interpretierbar. Der Blick ins Unbewusste ist wie ein Blick ins Jenseits und wird oft von geheimem Schaudern begleitet: Das Phänomen Traum erschließt sich wahrscheinlich niemandem ganz. Weder wird die empirische Traumforschung im Schlaflabor, noch werden neurowissenschaftliche Erkenntnisse erheblich zu einem vertieften Verständnis beitragen, vor allem nicht beim Erfassen der unbewussten Energien. Wer sich mit Träumen befasst, wird immer wieder Phänomenen begegnen, die ihn staunen lassen.

5.5.1 Erwachsene erinnern sich an Träume ihrer Kindheit

Die Beschäftigung mit den Träumen der Kinder ist immer auch eine Auseinandersetzung mit dem Kind in uns selbst, mit seiner Vergangenheit und den nicht bewältigten Konflikten und wird begreiflicherweise auch entsprechende Ängste und Abwehr nach sich ziehen. C. G. Jung hat, wie im ersten Kapitel erwähnt, sog. Kindertraumseminare durchgeführt: Erwachsene erinnerten sich an die Träume ihrer Kindheit, ihre Träume wurden gemeinsam gedeutet. Jung war der Meinung, dass gerade die frühesten Träume von größter Bedeutung wären, da sie nicht selten das Schicksal voraussehen würden (Jung 1939, S. 1). Maeder hat ebenfalls 1913 in vielen Kindheitserinnerungen eine symbolische Vorausschau späterer wichtiger Kindheitserinnerungen gesehen. Anlässlich mehrerer Fortbildungen für Psychologen habe ich diese Tradition aufgegriffen. Die Teilnehmer der Gruppe erinnerten sich an Träume ihrer Kindheit, und die Gruppe versuchte, miteinander zu verstehen, was dieser Traum für den jeweiligen Träumer und sein künftiges Leben bedeutet hatte. Vielleicht besinnt sich die eine Leserin oder der andere Leser in einem ruhigen Augenblick, denkt über einen Traum seiner Kindheit nach und träumt ihn weiter.

C. G. Jung hat das telepathische Phänomen als eine Traumdeterminante anerkannt. Gemäß seinen Erfahrungen beeinflusst es zweifellos die Träume, wie das schon in alten Zeiten behauptet wurde. Gewisse Personen seien besonders empfindsam und hätten darum telepathisch beeinflusste Träume, auch wenn in jedem Fall die Möglichkeit von Assoziationskonkordanz zu berücksichtigen sei, eines „parallelen psychischen Ablaufes" wegen der Ähnlichkeiten der Einstellungen (Jung, 1916, S. 113). Waser (2005) hat solche Erscheinungen wie folgt zu erklären versucht: „Aus unserer Sicht werden diese Phänomene vermittelt vom ‚kommunikativen Unbewussten', das heißt auf dem Weg eines Informationstransfers, der nicht mittelbar über Sprache und Schrift zu laufen scheint, sondern unmittelbar von Mensch zu Mensch, vielleicht über innere Bilder, über Gedanken, die aus einer empathischen Beziehung und geistigen Nähe entstehen. Wie dieser Austausch neuropsychologisch stattfindet, wissen wir nicht" (S. 13).

Ilse, 1909 geboren, hat bis in ihr hohes Alter als Kinder- und Jugendlichen-Psychotherapeutin gearbeitet. Sie ist nie eine feste Freundschaft eingegangen und hat auch nie geheiratet. Sie hat mir diesen Traum 1986 als erstem Menschen mitgeteilt und ausführlich mit mir darüber gesprochen.

5.5.2 Ilses Traum

„Ich war damals so vierdreiviertel Jahre alt und konnte nicht verstehen, was mit mir geschah. Ich erinnere mich genau, ich schrie, ich will zu meinem ‚Muttchen', lief weg, tobte durch die Wohnung, schlug an Türen, und wenn möglich hätte ich alles kurz und klein geschlagen. Mein Vater reagierte mit Prügel. Als dann ein Vierteljahr später (ich war gerade fünf) meine Schwester geboren wurde, kam noch das neue Übel dazu: Ich fraß alles, was auf dem Tisch stand. Ich erinnere mich, dass ich mal ein Abendbrot für drei Personen in zehn Minuten verschlang und natürlich hinterher spuckte.

Heute ist es mir sehr verständlich, warum ich mich sehr einem Nachbarsjungen in meinem Alter anschloss. Er wohnte vier Häuser weiter, war das jüngste Kind und der einzige Junge unter vielen, wesentlich älteren Geschwistern. Er war ein ruhiger, stiller Junge, ein zartes Kind, das viel weinte. Wir waren täglich zusammen, spielten, machten Dummheiten usw. Ab und zu kam noch ein gleichaltriges Mädchen dazu. 1915 – ich war inzwischen sechs Jahre alt – musste mein Vater einrücken, und meine Mutter nahm, sicher freudig, den Vorschlag an, nach Berlin zu ihrer Schwester zu gehen. Anfangs war ich begeistert, zu den geliebten Verwandten zurückzukehren. Aber dann war ich viel allein. Ich wurde erst mit sieben Jahren eingeschult und hatte keine Spielkameraden gleichen Alters. Von den Älteren wurde ich wieder verwöhnt. Sicherlich dachte ich oft an Arthur und die Zeit mit ihm. Und dann träumte ich: Ich wollte zu Arthur. Ich hüpfte die Straße entlang, wie es die Mädchen so tun, und sah Arthur, er kam mir entgegen. Er war wie eine meiner Puppen angezogen, in einem lila Russenkittel mit Pluderhosen. Und dann das Erstaunlichste, er hatte keinen Kopf, sondern trug ihn unter dem rechten Arm, lächelte und löste sich in ein Nichts auf. Ich empfand keine Furcht, nur Erstaunen, und erzählen tat ich niemand meinen Traum.

Ein paar Tage später teilte die Mutter uns mit, dass Arthur verstorben sei. Die Kinder hatten Diphtherie. Der Vater, ein Naturapostel, weigerte sich, einen Arzt zuzuziehen, bis es zu spät war und auch eine Operation Arthur nicht mehr retten konnte. Er starb in der Nacht, in der ich den Traum hatte und der vor mir steht, als sei er diese Nacht gewesen. Ich kam erst fast vier Jahre nach Kriegsende nach Oberhausen zurück. Bis dahin sind wir durch ganz Deutschland gereist. Ich weiß nicht mehr, in wie viel Schulen ich war, waren es zwölf oder mehr? Eine feste Freundschaft hatte ich nie mehr. Ich war und bin sicher ein netter Kamerad, ruhig, aber doch fröhlich, tolerant und von Kind an sehr selbständig. Den Wunsch und Drang, in der Welt herumzufliegen und Neues zu erleben, habe ich noch. Und der Traum hat mich nie losgelassen. Wie weit hat er mein Leben beeinflusst – ich weiß es nicht."

Ich habe noch einmal – sechs Jahre später – mit Ilse über ihren Traum gesprochen. Sie glaubte nicht, dass sie zum Zeitpunkt ihres Traums hätte ahnen können, dass es Arthur schlecht gegangen wäre oder dass ihre Mutter gar von seinem Tod hätte wissen können. Vielmehr war Ilse der festen Überzeugung, dass Arthur während seines Sterbens intensiv an sie gedacht hätte.

Literatur

Ablon, S. L. & Mack, J. F. (1980): Children's dreams reconsidered, The Psychoanalytic Study of the Child. 35: 179–217
Adler, A. (1936): On the Interpretation of Dreams, International Journal of Individual Psychology. 2: 3–16
Aichele, J. (1940/41): Das Tier in Traum und Phantasie des Jugendlichen, Zentralblatt für Psychotherapie. 12: 12–23
Altman, L. L. (1992): Praxis der Traumdeutung. Suhrkamp Taschenbuch, Frankfurt a. M.
Andersen, H. C. (o. D.): Andersens Märchen. Deutsche Buch-Gemeinschaft, Berlin, Darmstadt, Wien
Arlow, J. A. & Brenner, C. (1964): Grundbegriffe der Psychoanalyse, Rowohlt Verlag, Reinbek, 1976
Bach, H: (1983): Zur experimentellen Traumforschung. In: Kemper, W. W.: Der Traum und seine Be-Deutung, Fischer Taschenbuch Verlag, Frankfurt a. M.
Balint, M. (1960): Angstlust und Regression, Rowohlt Verlag, Reinbek, 1972
Bartels, M. (1979): Ist der Traum eine Wunscherfüllung? Psyche 33: 97–131
Becker, A. (1972): Zum Initialtraum. Psyche 26: 689–706
Becker, A. (1976): Über die psychoanalytische Theorie des Traumes, in: Eicke, D. (Hrsg.): Tiefenpsychologie, Bd. 1, Beltz Verlag, Weinheim und Basel, 1982
Becker-Carus, C. (1981): Schlaf und Traum, in: Becker-Carus, C. (Hrsg.): Grundriss der Physiologischen Psychologie, UTB-Quelle und Meyer, Heidelberg
Berna, J. (1996): Liebe zu Kindern. Fischer Taschenbuch Verlag Frankfurt a. M.
Berna-Glantz, R. (1972): Beginn einer Kinderanalyse. Überlegungen zur Technik. In: Stuttgarter Akademie für Tiefenpsychologie und Psychotherapie e. V. (Hrsg.): Psychotherapie bei Kindern. Klett Verlag Stuttgart
Bernfeld, S. (1935): Über die einfache männliche Pubertät, in: Bernfeld, S.: Antiautoritäre Erziehung und Psychoanalyse, Bd. 2, Ullstein Buch, 1974
Berns, U. (2002): Der Rahmen und die Autonomie von Analysand und Analytiker. Forum Psychoanal 18: 332–349
Bettelheim, B. (1977): Kinder brauchen Märchen. Deutsche Verlagsanstalt Stuttgart
Bettelheim, B. (1987): Ein Leben für Kinder. Erziehung in unserer Zeit. Büchergilde Gutenberg Frankfurt a. M., Wien
Bick, E. (1990): Das Hauterleben in frühen Objektbeziehungen. In: Melanie Klein Heute. Bd. 1. München, Verlag Internationale Psychoanalyse, Wien
Bittner, G. (1983): Die Rolle des „Standpunktes" in der Psychologie, in: Bittner, G.: Personale Psychologie, Festschrift für Ludwig J. Pongratz, Verlag für Psychologie Dr. C. J. Hogrefe, Göttingen, Toronto, Zürich
Bittner, G. & Heller, P. (Hrsg.) (1983): Eine Kinderanalyse bei Anna Freud (1929–1932). Verlag Königshausen & Neumann

Literatur

Blanchard, F. (1926): Study of the subject matter and motivation of children's dreams. Journal of Abnormal and Social Psychology, 21: 24–37

Blanck, G. & Blanck, R. (1974): Angewandte Ich-Psychologie. Verlag Klett Cotta, Stuttgart

Blom, G. E. (1960): The role of the dream in child analysis, Journal of the American Psychoanalytic Association, 8: 517–525

Blos, P. (1962): Adoleszenz. Klett Verlag, Stuttgart

Blum, H. P. (1976): The Changing Use of Dreams in Psychoanalytic Practice. Int. J. Psycho-Anal. 57: 315–354

Bohleber, W. & Leuzinger, M. (1981): Narzissmus und Adoleszenz. In: Psychoanalytisches Seminar Zürich (Hg.) (1981): Die neuen Narzissmustheorien: zurück ins Paradies? Verlag Syndikat, Frankfurt a. M.

Borbely, A. (1984): Das Geheimnis des Schlafs. Neue Wege und Erkenntnisse der Forschung. Deutsche Verlags-Anstalt, Stuttgart

Bossard, R. (1976): Traumpsychologie. Wachen-Schlafen-Träumen. Fischer Taschenbuch, Frankfurt a. M., 1983

Bovensiepen, G. (1986): Die Funktion des Traumes für die Beziehung des Ichs zum Unbewussten in der Analyse von Prä-Adoleszenten. Kind und Umwelt, 51: 2–23

Brocher, T. (1971): Psychosexuelle Grundlagen der Entwicklung. Leske Verlag, Opladen

Cartwright, R. D. (1982): Schlafen und Träumen. Kindler Verlag, München

Chodorow, N. (1985): Das Erbe der Mütter. Verlag Frauenoffensive, München

Cooper, J. C. (1986): Illustriertes Lexikon der traditionellen Symbole. VEB Seeman Verlag, Leipzig

Cycon, R. & Erb, H. (Hrsg.) (1995): Melanie Klein: Gesammelte Schriften. Band I, Teil 1. Schriften 1920–1945. Verlag frommann-holzboog, Stuttgart

De la Chapeaurouge, D. (2001): Einführung in die Geschichte der christlichen Symbole. Wissenschaftliche Buchgesellschaft, Darmstadt, 4. verbesserte Auflage

De Martino, M. F. (1955): A review of the literature on childrens dreams, Psychiatric Quaterly Supplement, Part 1: 90–101

Deserno, H. (1992): Zum funktionalen Zusammenhang von Traum und Übertragung. Psyche, 46: 959–978

Deserno, H. (1999) (Hrsg.): Das Jahrhundert der Traumdeutung. Perspektiven psychoanalytischer Traumforschung. Klett-Cotta, Stuttgart

Despert, J. L. (1949): Dreams in children preschool age, Psychoanalytic Study of the Child, 3–4, New York, International Universities Press: 141–180

Dieckmann, H. (1978): Träume als Sprache der Seele. Verlag Adolf Bonz, Fellbach-Oeffingen

Dieckmann, H. (1990): Träume. Das Tor zur inneren Wirklichkeit. ECON Taschenbuch Verlag, Düsseldorf

Diegmann-Hornig, K. (1999): „Sich in die Poesie zu flüchten, wie in unantastbare Eilande der Seligen". Analysen zu ausgewählten Romanen von Friedrich Baron de la Motte Fouqué. Georg Olms Verlag, Hildesheim, Zürich, New York

Eckes-Lapp, R. (1983): Ich-psychologische Aspekte des Traums, in: Ermann, M. (Hrsg.): Der Traum in Psychoanalyse und analytischer Psychotherapie, Springer Verlag, Berlin, Heidelberg, New York

Erickson, M. H. (1919): On the possible occurrence of a dream in an eight-month-old infant. Psychoanalytic Quarterly. 10: 382–384

Erikson, E. H. (1955): Das Traummuster der Psychoanalyse, in: Graevenitz, J. v. (Hrsg.): Bedeutung und Deutung des Traumes in der Psychotherapie, Wissenschaftliche Buchgesellschaft, Darmstadt

Ermann, M. (1983) (Hrsg.): Der Traum in Psychoanalyse und analytischer Psychotherapie. Springer Verlag, Berlin, Heidelberg, New York

Ermann, M. (1995): Aggression und Destruktion in der psychoanalytischen Behandlung. In: Bell, K. & Höhfeld, K. (Hrsg.): Aggression und seelische Krankheit. Psychoszial Verlag, Gießen

Ermann, M. (2005): Träume und Träumen. Hundert Jahre „Traumdeutung". Verlag W. Kohlhammer, Stuttgart, Berlin, Köln

Fahrig, H. & Horn, H. (1983): Der Traum in Diagnostik und Therapie bei Kindern, in: Ermann, M. (Hrsg.): Der Traum in Psychoanalyse und analytischer Psychotherapie, Springer Verlag, Berlin, Heidelberg, New York

Federn, P. (1933): Das Erwachen des Ichs im Traum. Kutter, P. & Roskamp, H. (Hrsg.): Psychologie des Ich. Wissenschaftliche Buchgesellschaft, Darmstadt

Fenichel, O. (1936): Alexander, F. & Wilson, G.W.: Quantitative Dream Studies, The Psa. Quarterly IV, 3, in: Int. Z.Psychoanal.: 419–420

Ferenczi, S. (1924): Versuch einer Genitaltheorie, Schriften zur Psychoanalyse II, Fischer Verlag Frankfurt, 1972

Fischer, C. (1981): Träumen Sie nach Freud oder nach Jung? Die Werkstatt der Seele, Beltz Verlag Weinheim, Basel, 1988

Fischer, E. (1928): Kinderträume. J. Püttmann, Stuttgart

Fischer, E. (1929): Der religiöse Komplex im Kindertraum. J. Püttmann, Stuttgart

Fisher, S. & Greenberg, R. P. (1977): The scientific credibility of Freud's theories and therapy, Basic Books, Inc., New York

Fiss, H. (1999): Der Traumprozess. Auswirkung, Bedeutung und das Selbst. In: Bareuther, Brede, Ebert-Saleh, Grünberg, Hau (Hrsg.): Traum, Affekt und Selbst. Edition diskord, Tübingen

Fonagy, P. et al. (2004): Affektregulierung, Mentalisierung und die Entwicklung des Selbst. Klett-Cotta, Stuttgart

Forstner, D. (1986): Die Welt der christlichen Symbole. Tyrolia Verlag Innsbruck, Wien, 5. verbesserte und ergänzte Auflage

Fosshage, J .L. (1983): The psychological function of dreams. A revised psychoanalytic perspective, Psychoanal. Contemp. Thought, 6: 641–669

Foulkes, D. (1967): Dreams of the male child: four case studies. Journal of Child Psychology and Psychiatry, 8: 81–89

Foulkes, D., Swanson, E. M. & Larson, J. D. (1968a): Dreams of the preschool child, Psychophysiology, 5: 220

Foulkes, D., Larson, J. & Rardin, M. (1968b): Dreams of institutionalized and noninstitutionalized adolescents, Psychophysiology, 5: 222–223

Foulkes, D. et al. (1969): Two studies of childhood dreaming, American Journal of Orthopsychiatry, 39: 627–643

Foulkes, D. (1979a): Home and laboratory dreams; four empirical studies and a conceptual reevaluation, Sleep 2: 233–257

Foulkes, D. (1979b): Der Traum – Spiegelbild der kindlichen Entwicklung. Psychologie heute, 5: 58–63

Foulkes, D. (1982): Children's Dreams, Longitudinal Studies, John Wiley & Sons, New York, Chichester, Brisbane, Toronto, Singapore

Fraiberg, S. (1972): Die Analyse eines epileptischen Mädchens. In: Geleerd, E. E.(1972) (Hrsg.): Kinderanalytiker bei der Arbeit. Ernst Klett Verlag, Stuttgart

French, T. M. (1952): The integration of behavior. Vol I: Basic postulates. Univ. Chicago Press, Chicago

French, T. M. & Fromm, E. (1964): Dream interpretation. Basic Books, New York

Freud, A. (1927): Vier Vorträge über Kinderanalyse. In: Die Schriften der Anna Freud, Bd. I. München: Kindler Verlag München, 1980
Freud, A. (1936): Das Ich und die Abwehrmechanismen, Die Schriften der Anna Freud, Bd. 1; Kindler Verlag, München, 1980
Freud, A. (1957): Probleme der Pubertät. In: Die Schriften der Anna Freud, VI, München: Kindler Verlag München, 1980
Freud, A. (1965): Wege und Irrwege in der Kinderentwicklung. Die Schriften der Anna Freud, VIII, Kindler Verlag München, 1980
Freud, A. (1976): Kranke Kinder. Fischer Taschenbuch, Frankfurt a. M.
Freud, A. (1978): Einleitungen zu Band 1 und Band 2 der Sigmund-Freud-Werkausgabe in zwei Bänden. Die Schriften der Anna Freud, VIII, Kindler Verlag München, 1980
Freud, S. (1900): Die Traumdeutung. Studienausgabe Bd. II. S. Fischer Verlag, Frankfurt a. M., 1972
Freud S. (1905): Bruchstück einer Hysterie-Analyse. Studienausgabe Bd. VI. Fischer Verlag, Frankfurt a. M., 1971
Freud, S. (1909): Analyse der Phobie eines fünfjährigen Knaben, Studienausgabe Bd. VIII, S. Fischer Verlag, Frankfurt a. M.
Freud, S. (1914): Zur Einführung des Narzissmus, Studienausgabe Bd. III, Fischer Verlag, Frankfurt a. M.,1975
Freud, S. (1916/17): Vorlesungen zur Einführung in die Psychoanalyse. Studienausgabe Bd. I, Fischer erlag, Frankfurt a. M., 1969
Freud, S. (1918): Aus der Geschichte einer infantilen Neurose. Studienausgabe Bd. VIII, S. Fischer Verlag, Frankfurt a. M., 1969
Freud, S. (1919): Das Unheimliche. Studienausgabe Bd. IV, S. 241, S. Fischer Verlag, Frankfurt a. M., 1970
Freud, S. (1923): Das Ich und das Es. Studienausgabe Bd. III, S. 273, S. Fischer Verlag, Frankfurt a. M., 1975
Freud, S. (1925): Selbstdarstellung, GW XIV, S. 31, S. Fischer Verlag, Frankfurt a. M.,
Freud, S. (1930): Das Unbehagen in der Kultur, Studienausgabe Bd. IX, Fischer Verlag Frankfurt, 1972
Freud, S. (1933): Neue Folge der Vorlesungen zur Einführung in die Psychoanalyse, Studienausgabe Bd. I, Fischer Taschenbuch Verlag, Frankfurt a. M., 1999
Frey, L. & Schärf, R. (1938/39) (Hrsg.): Psychologische Interpretation von Kinderträumen und älterer Literatur über Träume. Seminar von Prof. Dr. C. G. Jung, Wintersemester 1938/39 (Redigiertes Stenogramm). Eidgenössische Technische Hochschule Zürich.
Fromm (1984): Märchen, Mythen, Träume. Deutsche Verlagsanstalt, Stuttgart
Furth, H. G. (1978): Denken ohne Sprache, in: Steiner, G. (Hrsg.): Entwicklungspsychologie Bd. 2, Beltz Verlag, Weinheim und Basel, 1984
Geleerd, E. E.(1972) (Hrsg.): Kinderanalytiker bei der Arbeit. Ernst Klett Verlag, Stuttgart
Grabhorn, R. u. Overbeck, G. (2002): Symptombildung, Kompromissbildung. In: Mertens, W. & Waldvogel, B. (Hrsg.): Handbuch psychoanalytischer Grundbegriffe, Verlag W. Kohlhammer, Stuttgart, Berlin, Köln
Greenson, R. R. (1973): Technik und Praxis der Psychoanalyse, Ernst Klett Verlag, Stuttgart
Großkurth, P. (1993): Melanie Klein. Ihre Welt und ihr Werk. Verlag Internationale Psychoanalyse, Stuttgart
Grunert, H. (1977): Narzisstische Restitutionsversuche im Traum, Psyche, 31: 1057–1078
Günter, M. (2003): Psychotherapeutische Erstinterviews mit Kindern. Winnicotts Squiggletechnik in der Praxis. Klett-Cotta, Stuttgart

Haag, K. (2006): Wenn Mütter zu sehr lieben. Verstrickung und Missbrauch in der Mutter-Sohn-Beziehung. Verlag W. Kohlhammer, Stuttgart, Berlin, Köln

Hall, C. S. (1963): Fremde in Träumen: ein empirischer Nachweis des Ödipuskomplexes, in: Eysenck, H.J. & Wilson, G.D. (Hrsg.): Experimentelle Studien zur Psychoanalyse Sigmund Freuds, Europaverlag, Wien, München, Zürich, 1979

Hall C. S. & Domhoff, B. (1963): A Ubiquitous Sex Difference in Dreams, J. Abnorm. Soc. Psychol. 66

Hall, C. S. & van de Castle, R. (1966): The Content Analysis of Dreams, Appleton-Century-Crofts, New York

Hall, C. S. et al. (1982): The Dreams of College Men and Women in 1950 and 1980: A Comparison of Dream Contents and Sex Differences, Sleep, 5 (2): 188–194

Hamburger, A. (1987): Der Kindertraum und die Psychoanalyse. Ein Beitrag zur Metapsychologie des Traums. S. Roderer Verlag, Regensburg.

Hamburger, A. (1999): Der Kindertraum. Einfache Mitteilung, Selbstnarrativ, Mitteilung? In: SFI (Hrsg.): Traum, Affekt und Selbst. Edition diskord, Tübingen

Hamburger, A. (2006): Der Kindertraum als Paradigma der Traumauffassung. Analytische Kinder- und Jugendlichen-Psychotherapie 130: 321–363

Hamm, M. (1972): Einige Aspekte aus einem schwierigen therapeutischen (Arbeits-)Bündnis. In: Geleerd, E. E.(1972) (Hrsg.): Kinderanalytiker bei der Arbeit. Ernst Klett Verlag, Stuttgart

Harris, I. D. (1960): Typical anxiety dreams and object relations, Int. J. Psycho-Anal., 41: 604–611

Hauff, W. (o. D.): Gesammelte Werke. Reinhard Mohn oHG, Gütersloh

Heinemann E. & Hopf H. (2001): Psychische Störungen in Kindheit und Jugend. Symptome – Psychodynamik – Fallbeispiele – psychoanalytische Therapie. Verlag W. Kohlhammer, Stuttgart, Berlin, Köln

Heinemann E. & Hopf H. (2006): ADHS. Symptome – Psychodynamik – Fallbeispiele – psychoanalytische Therapie. Verlag W. Kohlhammer, Stuttgart, Berlin, Köln

Hetzer, H. (1967): Kind und Jugendlicher in der Entwicklung. Schroedel Verlag, Hannover

Hinshelwood, R. D. (1993): Wörterbuch der kleinianischen Psychoanalyse. Verlag Internationale Psychoanalyse, Stuttgart

Hobson, J. A. & McCarley, R. (1977): The brain as a dream state generator: An activation-synthesis hypothesis of the dream process. American Journal of Psychiatry, 134: 1335–1348

Hopf, H. (1985): Träume in der Behandlung von Kindern und Jugendlichen mit prä-ödipalen Störungen. In: Hopf, H. (2005) (Hrsg.): Traum, Aggression und heilende Beziehung. Edition Déjà-vu – Verlagsabteilung der Sigmund-Freud-Buchhandlung, Frankfurt a. M.

Hopf, H. (1989a): Wie „objektiv" sind unsere Notizen? In: Hopf, H. (2005) (Hrsg.): Traum, Aggression und heilende Beziehung. Edition Déjà-vu – Verlagsabteilung der Sigmund-Freud-Buchhandlung, Frankfurt a. M.

Hopf, H.: (1989b): Inhaltsanalytische Erfassung von Oknophilie und Philobatismus in den Träumen von Kindern und Jugendlichen. Diss. rer. biol. hum., Universität Ulm.

Hopf, H. (1992a): Kinderträume verstehen. Rowohlt Taschenbuch Verlag, Reinbek

Hopf, H. (1992b): Geschlechtsunterschiede in Träumen. In: Hopf, H. (2005) (Hrsg.): Traum, Aggression und heilende Beziehung. Edition Déjà-vu – Verlagsabteilung der Sigmund-Freud-Buchhandlung, Frankfurt a. M.

Hopf, H. & Tschuschke, V. (1993): In: Hopf, H. (Hrsg.) (2005): Traum, Aggression und heilende Beziehung. Edition Déjà-vu – Verlagsabteilung der Sigmund-Freud-Buchhandlung, Frankfurt a. M.

Hopf, H. (2006): Träume von Adoleszenten mit unterschiedlicher Struktur in Diagnose und Therapie. Analytische Kinder- und Jugendlichen-Psychotherapie. 131: 365–384

Hoppe, K. D. (1975): Die Trennung der Gehirnhälften, Psyche, 29: 919–940

Hug-Hellmuth, H. v. (1913): Kinderträume. In: Internationale Zeitschrift für ärztliche Psychoanalyse, 1

Hug-Hellmuth, H. (1920): Zur Technik der Kinderanalyse. In: Kinderanalyse, 1/1994: 9–27

Inhelder, B. (1956): Die affektive und kognitive Entwicklung des Kindes, in: Bonn, H. & Rohsmanith, K. (Hrsg.): Studien zur Entwicklung des Denkens im Kindesalter, Wissenschaftliche Buchgesellschaft, Darmstadt

Jacobi, J. (1959): Die Psychologie von C. G. Jung. Rascher Verlag Zürich und Stuttgart

Jaffé, A. (1984) (Hrsg.): Erinnerungen, Träume, Gedanken von C.G.Jung. Aufgezeichnet und Herausgegeben von Aniela Jaffé. Walter Verlag, Olten und Freiburg

Jorswieck, E. (1966): Ein Beitrag zur statistischen Contentanalyse manifesten Traummaterials. Z psychosom. Med. Psychoanal. 12: 254–264

Jung, C. G. (1910): Über Konflikte der kindlichen Seele. In: Jung, C. G.: Gesammelte Werke . Siebzehnter Band, S. 11–47

Jung, C. G. (1912): Über die Psychologie des Unbewussten. In: C. G. Jung: Gesammelte Werke. Siebenter Band, Rascher Verlag Zürich und Stuttgart

Jung, C. G. (1916): Allgemeine Gesichtspunkte zur Psychologie des Traumes. In: Jung, C. G.: Traum und Traumdeutung. Deutscher Taschenbuch Verlag München, 1991, Dritte Auflage

Jung, C. G. (1925): Psychologische Typen, in: Jung, C. G: Fünfter Band. Rascher Verlag Zürich und Stuttgart, 1960

Jung, C. G. (1928): Über psychische Energetik und das Wesen der Träume. Walter Verlag, Olten und Freiburg

Jung, C. G. (1993): Der Mensch und seine Symbole. Walter Verlag Solothurn und Düsseldorf. 13. Auflage

Kämpfer, H. (2001): „Vom Juckpulversaft werden die Beine grau". Symbolische Erfahrungen in der Therapie. Analytische Kinder- und Jugendlichen-Psychotherapie. 109: 25–41

Kanzer, M. (1955): The communicative function of the dream, Int. J. Psychoanal., 36: 260–266

Kardorf, U. (1982): Wünsche in der Nacht. Junge Menschen zwischen 4 und 18 Jahren erzählen ihre Träume. Herder Verlag, Freiburg

Katz, J. (1968): Dreams of flying: Omnipotenty variances in ego development, Israel Annals of Psychiatry and Related Disciplines, 6: 162–172

Kemper, W. W. (1955): Der Traum und seine Bedeutung. Fischer Taschenbuch Verlag, S. 41, 1983

Keßels, T. (2004): Angstträume bei neun- bis elfjährigen Kindern. Prax. Kinderpsychol. Kinderpsychiat. 53: 19–38

Kießig, M. (1976) (Hrsg.): Dichter erzählen ihre Träume. Selbstzeugnisse deutscher Dichter aus zwei Jahrhunderten. Verlag Urachhaus

Kimmins, C. M. (1931): Children's dreams, in: Murchison, C. (ed.): Handbook of Child Psychiatry, Worcester, Massachusetts, Clark University Press

Klauber, J. (1969): Über die Bedeutung des Berichtens von Träumen in der Psychoanalyse, Psyche, 23: 280–294

Klein, M. (1921): Eine Kinderentwicklung. In: Cycon, R. & Erb, H. (Hrsg.) (1995): Melanie Klein: Gesammelte Schriften. Band I, Teil 1. Schriften 1920–1945. Verlag frommann-holzboog, Stuttgart

Klein, M. (1926): Die psychologischen Grundlagen der Frühanalyse. In: Cycon, R. & Erb, H. (Hrsg.) (1995): Melanie Klein: Gesammelte Schriften. Band I, Teil 1. Schriften 1920–1945. Verlag frommann-holzboog, Stuttgart

Kleespies, W. (2007): Traumforschung heute: Entwicklungen und Perspektiven. Analytische Psychologie. 147, 38: 43–63

Kohlberg, L. (1974): Zur kognitiven Entwicklung des Kindes. Suhrkamp Verlag, Frankfurt a. M.

Kohut, H. (1971): Narzissmus. Suhrkamp Verlag, Frankfurt a. M.

Koukkou, M. & Lehmann, D. (1983): Psychophysiologie des Traums, in: Ermann, M. (Hrsg.): Der Traum in Psychoanalyse und analytischer Psychotherapie, Springer Verlag, Berlin, Heidelberg, New York

Kramer, M. (1969): Manifest Dream Content in Psychopathologic States, in: Kramer, M. (Hrsg.): Dream Psychology and the New Biology of Dreaming, Charles C. Thomas, Springfield, Illinois

Lachauer, R. (2004): Die Verwendung des Fokusbegriffs in der Psychotherapie. In: Klüwer, R. & Lachauer, R. (2004): Der Fokus. Perspektiven für die Zukunft. Psychoanalytische Blätter, Band 26, Vandenhoeck & Ruprecht, Göttingen

Langs, R. J. (1967): Manifest dreams in adolescents: a controlled pilot study, Journal of Nervous and Mental Disease: 43–52

Lüders (1983): Traum und Selbst, in: Ermann, M. (Hrsg.): Der Traum in Psychotherapie und analytischer Psychotherapie, Springer Verlag, Berlin, Heidelberg, New York

Lurker, M. (2003): Lexikon der Götter und Symbole der alten Ägypter. Scherz Verlag Bern, München, Wien, 3. Auflage

Lutz, Ch. (1988): Psychologisches Wissen im Märchen. Bonz Verlag, Fellbach

Maeder, A. (1912): Über die Funktion des Träumens. Jb. psa. Fschg., 4: 692–707

Maeder, A. (1913): Über das Traumproblem. Jb. psa. Fschg., 5

Markowitz, J. et al. (1967): A cybernetic model of dreaming: a basic for understanding the interpersonal context of children's dreams, Psychiatric Quaterly Supplement, 41: 57–65

McCarley, R. (1979): Der Traum. Regie führt das Gehirn, Psychologie heute, 5: 64–67

McGuire, W. & Sauerländer, W. (1974): Sigmund Freud/C. G. Jung – Briefwechsel. S. Fischer Verlag, Frankfurt a. M.

Melnechuk, T. (1984): Aus der Traum? Psychologie heute, 2: 21–26

Meltzer, D. (1988): Traumleben. Eine Überprüfung der psychoanalytischen Theorie und Technik. Verlag Internationale Psychoanalyse, München, Wien

Mertens, W. (1999): Traum und Traumdeutung. Verlag C. H. Beck, München

Meves, C. (1972): Kinder träumen Angst. In: Schultz, H. J. (Hrsg.): Was weiß man von den Träumen? Kreuz Verlag, Stuttgart, Berlin

Miller, L. (1987): Dem Unbewussten auf der Spur, Psychologie heute, 2: 38–43

Morgenthaler, F. (1986): Der Traum. Fragmente zur Theorie und Technik der Traumdeutung. Campus Verlag, Frankfurt, New York

Morgenstern, S. (1937): Über das Traum- und Phantasieleben des Kindes, Z. psychoanalyt. Pädag. II, 181–211

Müller, K. E. (2001): Schamanismus. Heiler, Geister, Rituale. Verlag C. H. Beck, München

Müller-Spahn, M. (2005): Symbolik – Traum – Kreativität im Umgang mit psychischen Problemen. Vandenhoeck & Ruprecht, Göttingen

Näf, B. (2004): Traum und Traumdeutung im Altertum. Wissenschaftliche Buchgesellschaft Darmstadt

Nagera, H. (1974): Psychoanalytische Grundbegriffe. Fischer Verlag, Frankfurt a. M.

Niederland, W. (1957): The earliest dreams of a young child. Psychoanalytic study of the Child, 12: 190–208

Literatur

Olivier, C. (1987): Jokastes Kinder. Claasen Verlag, Düsseldorf

Palombo, S. R. (1978): Dreaming and memory: A new information-processing model. New York: Basic Books

Paulsen, L. (1971): Dreams and fantasies of falling, Int. J. Psychoanal., 16: 1–17

Petersen, M.-L. (1994): Die Traumanalyse aus kommunikativer Sicht. Analytische Kinder- und Jugendlichen-Psychotherapie. 81: 41–62

Piaget, J. (1959): Nachahmung, Spiel und Traum, Klett Verlag Stuttgart

Piaget, J. & Inhelder, B. (1966): Die Psychologie des Kindes, dtv/Klett-Cotta, München,

Rauchfleisch, U. (1984): Verschiedene Deutungsaspekte des Traumes, in: Wagner-Simon, T. & Benedetti, G. (Hrsg.): Traum und Träumen, Vandenhoeck & Ruprecht, Göttingen

Rechtschaffen, A. (1967): Dream Reports and Dream Experiences, Exp. Neurol. Suppl., 4: 4–15

Remplein, H. (1958): Die seelische Entwicklung des Menschen im Kindes- und Jugendalter, Ernst Reinhardt Verlag, München/Basel, 1963

Rendtorff, B. (2003): Kindheit, Jugend und Geschlecht. Beltz Verlag, Weinheim/Basel/Berlin

Rentrop, E. (1980): Diagnostische Überlegungen zu Flugträumen, Materialien Psychoanalyse, 6: 243–256

Riedel, I. (1998): Farben. In Religion, Gesellschaft, Kunst und Psychotherapie. Kreuz Verlag, Stuttgart

Rohde-Dachser, C. (1983): Träume in der Behandlung von Patienten mit schweren Ich-Störungen. In: Ermann, M. (Hrsg.): Der Traum in Psychoanalyse und analytischer Psychotherapie. Springer Verlag Berlin, Heidelberg, New York

Sander, J., Kennedy, H. & Tyson, R. L. (Hrsg.) (1982): Kinderanalyse. Gespräche mit Anna Freud. Fischer Verlag, Frankfurt am Main

Segal, H: Bemerkungen zur Symbolbildung. In: Bott Spillius, E: Melanie Klein Heute, Band 1. München, Wien: Verlag Internationale Psychoanalyse, 1990

Saul, J. S. & Curtis, G. C. (1967): Dream form and strength of impulse in dreams of falling and other dreams of descent, Int. J. Psych-Anal. 48: 281–287

Schepank, H. (1987): Traumtheorien und Trauminterpretationen seit Freud. In: Ermann, M. (Hrsg.): Der Traum in Psychoanalyse und analytischer Psychotherapie. Springer Verlag Berlin, Heidelberg, New York

Schredl, M. & Pallmer, R. (1998): Geschlechtsspezifische Unterschiede in Angstträumen von Schülerinnen und Schülern. Prax Kinderpsychol. Kinderpsychiat. 47: 463–476

Schredl, M. (1999): Die nächtliche Traumwelt. Eine Einführung in die psychologische Traumforschung. Verlag W. Kohlhammer Stuttgart, Berlin, Köln

Schultz-Hencke, H. (1949): Lehrbuch der Traumanalyse. Thieme Verlag, Stuttgart

Segal H. (1990): Bemerkungen zur Symbolbildung. In: Bott Spillius, E: Melanie Klein Heute, Band 1. Verlag Internationale Psychoanalyse München, Wien

Segal, H. (1991): Traum, Phantasie und Kunst. Verlag Klett-Cotta, Stuttgart

Seybold, K. (1984): Der Traum in der Bibel. In: Wagner-Simon, T. & Benedetti, G. (Hrsg.): Traum und Träumen, Vandenhoeck & Ruprecht, Göttingen

Siebenthal (1953): Die Wissenschaft vom Traum. Springer Verlag, Berlin, Göttingen, Heidelberg

Siegel, A., Bulkeley (1999): Kinderträume und ihre Bedeutung. Eine Reise in die kindliche Seele. Econ & List Taschenbuch Verlag, München

Simon, E. (1972): Der Traum in den Überlieferungen der Juden. In: Schultz, H. J. (Hrsg.): Was weiß man von den Träumen? Kreuz Verlag Stuttgart, Berlin

Solms, M. (1999): Angst in Träumen. Ein neurowissenschaftlicher Ansatz. In: Bareuther et al. (Hrsg.): Traum, Affekt und Selbst. Edition diskord, Tübingen

Staehle, A. (2006): Kinderträume – Erwachsenenträume. Der Zusammenhang zwischen Denkvermögen und Träumen. Analytische Kinder- und Jugendlichen-Psychotherapie. 131: 385–405

Stern, W. (1914): Psychologie der frühen Kindheit, Wissenschaftliche Buchgesellschaft, Darmstadt

Sternlicht, M. (1966): Dreaming in adolescent and adult institutionalized mental retardates, Psychiatric Quanterly Supplement, 40

Stork, J. (1976/77): Die seelische Entwicklung des Kleinkindes aus psychoanalytischer Sicht, in: Eicke, D. (Hrsg.): Tiefenpsychologie Band 2, Beltz Verlag Weinheim und Basel,

Stork, J. (1995): Kinderanalyse. Wegbereiter und Stiefkind der Psychoanalyse. Kinderanalyse, 3. Jahrgang, 2: 69–85

Strauch, I. (1981): Ergebnisse der experimentellen Traumforschung, in: Baumann, U.; Berfalk, H. & Seidenstücker, G. (Hrsg.): Klinische Psychologie, Bd. 4, Verlag Huber, Bern, S. 23

Strauch, I. & Meier, B. (1992): Den Träumen auf der Spur. Ergebnisse der experimentellen Traumforschung. Verlag Hans Huber, Bern, Göttingen, Toronto, Seattle

Strauch (2006): Traum. Fischer Taschenbuch Verlag, Frankfurt a. M.

Streeck-Fischer, A. (2006): Trauma und Entwicklung. Frühe Traumatisierungen und ihre Folgen in der Adoleszenz. Schattauer Verlag, Stuttgart, New York

Strunz, Franz (1986a): Über Kastrationsversuche am Traum, Zschr. Psychosom. Med., 32

Strunz, Franz (1986b): Die episodischen Phänomene des Schlafs und der Traum, Psychother. Med. Psychol: 36, 263–273

Strunz, Franz (1986c): Was tut sich im Schlaf? Die sexuelle Reaktion, Sexualmedizin, 12

Süsske, R. (2000): Vermischte Bemerkungen zu Traum und Trauma. Vortrag auf der Tagung: „Vom Träumen und Hoffen" am 6.12.2000. www.suesske.de/suesske_trauma.htm

Thomä, H. & Kächele, H. (1985, überarbeitete Auflage 2006): Lehrbuch der psychoanalytischen Therapie, Bd. 1: Grundlagen, Springer-Verlag, Berlin, Heidelberg, New York, Tokyo

Tögel, C. (1981): Der Traum, Historisches, Philosophisches und Empirisches zum Thema, Phil. Diss. Berlin (Ost), Humboldt-Univ.

Tögel, C. (1985): Der Traum in Geschichte und Gegenwart, in: Wendt, H. (Hrsg.): Traumbearbeitung in der Psychotherapie, VEB Thieme, Leipzig

Van de Castle, R. L. (1970): His, Hers and the childrens' s. Psychology Today, 4: 37–39

Von der Leyen, F. (1969): (Hrsg.): Grimms Kinder und Hausmärchen. Zweiter Band. Eugen Diederichs Verlag,

Waser, G. (2005): Träume malend gestalten. Plenarvortrag am 20. April 2005, im Rahmen der 55. Lindauer Psychotherapiewochen 2005 (www.lptw.de)

Wege, A.C. (1981): Der Traum – und seine Bedeutung für die Kinderpsychotherapie, Diplom-Arbeit, Univ. Würzburg

Whitman, R. M., Kramer, M. & Baldridge, B. (1963): Which Dream does the Patient Tell? Arch.Gen.Psychiat., 8: 277–282

Wiesenhütter, E. (1966): Traum-Seminar für Ärzte und Studenten. Hippokrates-Verlag, Stuttgart

Will, H. (2003): Was ist klassische Psychoanalyse? Ursprünge, Kritik, Zukunft. Verlag W. Kohlhammer, Stuttgart, Berlin, Köln

Winson, J. (1985): Auf dem Boden der Träume. Die Biologie des Unbewussten. Beltz Verlag, Weinheim, Basel

Winnicott, D. W. (1973a): Vom Spiel zur Kreativität. Ernst Klett Verlag, Stuttgart

Winnicott, D. W. (1973b): Die therapeutische Arbeit mit Kindern. Mit einer Einführung von M. Masud R. Khan. Kindler Studienausgabe, München
Winnicott, D. W. (1980): Piggle. Eine Kinderanalyse. Klett-Cotta, Stuttgart
Winnicott, D. W. (1997): Von der Kinderheilkunde zur Psychoanalyse. Fischer Taschenbuch Verlag, Frankfurt a. M.
Winnicott, D. W. (2002): Ich-Integration in der Entwicklung des Kindes. In: Winnicott, D. W.: Reifungsprozesse und fördernde Umwelt. Psychosozial-Verlag, Gießen
Zeppelin, I. v. & Moser, U. (1987): Träumen wir Affekte?, Forum Psychoanal, 3, S. 144: 143–152; 227–237
Zierl, W. (1960): Sexuelle Reifungsprobleme des Pubertätsalters in der Traumprojektion, Psyche, 14, 1960
Zierl, W. (1973): Die Rolle des Traumes in der Psychotherapie des Jugendlichen. In: Biermann, G. (Hrsg.): Handbuch der Kinderpsychotherapie, Bd. 1, Ernst Reinhardt Verlag München
Zim, S. (1975): Cognitive development of children's dreams, Dissertation Abstracts International, 36: 5776–5777
Zulliger, H. (1972): Mädchenträume im Vorpubertätsalter. In (ders.): Die Pubertät der Mädchen. Hans Huber, Bern.
Zwiebel, R. (1977): Der Analytiker träumt von seinem Patienten. Gibt es typische Gegenübertragungs-Träume? Psyche 31: 43–59
Zwiebel, R. (1984): Zur Dynamik des Gegenübertragungstraums. Psyche 38: 193–213

Stichwortverzeichnis

A

Adoleszenz 67
– adoleszente Krisen 68 ff., 108
Ängste
– generalisiertes Angstsyndrom 136
– Höhenängste (Acrophobie) 145
– Kastrationsängste 67, 68, 107
– namenlose Ängste 40, 74
– traumatische Ängste 142
– Trennungsängste 65, 68, 99
– vor Liebesverlust 63, 65, 144
– vor Objektverlust 61, 144
– vor Sexualität 70
Aggression 134, 142
Alpträume (Albträume) 133
Als-ob-Charakter 101
Als-ob-Modus 76
Amplifikation 32, 33, 115, 117
Angstträume 133
Arbeitsbündnis 81
Archetypen 32
archetypische Stufe 33
Assoziation 25, 26, 28, 30
– Ausfall von 25, 28
Autodestruktivität 144

B

Behandlungsbündnis 80 f., 107
Beziehungsstörung 97
Binge Eating Disorder 98

C

Container 45
Contentanalyse 150

D

Deckerinnerungen 105
Denk- und Waschzwänge 107

Depression 99, 100, 138
depressive Affekte 100
Derealisationserscheinungen 125 ff.
Deutungsaspekte (Deutungskriterien)
– Abwehrmechanismen 87
– Angst 84
– Assimilation 88
– Fokus 84
– Gestimmtheit 84
– kompensatorische Funktion 87
– Objektstufe 33, 85
– prospektive Funktion 88
– Psychogenese der Persönlichkeit 85
– Ressourcen 88
– struktureller Aspekt 87
– Subjektstufe 33, 43, 86
– Symboldeutung 86
– Übertragungsgeschehen 86
– Wunscherfüllung 84
Diagnostik 83
dogmatische Einengungen 28

E

Einbruch der Sexualität 69 ff, 142
Einfluss von Film und Fernsehen 134
Entwicklung
– kognitive 57
– phallisch-narzisstische 67
– psychosexuelle 27, 57
Exhibition 67

F

Fokus 61, 63, 65, 114
Fokusbildung 89
Fragmentierung 134
Freiseele 11
Funktionen des Traumes in der neurobiologischen Schlafforschung
– Aktivierungs-Synthese-Theorie 46
– Split-brain-Forschung 47

- Träumen als Informationsverarbeitung 47
- Träumen als umgekehrtes Lernen 46
Funktionen des Traumes in der Psychoanalyse
- adaptive 45
- kommunikative 38, 44
- prospektive 43
- Reverie 45
- traumatolytische (traumalösende) 42
- Wunscherfüllung 42

G

Gangstörungen 108
Gegenübertragung 121
Gegenübertragungselemente 100
Gegenübertragungstraum 100
- Klärung einer aktuellen Konfliktsituation 101
- prospektive Funktion 101
- Psychohygiene 102
- Wiedergutmachung 103
Gehirnhälften
- linke 48
- rechte 48
Geschlechtsidentität 61
Geschlechtsunterschiede in Träumen 149 ff
- oknophile Träume 155
- oknophile Welt 153
- Oknophilie 152
- philobatische Träume 155
- philobatische Welt 153
- Philobatismus 152
Grammatisierung 14, 50
Grundregel 82

H

Hexe 39, 95, 116
Hilflosigkeit 137
Homosexualität 96, 138

I

Ichpsychologie 20
Ichstärkung 109, 118, 142
Initialtraum 31, 44, 106
Interaktionspartner 44

Internalisierung 37, 45
Interpretation 40, 83 f.

K

Katastrophenträume 133
Kausalität 31
Kindertraumseminare 30, 156
Klinefeltersyndrom 91, 92
kompensatorisch 33, 87

M

Märchen 116
- Entwicklungsmöglichkeiten 116
- Lösungsmöglichkeiten 116
Magersucht/Anorexie 118, 121 ff
manifeste Ich-Konfiguration 22
Mentalisierungsfähigkeit 38, 76
Migration 90, 92
Mutter
- negative, verschlingende 33
- träumerisches Ahnungsvermögen (Reverie) 37

N

niederstrukturierter Traum 72 ff., 118
NON-REM-Schlaf 49, 50

O

Ödipuskomplex 26, 29
Offenbarungsträume 13
Operationen
- formale 53
- konkrete 53
- präoperationale 53
orale Defizite 34

P

Partialobjekt 37
Pavor Nocturnus 25
Phantasie 18, 24, 26
Pioniere der Kinderpsychoanalyse 24 ff.
Postadoleszenz 67
Präadoleszenz 67
Primärprozess 48
Primitivcharakter des Traums 55

Prognose 33, 88
projektive Identifikation 37
psychische Äquivalenz 38, 76
psychosexueller Orientierungsrahmen 34

R

reales Erleben 130
Regression 21
– formale 19
– topische 19
– zeitliche 19
REM-Schlaf 49, 50
Reverie 37, 101

S

Schulphobie 98, 141 ff
sekundäre Bearbeitung 19, 20
Sekundärprozess 48
Selbstdarstellung 31, 33, 43
Selbstzustandsträume 43
Sexualisierung 139
Spiel
– freies 25, 80
– symbolisches 53
Struktur 33
Strukturtheorie 20, 21
subjektives Objekt 38
Symbole 28
– bewusste/primäre 53
– unbewusste/sekundäre 53
Symbolik 27
symbolische Gleichsetzung 38, 76
Symbolisierung 20, 73, 76, 86
Symbolisierungsfähigkeit 79, 101, 118, 121

T

Tagesrest 108
Tagtraum 18, 24
telepathische Phänomene/Träume 156
Tiere in Träumen 77
– Großkatzen 77
– Insekten 138, 140
– Reptilien 78
– Säugetiere 77
– Schlangen 77

– Ungeheuer 77
– Würmer 140
topographische Theorie 19, 21
Träume
– Alpträume 133
– als Übertragungsangebot 107, 128 f.
– Angstträume 133
– archetypische Träume 134
– Falltraum 143 ff
– Flugtraum 146
– höherstrukturierte 72
– im Märchen 16
– in der antiken Literatur 13
– in der Literatur 14
– Katastrophenträume 133
– niederstrukturierte 38, 72, 74
– oknophile 155
– philobatische 155
– Schwebetraum 146
– traumatische 134 f.
– Umgang mit Träumen 105
– und Märchen 115
– und Malen 111
– und Misshandlung und Missbrauch 137
– und stationäre Psychotherapie 109
– vom Therapeuten 129 ff
– von geistig behinderten Menschen 151
– Wiederholungsträume 135
Transvestitismus 95
Traum
– als direkte Mitteilung 36
– Einleitung 31
– Exposition 31
– Lysis 31
– nach ausgefallener Stunde 117
– Omnipotenzphantasien 148
– ozeanisches Gefühl 148
– Peripetie 31
– Schema eines Dramas 31
– zum Abschluss einer Therapie 120
Traumarbeit 19, 20, 58
Traumbericht 18, 24, 41
Traumerinnerung 14, 18
Traumerleben 41
Traumerzählung 14
Traumforschung
– empirische 34
– experimentelle 48, 56

171

Traumgedanken 19
Trauminhalt
– latenter 19, 23
– manifester 18, 19, 20, 22
Trennung 121
– traumatische 120
Triebabkömmlinge 25
Triebwünsche 25, 26

U

Übergangsobjekt 65
Übertragung
– im Traum 128 f.
– negative 87
– positive 120
Übertragungsanteil 118
Übertragungs-Gegenübertragungs-
 Beziehung 38
Unbewusstes
– kollektives 17, 31
– persönliches 31

Untersuchungen
– inhaltsanalytische 54

V

Verdichtung 19, 20, 89
Verlust von Ich-Kontrolle 144
Verschiebung 19, 20
Verwendung von Symbolen 19

W

Wandlungstraum 70
Waschzwang 97
Widerstand 20
Wortschatz 50
Wunscherfüllung 19, 23
– halluzinierte 42

Z

Zensur 24, 25
Zuschreibung von Sinn 28, 41